Strukturen und Funktionen begreifen

Funktionelle Anatomie - Therapierelevante Details

1
Grundlagen zur Wirbelsäule
HWS und Schädel
BWS und Brustkorb
Obere Extremität

ガイアブックスは
地球（ガイア）の自然環境を守ると同時に
心と体内の自然を保つべく
"ナチュラルライフ"を提唱していきます。

I

理学療法のための詳しい機能解剖学

からだの構造と機能

脊柱の基礎
頸椎と頭蓋
胸椎と胸郭
上　肢

丸山 仁司 監修

ユッタ・ホッホシールド 著

バンヘギ 裕美子 訳

お断り： 他の学術分野と同じように、医学も日々進歩しています。中でも、研究と臨床経験によって、治療と薬物療法に関する知識は増え続けています。著者、発行責任者および出版社は、本書に記載された用量と使用法が、本書の完成時点での知識水準に相応するよう最善を尽くし、読者の方々に信頼していただける内容になるようつとめました。

ただし、出版社は本書に記された用量や使用法の説明内容を保証するものではありません。したがって、読者は、使用する製剤の添付書を慎重に検討し、場合によっては専門家の指導に基づいて、そこで推奨される用量または禁忌事項が本書の内容と相違しないかどうかを確認してください。このことは特に、あまり使用されない製剤や市場で初めて販売される製剤を使う際には非常に重要です。読者は、自己の責任の下で、製剤の用量または使用法を選んでください。

登録商標は特記していません。したがって、万が一、登録商標であることが謳われていなくても、登録されている場合もあります。

本書は、どのページも完全に著作権で保護されています。出版社の許可なく著作権の枠を超えて本書を利用することは法違反であり、罰せられます。特に複写、翻訳、マイクロフィルム化、電子システムへの保存または処理などは完全に禁じられています。

Copyright© of the original German edition language
edition 2005 by George Thieme Verlag KG, Stuttgart, Germany
Original title: Strukturen und Funktionen
begreifen, Volume 1, 3/e by Jutta Hochschild
イラスト：Malgorzata & Piotr Gusta, Stuttgart

監修者序文

　本書『からだの構造と機能Ⅰ』は、頸部、体幹、上肢（肩、肘、手）の骨、関節、筋について詳細に書かれた書籍である。

　整形外科的疾患を診察するには、筋骨格を詳細に理解することが必要である。そのためには大変参考になる書籍である。特に、整形外科的疾患には、頸部の障害では頸腕症候群、肩の障害では五十肩、肘関節の障害ではテニス肘、野球肘、手の障害では多くの変形などがある。これらの診察及び治療する上で、治療者は骨、関節、筋の解剖および機能をよく理解する必要がある。

　よって、本書の対象は、身体の構造および機能に関与する医師、理学療法士、作業療法士、徒手療法士、あんまマッサージ指圧師、鍼灸師、柔道整復師、整体師などである。これらの職種の原点は、身体の構造、機能を理解し、何らかの方法、手技を用いて治療することである。また、スポーツ関係者では、運動能力の向上が必要であり、そのためには、筋の構造を理解することが重要である。

　このような詳細の構造と機能の書籍は、患者の評価および治療を行う上で大変役立つ。現在の評価及び治療の流れの中で、PBL（problem based learning）、臨床推論などが多く用いられる。疼痛、拘縮、機能障害などがある場合、その原因を探す場合に、すなわちメカニズムを考える上で、各関節、筋がどのような構造で機能されているかを推理し、それに対してどのような治療が必要かを考えることが必要となる。そのためには身体の構造と機能の理解が必須となる。そのためには本書は大変、役立つ書籍である。

　よって、本書は、身体の構造、機能に関与する全ての治療者にとって必須の書籍である。本書が、疼痛、機能障害を持つ患者の治療に役立てれば、大変幸いである。

　最後に、本書の出版にご協力いただきました関係者各位に感謝いたします。

国際医療福祉大学
丸山　仁司

はじめに

　本書は、私が校長をつとめる理学療法士養成学校の学生のために著しましたが、実務経験があり機能解剖学の知識をさらに深めたいという理学療法士の方々も対象としています。本書を著したのは、理学療法士にとって、からだの機能障害を解明し効果的に治療するためには、からだの機能を理解することが不可欠だと考えたからです。

　私が11年前に理学療法士養成学校で機能解剖学の講義を始めた頃、入手できた書籍はどれも所々役に立つ箇所があった程度でした。

　私が専門家として決定的な刺激を受けたのは、ボッパルトでマニュアルセラピーの講師をしていた頃です。同じく、アダルベール・カパンディ氏の著書も役立ちました。さらに、ヴレーミング教授指導による標本コースを受けたことで、機能解剖学の知識を深めることができました。

　本書は、従来の解剖学書に代わるものでもなく、代えることもできません。たとえば骨の説明は簡潔で、反対に関節面と関節の構造については非常に詳しく述べています。また筋起始と筋停止を知ることを優先させた一方、筋肉の機能を詳しく説明することも重要視しました。

　様々な構造の触診法には多数のページを割いています。というのも、触診法は理学療法の検査と治療において常に重要な要素だからです。

　本書に掲載した病理学的アドバイスと実践のヒントが、セラピストの皆さんの日常の治療活動にお役に立てれば幸いです。

　最後に、本書のテーマに集中的に取り組み、最終的に数多くの詳細で優れたイラストを提供下さったグラフィック担当のグスタご夫妻に心から感謝いたします。Thieme社のハーラー－ベッカー女史にも感謝の意を表します。執筆中は彼女の存在がどれほど私を支えてくれたことでしょう。そして多くの貴重なアドバイスもいただきました。同じく貴重な情報を再三再度提供してくれたセラピスト養成学校の同僚たちにも心から感謝いたします。

ユッタ・ホッホシールド

目　次

監修者序文 ...V

はじめに ...VII

1　　脊柱の基礎 ...1

1.1　　脊柱の発生と形態 ...2
1.1.1　脊柱の理想的な弯曲 ...2
1.1.2　海綿構造 ...3
1.2　　脊柱の運動部位 ...4
1.2.1　椎骨の構造 ...5
1.2.2　椎弓関節 ...7
1.2.3　脊柱運動部位の神経支配 ...12
1.2.4　脊柱の靱帯 ...14
1.2.5　椎間円板 ...16

2　　頭蓋と頸椎 ...25

2.1　　頭蓋部と頸椎部の触診 ...26
2.2　　頭蓋の機能解剖学 ...32
2.2.1　骨性構造 ...32
2.2.2　脳髄膜 ...33
2.2.3　脳脊髄液 ...34
2.2.4　頭蓋の可動性 ...34
2.2.5　顎関節 ...35
2.2.6　機能単位としての顎 ― 頸椎 ...39
2.2.7　咀嚼筋群 ...40
2.2.8　舌骨上筋群 ...41
2.2.9　舌骨下筋群 ...41
2.2.10　咀嚼筋群と舌骨上下筋群との協調 ...42
2.2.11　頭蓋表筋 ...42
2.2.12　表情筋群 ...43
2.3　　頸椎の機能解剖学 ...44
2.3.1　頸椎のX線画像 ...44
2.3.2　上位頸椎 ...46
2.3.3　下位頸椎 ...53
2.3.4　椎前筋群 ...59
2.3.5　頸筋群 ...62
2.3.6　腕神経叢 ...65

3　　胸椎と胸郭 ...67

3.1　　胸椎部および胸郭部の触診 ...68
3.2　　胸椎の機能解剖学 ...71
3.2.1　胸椎のX線画像 ...71
3.2.2　胸椎 ...72
3.2.3　胸椎の靱帯 ...73
3.2.4　胸椎部の運動 ...74
3.3　　胸郭の機能解剖学 ...76
3.3.1　肋骨の運動 ...80
3.3.2　胸椎周囲の筋群：外側筋群 ...82
3.3.3　内側筋群 ...82
3.3.4　吸息筋 ...84
3.3.5　呼息筋 ...86
3.3.6　呼吸補助筋 ...86
3.3.7　胸椎部神経の走行 ...87

4　　肩 ...89

4.1　　肩部の触診 ...90
4.2　　肩の機能解剖学 ...96
4.2.1　肩のX線画像 ...96
4.2.2　上腕の可動域と運動に関与する関節 ...97
4.2.3　肩甲上腕関節 ...98
4.2.4　肩峰下滑液包 ...103
4.2.5　肩甲胸郭結合 ...104
4.2.6　肩甲筋群 ...106
4.2.7　肩鎖関節 ...108
4.2.8　胸鎖関節 ...109
4.3　　上腕の運動 ...112
4.3.1　さまざまな運動：外転 ...112
4.3.2　内転 ...122
4.3.3　伸展 ...124
4.3.4　屈曲 ...125
4.3.5　回旋 ...126
4.4　　肩部の神経の走行 ...128

5 肘 ...133

- 5.1 肘部の触診 ...134
- 5.2 肘の機能解剖学 ...141
- 5.2.1 肘のX線画像 ...141
- 5.2.2 肘関節 ...142
- 5.2.3 靱帯 ...149
- 5.2.4 肘の運動と運動軸 ...151
- 5.2.5 肘の筋群：屈筋 ...154
- 5.2.6 肘の筋群：伸筋 ...156
- 5.2.7 肘の筋群：回内筋 ...156
- 5.2.8 肘の筋群：回外筋 ...157
- 5.3 肘部の神経の走行 ...158

6 手 ...161

- 6.1 手の触診 ...162
- 6.1.1 手の橈側縁 ...162
- 6.1.2 手背 ...163
- 6.1.3 手の尺側縁 ...165
- 6.1.4 手掌部 ...166
- 6.1.5 指節骨 ...169
- 6.2 手の機能解剖学 ...170
- 6.2.1 手のX線画像 ...170
- 6.2.2 手関節 ...171
- 6.2.3 手の関節包 ...174
- 6.2.4 血流 ...175
- 6.2.5 神経支配 ...176
- 6.2.6 靱帯 ...177
- 6.2.7 手根管 ...182
- 6.2.8 尺骨神経管 ...182
- 6.2.9 手の運動と運動軸 ...183
- 6.2.10 手関節の筋：伸筋 ...187
- 6.2.11 手関節の筋：屈筋 ...188
- 6.2.12 手関節の筋：橈屈筋 ...189
- 6.2.13 手関節の筋：尺屈筋 ...190
- 6.2.14 手根中手関節 ...191
- 6.2.15 手指の関節 ...196
- 6.2.16 手指の筋：伸筋 ...202
- 6.2.17 手指の筋：屈筋 ...207
- 6.2.18 母指の筋 ...209
- 6.2.19 第5指（小指）の筋 ...210
- 6.3 手の神経の走行 ...211

参考文献 ...213

索　引 ...217

1 脊柱の基礎

1.1　脊柱の発生と形態 ...2
1.1.1　脊柱の理想的な弯曲 ...2
1.1.2　海綿構造 ...3
1.2　脊柱の運動部位 ...4
1.2.1　椎骨の構造 ...5
1.2.2　椎弓関節 ...7
1.2.3　脊柱運動部位の神経支配 ...12
1.2.4　脊柱の靱帯 ...14
1.2.5　椎間円板 ...16

1.1 脊柱の発生と形態

脊柱の側面図を見ると、胎芽期早期では全後弯性脊椎であるのが、7歳に達するまでに正常な弯曲（後弯2ヵ所、前弯2ヵ所）に発達しているのがわかる。

脊柱の成長過程：まず乳児が腹臥位から移動を試みて4足姿勢になり頭を持ち上げようとする。その結果、頸部が前弯する。次に直立できるようになると、大腿屈筋の伸張性が不十分であるため、股関節が伸展するたびに骨盤が傾斜し腰椎の前弯が進む。この前弯は、6歳終わり頃になりようやく安定する。

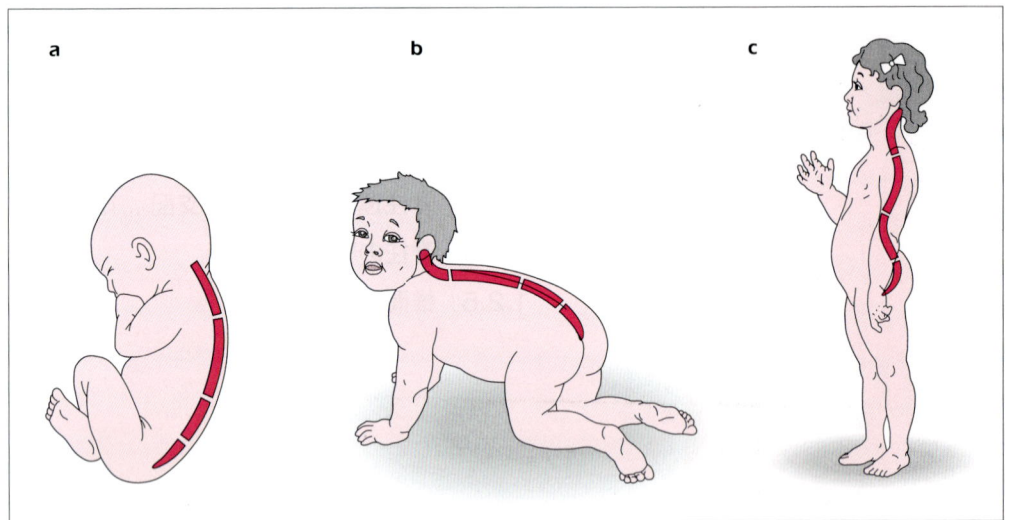

図 1.1 脊柱弯曲の発生
a 胎芽期、**b** 乳児期、**c** 小児期

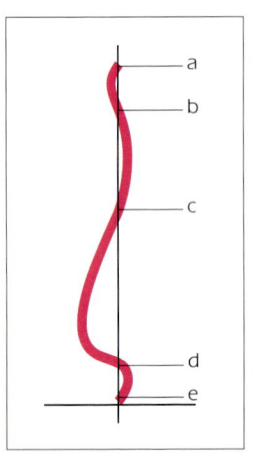

図 1.2 脊柱の理想的な弯曲と脊柱と重力垂線との交点

1.1.1 脊柱の理想的な弯曲

コンピュータ解析によって、直立姿勢のときに重力垂線が環椎前結節（**a**）、第6頸椎（**b**）、第9胸椎（**c**）、第3仙骨（**d**）、尾骨先端（**e**）と交差すれば脊柱の弯曲が理想的であることがわかっている。

■ **実践のヒント**　理学療法の所見には、静止状態の脊柱評価（静的評価）が不可欠である。特に矢状面の弯曲は必ず記録しておくこと。腰部が多大に前弯し胸部が後弯した凹円背や、生理学的弯曲が小さい平背は異常脊柱と見なす。■

1.1.2 海綿構造

　機械的な負荷がかかると、骨梁構造の整然性が変化し、張力が分配されて、密度の異なる領域が生まれる。

　椎体の矢状断面図を見ると、腹側の一部で密度の低い面があるのがわかるが、これは、上側の椎体端から下関節突起と棘突起まで、さらに下側の椎体端から下関節突起と棘突起まで扇状に伸びた張力が椎体にかかり発生したものである。

　さらに正面断面図を見ると、扇状の張力が垂直方向と水平方向にも伸びているのがわかる。

　骨梁(Trabeculae)構造は、かかる張力と圧迫の程度に相関しており、力作用が変化すれば形を変えてその変化に順応する。

　長期にわたり負担が過多または過少であると、骨梁構造に変化が生じる。

例：
- 悪い姿勢を続けたり、骨折後にアライメント不良が生じたりすると骨構造が変わる
- 負荷の過多または過少状態が長期にわたると、骨格がもろくなる
- 骨構造に障害があると、骨粗鬆症による魚椎症、脊椎炎による楔状椎など椎体が独特な形態になる

実践のヒント　筋肉の不均衡を矯正し、体重を減らし、さらに正しい姿勢を心がければ、骨に掛かる張力と圧迫の負担が相殺される。骨梁構造が緻密で整然としていることもプラス要因で、こうした骨は長期にわたる負荷や負荷変化に耐えられるようになる。

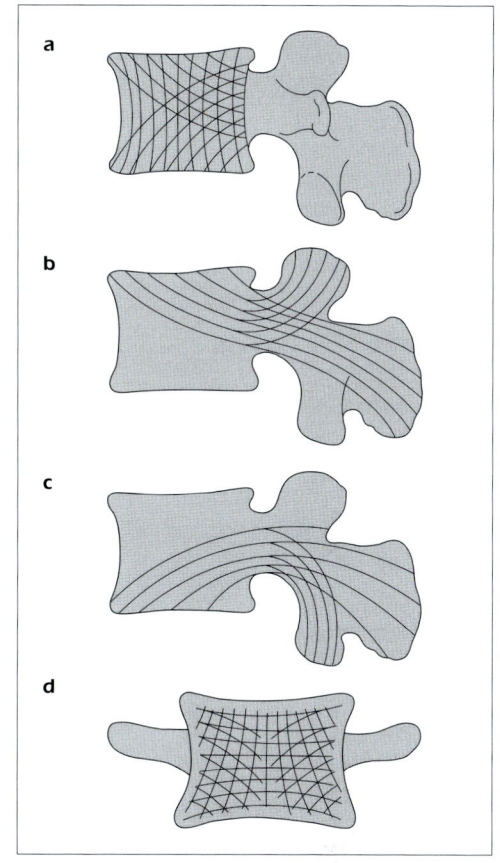

図1.3　海綿構造
a-c　矢状断面図、
d　正面断面図

1.2 脊柱の運動部位

運動部位は1つの機能単位で、2つの椎骨間にある運動領域を指す。この運動領域には次の構造が含まれる。

— 椎弓関節
  1＝関節包
  2＝黄色靱帯

— 脊柱管と椎間孔
  3＝脊髄神経
  4＝硬膜枝
  5＝血管

— 椎間円板腔
  6＝軟骨板
  7＝椎体縁
  8＝髄核
  9＝線維輪
  10＝前縦靱帯
  11＝後縦靱帯

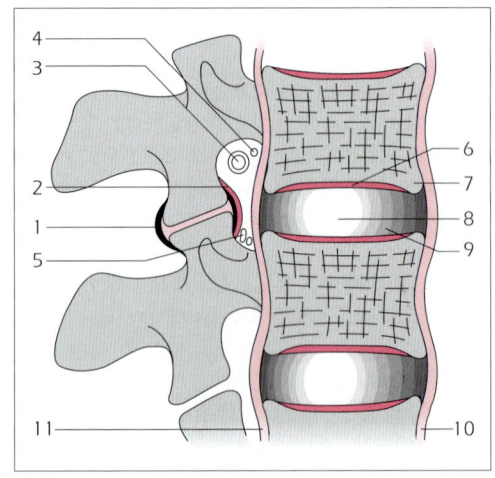

図1.4　運動部位

このほか上下に重なる椎弓間領域、棘突起と横突起、それに関連する全靱帯と筋肉群が運動に関与する。

この運動複合体は、解剖学的にも機能的にも相互に依存しており、腹側と背側で異なる。腹側は椎体と椎間円板腔で、どちらも支持要素であり、軸方向の圧力を直接吸収放出する。背側は椎弓関節と椎弓間の全内容で、ここで脊柱を特定の方向に動かし、別の方向に動かさないようにして運動方向を決定する。さらに靱帯構造、椎弓関節の配置、線維輪の相互作用によって運動を制限する。

この運動部位は1つの単位として機能であるため、どれか1つの要素が刺激を受けると、他の構造要素にも必ず影響する。

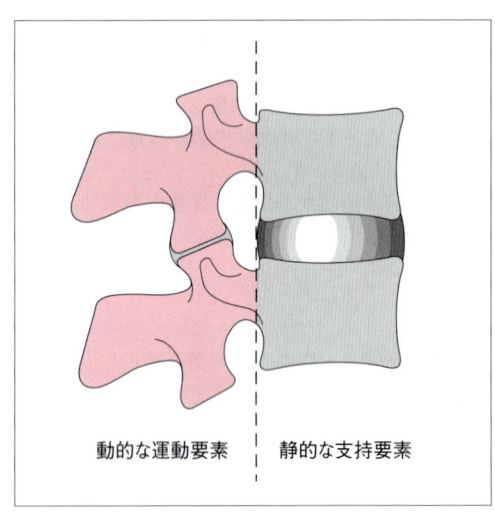

図1.5　運動部位の区分

1.2.1 椎骨の構造

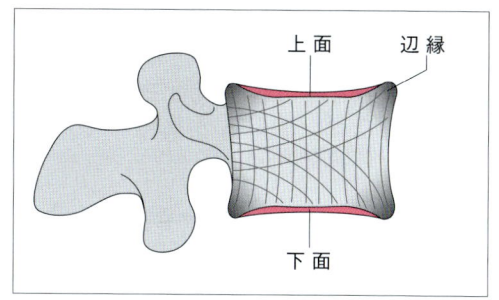

図 1.6　椎体

椎体（Corpus vertebrae）

椎体は、海綿状の基質で構成されている。この基質の側面には細胞層があり、後外側の構造は非常に強靭で、ここから椎弓が伸びる。

椎体の上下面は椎間円板との境界を形成する。上下面は軟骨で、辺縁は骨性である。

椎弓（Arcus vertebrae）

椎弓は、左右対称の2つの骨からなり、これらが癒合して椎孔を形成する。

前側は**椎弓根**（Pediculus arcus vertebrae）、後側は**椎弓板**（Lamina arcus vertebrae）と区別される。

椎弓根の各面からは上下関節突起が伸びる。

横突起（Processus transversus）

横突起は、各部位で形が異なる。

頸椎の横突起は前結節とともに横突孔を形成し、ここを椎骨動脈が通過する。

胸椎部の横突起は、非常に独特な形で肋骨と関節している。

腰椎の横突起は不完全で、副突起としてのみ存在する。

棘突起（Processus spinosus）

椎弓は背側に伸びて、棘突起にいたる。棘突起は、筋群の重要な起始停止部である。外観は部位によって非常に異なる。たとえば頸椎部では先端が分裂しており、胸椎部では非常に長く下方に向かって傾斜し、腰椎部では非常に強固である。

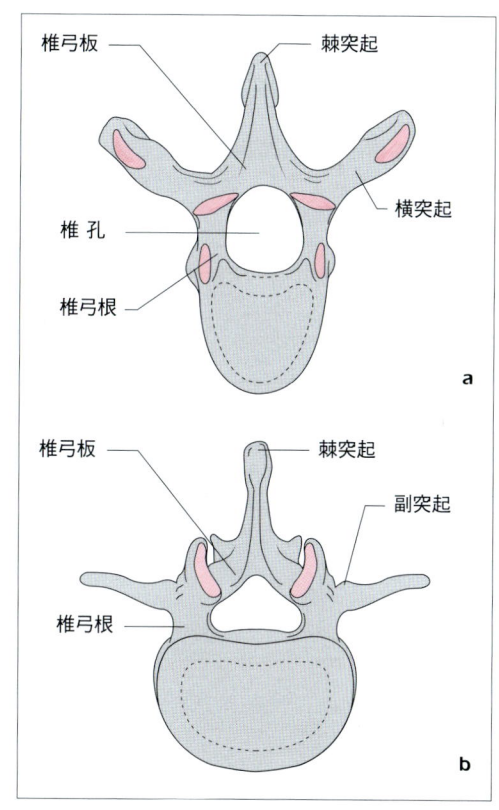

図 1.7　椎弓、横突起、棘突起
a　胸椎部
b　腰椎部

椎孔 (Foramen vertebrale)

　椎孔の形と大きさは各部で異なる。各部の横断面を見ると、腰椎部でははっきりと三角形、頸椎部では角が丸くなった三角形で、胸椎部では腰椎部と頸椎部に比べて丸く小さい。

　この3つの部が上下に重なって脊柱管を形成し、この中を脊髄が貫通する。

椎間孔 (Foramen intervertebrale)

　椎間孔は、上下する2つの椎骨間にある。上側と下側の境界は椎骨の椎弓根によって形成されており、椎間孔の上側は椎体外側と椎間円板の後側に接し、後側は関節突起に接している。

　神経根嚢の硬膜は椎間孔を通って骨膜にいたり、そこで神経根を固定する。硬膜枝は椎間孔を通って戻り、脊柱管にいたる。

　側屈すると、椎間孔の一方が狭くなり、反対側は最大3分の1広がる。屈曲すると椎間孔は広がり、伸展すると狭くなる。

関節突起 (Processus articulares)

　椎弓からは、上下それぞれ2本ずつ、計4本の関節突起が出ている。それぞれ、上側の椎骨の下関節突起と下側の椎骨の上関節突起が重なり椎弓関節を形成している。

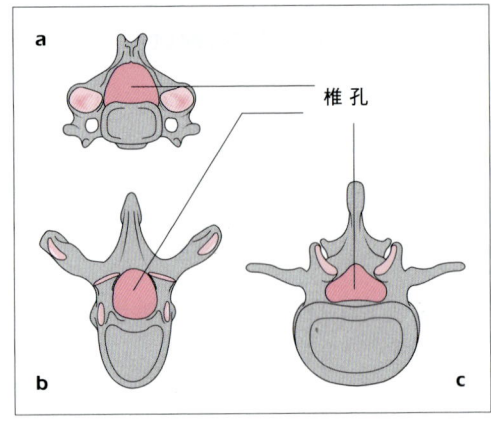

図 1.8　椎孔
a　頸椎
b　胸椎
c　腰椎

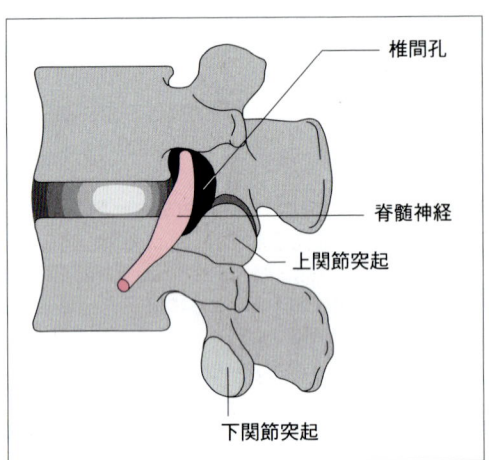

図 1.9　椎間孔

1.2.2 椎弓関節

関節面

椎間関節の役割は、圧力の吸収と放出、運動コントロールであり、関節面および関節包靱帯の構造によって運動内容が変わる。

頚椎：関節面は平行線に対して前上側から後下方に向かって45°傾斜

胸椎：関節面は水平線に対して60°傾斜し、前面に対して20°傾斜。その結果、軟骨で覆われた上関節突起の表面が後上外側に向いている。

腰椎：前面に対して前内側に45°傾斜し、水平面に対して90°傾斜

関節面の空間位置に従い、可動域および運動の組み合わせが決まる。

例：
腰椎では、関節面の配置上、屈曲によって関節面がいくらか離れれば回旋運動が可能となる。そのときに同時に側屈すると、回旋運動がわずかにみられる。回旋域は他の運動方向に比べて非常に限られているが、それは異常ではない。

■ **実践のヒント**　牽引療法では右傾斜を関節平面まで矯正する。したがって、上椎弓関節への圧迫軽減のためには、頚椎では上関節突起と下側椎骨を前下方向に、胸椎では後下内方向に、腰椎では前外方向に動かす必要がある。この点を理解しておけば、各部位に見合った治療法を選ぶことができる。■

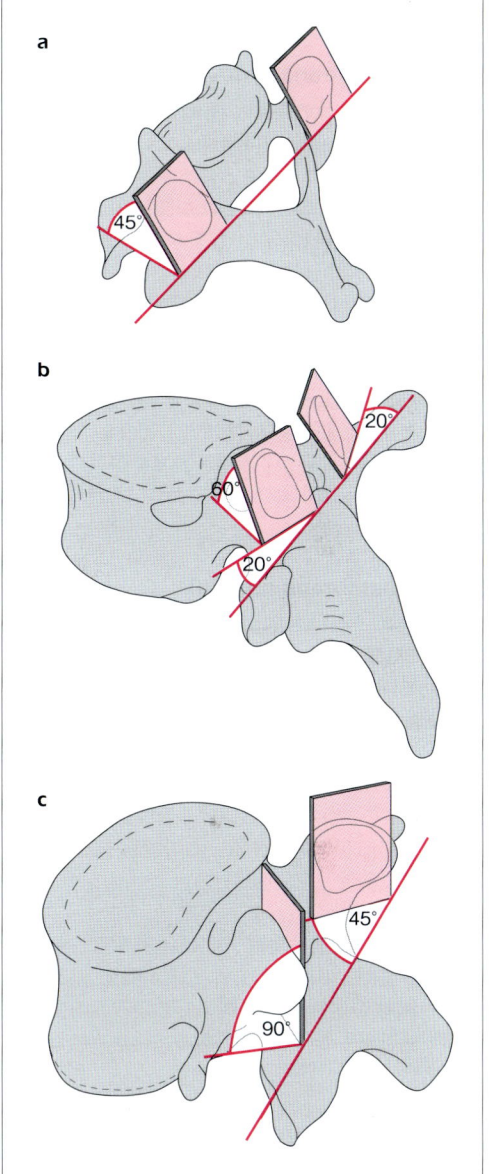

図 1.10　椎弓関節の配置
a　頚椎
b　胸椎
c　腰椎

関節包

滑　膜 (Membrana synovialis)

　滑膜は骨と軟骨の境界で関節突起の骨膜に伸びている。線維膜窩方向に膨隆しているため、極端な運動にも耐えられる。さらに滑膜は多くの突起（滑膜ヒダ）を形成しており、それが関節内部に突出している。この滑膜ヒダが、脊椎関節の運動遮断に何らかの役割を担うと考えられている。滑膜ヒダおよび滑膜絨毛は脊柱前弯部に非常に多く見られ、腰椎部では関節腔内に最大6mm突出していることもある。その外観から、円板ヒダまたは半月ヒダと称される。滑膜ヒダは、非常に密度の高い結合組織からなり、脂肪組織層はほとんどない。関節部では擦り切れて、細かく断裂したヒダが見られることもある。

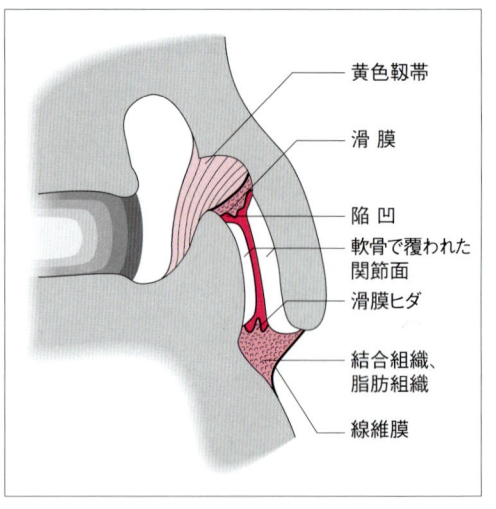

図 1.11　関節包

線維膜 (Membrana fibrosa)

　関節包の一部は対応する骨膜から出て、関節突起基底部にいたる。ここは関節面の辺縁から非常に離れているが、線維膜と滑膜との間に結合組織および脂肪組織が層を形成しているためである。

　腰椎部の線維膜は、関節突起外縁から乳頭突起、さらにここから下側に伸びる上関節突起部まで横断して関節包を補強する。この補強部から多裂筋が伸びて関節包を緊張させる。

　胸椎および**頸椎**は垂直方向に運動する。黄色靱帯は、脊柱のどの部分でも外側縁が関節包に接し、数本の線維が関節包内に進入している。内側を走る横突間靱帯もこれと同じである。

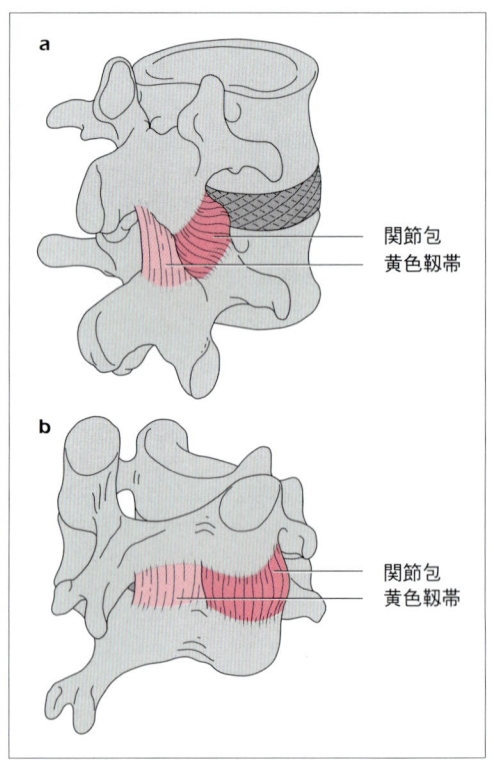

図 1.12　線維膜の走行
a　腰椎部
b　頸椎部

栄養供給血管

椎弓関節に栄養を供給する動脈は部位ごとに異なる。**胸椎**および**腰椎**部への栄養供給は、主に次の区動脈が担う。
- 後肋間動脈
- 腰動脈
- 腸腰動脈

関節動脈網が形成されて、隣接する骨膜にも栄養が供給される。

頸椎部へは、特に椎骨動脈を介して栄養が供給される。

実践のヒント 椎体の前側または外側に太い供給路があることから、脊柱全体が垂直移動せずに動くことによって血行が促進されていることがわかっている。■

病理学 椎弓関節への栄養供給は、2本の隣接する区動脈が担う。たとえば組織内に浮腫が形成されるなどして供給路が遮断されたり狭窄すると、他の動脈が代わりに栄養を供給する。
頸椎部では椎骨動脈が狭小化して、いくつかの分節で関節包靱帯の片側の血行が阻害される。■

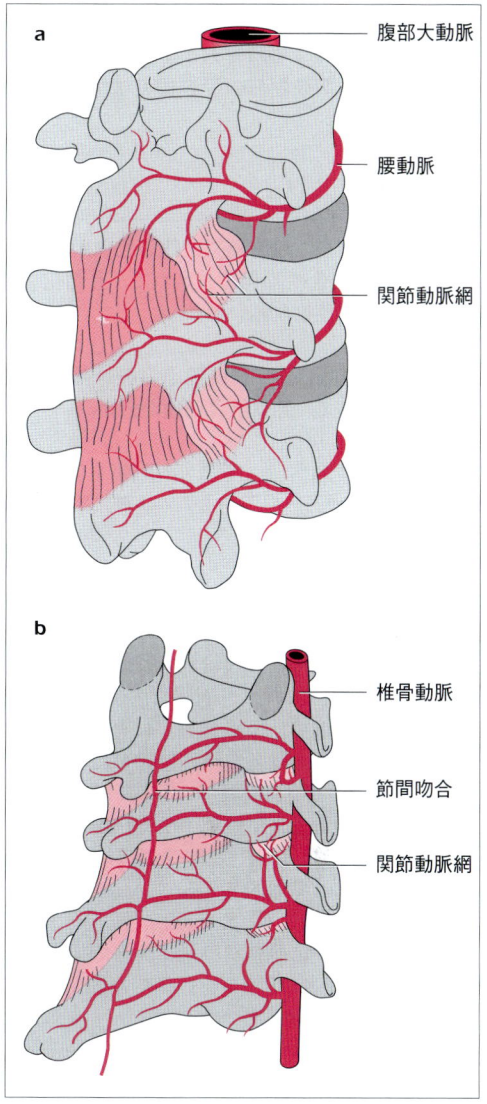

図1.13　関節包の栄養供給血管
a　腰椎部、胸椎部
b　頸椎部

感覚器としての関節

関節包と、隣接する靱帯および腱には受容器が密集している。関節包部の受容器には次のものがある。

固有受容器

ゴルジ装置に似た受容器で、関節包靱帯の移行部に存在し、結合組織包で覆われて、有髄化している。感覚伝導速度が速い。

ルフィニ受容器は、主に関節包の線維層に存在する。網状小体で、感覚伝導速度が遅い。

この2種の受容器は、関節包の緊張を伝える役割を担い、運動ニューロンを介して筋群に緊張性反射および相働性反射を与える。

侵害受容器

侵害伝導路とも呼ばれる 自由神経終末である。大部分は有髄化しておらず、叢様に広がり、感覚伝導速度は非常に遅い。線維性被膜に存在する。機械的刺激や、たとえば炎症時に遊離される体内合成物質（ポリペプチド、セロトニン、ヒスタミンなど）、浮腫のほか、急性および慢性の圧迫作用に反応する。痛覚を発して、緊張した関節周辺筋群に運動ニューロンを介して影響を与える。

固有受容器と侵害受容器は椎弓関節で綿密な網構造を形成していることから、運動時の最大の障害原因であることがわかっている。

例：

侵害受容器による遮断反応によって、刺激時に危険な運動が起こらない。

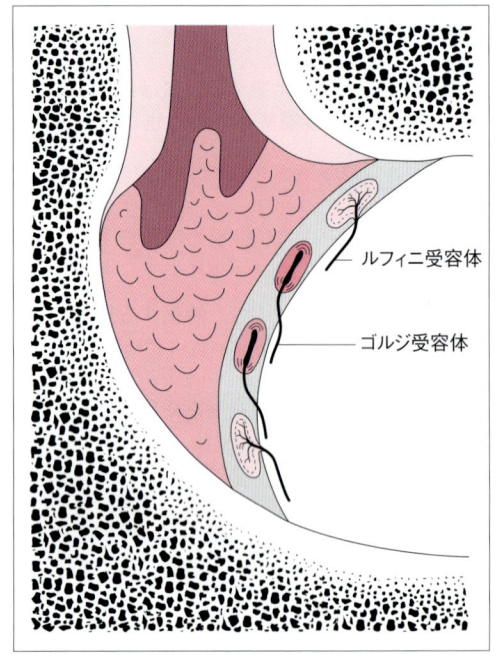

図 1.14 関節包内の固有受容器

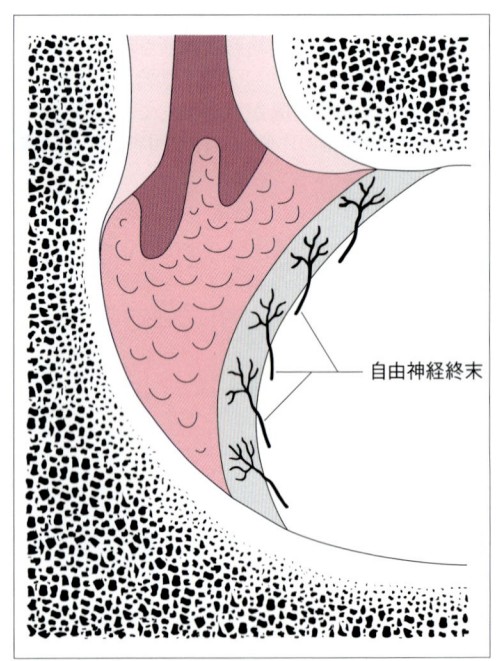

図 1.15 関節包内の侵害受容器

関節－筋間に発生する悪循環

　受容器は、運動ニューロンおよび脳の運動中枢とともに脊髄回路を介して筋群に作用し、その緊張を変化させる。通常の場合、筋は平衡であり、関節包は問題なく伸張し、関節は自由に動く。

　たとえば関節に不利な圧迫がかかり関節包が過度に伸張すると、受容器が刺激される。この刺激情報は求心性神経を通って脳幹および皮質に伝わり、その後すぐに運動性前角細胞に伝導される。ここから出る遠心性神経は、$α$と$γ$双方の運動ニューロンに働きかける。すると、たとえば錘内筋線維が収縮して、その結果、再び静的緊張が増すことになりうる。

　関節が正常状態にない限り、その関節に従属する筋群は過度に緊張しつづける。関節起源の障害が解消されると、緊張増大も解消する。

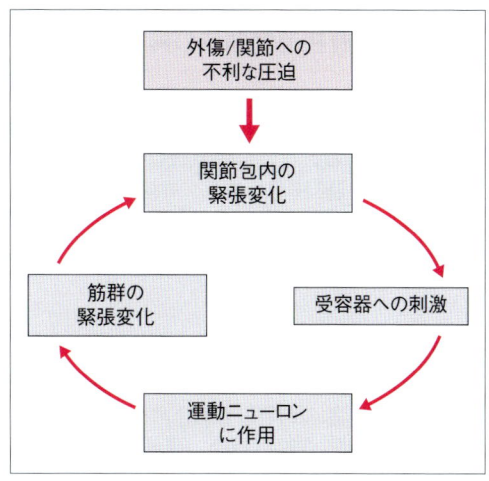

図 1.16　関節－筋間の悪循環

■ **実践のヒント**　理学療法の多くが、受容器を介した運動、運動協調、姿勢への影響を利用したものである。

　PNFでは、1つの筋群を伸張（ストレッチ）させて固有受容器を刺激し、コントラクト・リラックスやリズミック・スタビライゼーションなど特殊な技術を利用して筋緊張を解消させる。筋緊張は防御機構として発生するため、治療時期は慎重に決めなければならない。

　マニュアルセラピーの中にも、関節包靱帯系の受容器を利用するものがあるが、こうしたセラピーでは牽引術およびモビライゼーション術によって偏位を矯正する。

　関節と筋間の悪循環を止める機会は多くあるが、障害を長期的に解消するためには、原因を見つけ出し治療する必要がある。■

1.2.3 脊柱運動部位の神経支配

脊髄神経は、運動性の前根と感覚性の後根が合流したものである。この合流直後に（椎間孔内で）脊髄神経から硬膜枝が分岐し、脊髄神経と並行して脊柱管内に戻る。硬膜枝は反回枝とも称されるが、これがその所以である。

硬膜枝（R. meningicus）

硬膜枝は純粋な交感神経感覚線維であり、前枝と後枝各1本で次の器官の感覚を司る。
- 脊柱管内部：骨膜、髄膜、硬膜血管
- 後縦靱帯
- 線維輪の表層

硬膜枝の線維末は、それぞれ隣接する分節の硬膜枝線維末と交錯して神経叢を形成する。そのため分節が重なり合う領域が発生する。

硬膜枝が分岐した後、脊髄神経は後枝と前枝に分かれる。

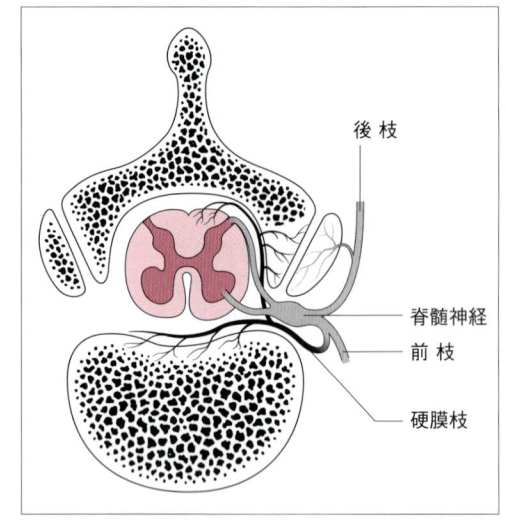

図 1.17 硬膜枝の感覚支配領域

> **実践のヒント**　どこが痛いのかをはっきりと言えない患者が多く、身体の芯からズキズキするとか全体に広がるような痛みだというものの、場所は特定できず、表現が非常にあいまいである。
>
> しかし、脊髄神経が多様に分岐し、多数の分節にまたがり多様な器官に伸びていることを知っていれば、これも当然のことだと納得できる。また、刺激反応が多様であることも疼痛を特定できない要因の1つでありうる。つまり、運動部の中の1つの器官が刺激を受けると、同じ分節または隣接する分節の器官がそれに反応して刺激されることもある。
>
> さらに、脊髄神経には運動性、感覚性および自律性線維でできた通信網があり、この通信網が、関節－靱帯－筋－骨膜－血管－臓器間を結びつけ、それぞれ相互に影響していることも要因として挙げられる。

後枝 (R. dorsalis)

後枝も分岐する。内側の線維（内側枝）は、関節枝となって同じ分節にある関節包を支配し、1-2分節上下に位置する椎弓関節分節に側副枝を放つ。つまり、1つの後枝が少なくとも2、3の運動部を支配するということである。このほか関節枝は、隣接する靱帯および骨膜も支配する。分岐した線維の中には、関節辺縁の筋群にまで伸びるものもある。

外側の線維は、脊柱起立筋および皮膚領域を支配する。

前枝 (Ramus ventralis)

前枝は、腰、仙椎、上腕、頸部それぞれの神経叢を形成し、相応する筋群をはじめとした器官を支配する。

交通枝 (Ramus communicans)

交通枝は、椎間孔の直後で交感神経幹に結合し、求心性と遠心性の両交感神経線維を支配する。

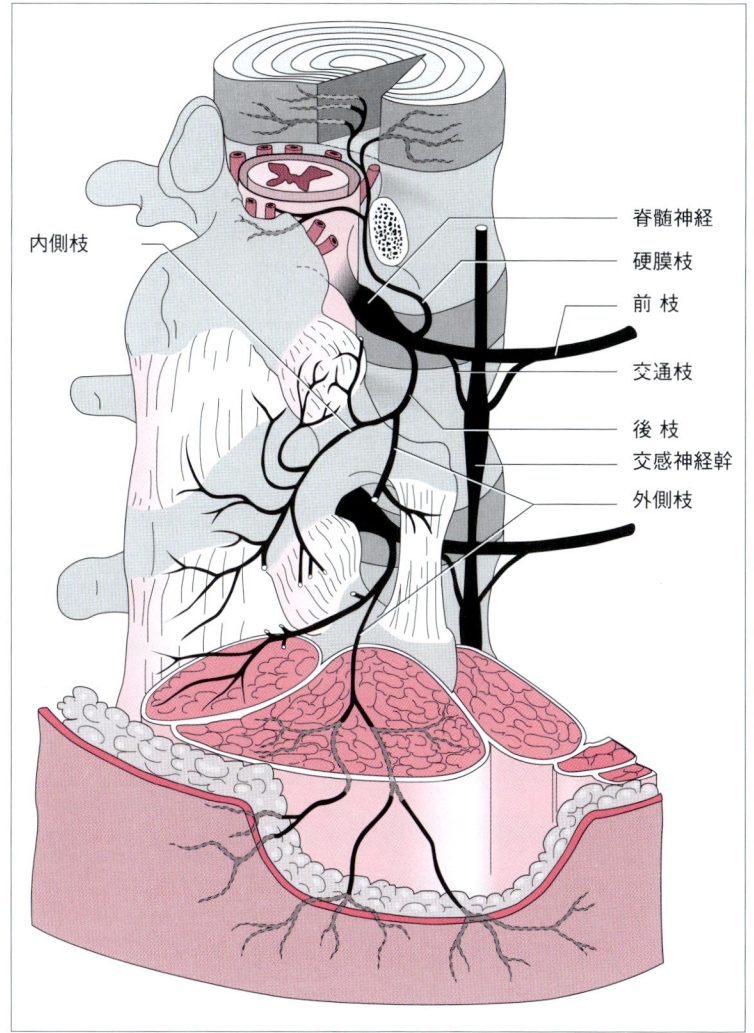

図 1.18 運動部の神経支配

1.2.4 脊柱の靱帯

棘間靱帯（Lig. interspinale）

棘間靱帯は、隣接する2つの棘突起間に存在する。この靱帯は、後上側から前下側に走行し、椎弓関節の線維性被膜と結合する。

棘上靱帯（Lig. supraspinale）

棘突起の先端間を結ぶ靱帯で、垂直に走る非常に強靭な線維からなる。第7頸椎から仙骨に伸びて、頸椎部で項靱帯に続く。

黄色靱帯（Lig. flavum）

大部分が弾性線維で、そのため黄色い。隣接する椎弓板をつなぐ。

起立時には緊張状態にあり、屈曲時には関節包に近づき後方に圧力をかけて、関節腔に半月様の滑膜ヒダを移動させる。

横突間靱帯（Ligamentum intertransversarium）

横突起間を走行する靱帯。

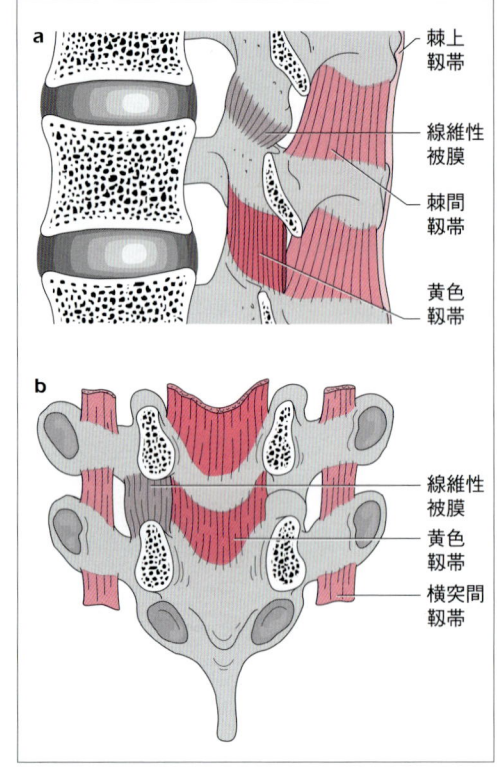

図 1.**19** 脊柱の靱帯
a 外側面（左椎弓を除いた図）
b 後面（椎弓を除いた図）

後縦靱帯 (Lig. longitudinale posterius)

椎体の後側にある靱帯で、椎体領域では非常に細く、椎間円板腔の高さで広くなり、菱形を呈しながら椎間円板と固く結合し、数本の線維とともに斜め下方に伸びて椎弓根にいたる。そのため、椎間円板の上側は補強されていない。骨と靱帯の間には内椎骨静脈叢がある。この部分では後頭骨から仙骨管まで伸びており、下側よりも上側の方が広い。

前縦靱帯 (Lig. longitudinale anterius)

椎体の前側面に位置し、環椎前結節から第1仙骨まで伸びる。下側は幅広く強靱である。前縦靱帯は椎体と固く癒合し、椎間円板腔に入ることはない。

椎体表面を覆う長い線維輪（4-5個の椎骨上を走行）と、深層部の短い線維輪（隣接する2個の椎骨を結合）からなる。

運動部があらゆる方向に動くことができるのは、この靱帯があるからである。

例：

左外側に屈曲すると横突間靱帯および関節包靱帯が右側に動き、同時に黄色靱帯および後縦靱帯の右側部も緊張し、その結果、右側に動きやすくなる。この部位は深層部にあるため、触診では刺激を受けた器官を特定することは不可能である。

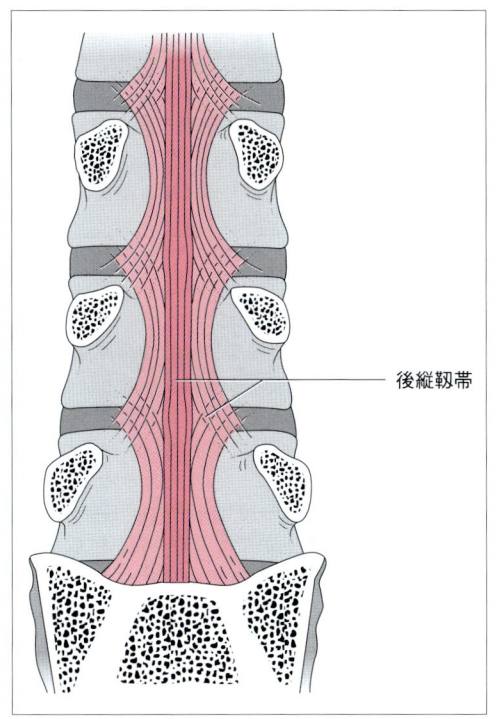

図1.20　後縦靱帯（後面、椎弓を除いた図）

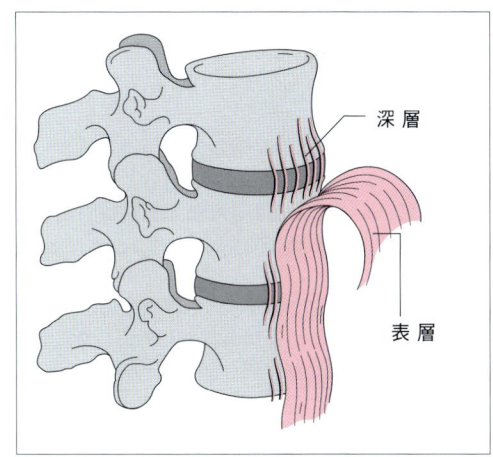

図1.21　前縦靱帯

1.2.5 椎間円板

椎間円板は計23個あり、後頭環椎と環椎軸との結合部にのみ椎間円板がない。頸椎から腰椎に近づくほど高さを増す。椎間円板には、髄核、線維輪および軟骨板が属する。

線維輪（Anulus fibrosus）

線維輪は分子構造が異なる複数の膠原層でできている。表層は主に太い原線維からなり、線維束となって固く結合する。その中には弾性線維もわずかに含まれる。線維小束は、垂直、斜め、水平と、様々な方向に伸びている。たとえば表層の線維束は斜めに走り、隣接する層の線維束とほぼ120°の傾斜で交差する。この交差が層間で繰り返されて、最終的に各層は隣接層と逆方向に走行する。この傾斜角は一定ではなく、内側にいくほど大きくなり、内側層の線維はほぼ水平に走る。こうして規則的に交差する線維輪は、様々な条件に対応し、どのような動きも制御できるようになっている。

一番外側の層は後縦靱帯と癒合し、その中に形成された微細血管を通して血液が流れる。この領域の神経支配を司るのは、分節内の硬膜枝および隣接分節の硬膜枝である。これ以外の椎間円板領域には、神経も血管も通っていない。

内側に向かって膠原線維の分子構造は変わっていき、薄い原線維が増殖および結合して弾力のある線維となる。層から層および層から髄核への移行部はなだらかで、明確な境界はない。

このように規則的に形成される線維層は、それぞれ強度も数も異なる。背側の線維は数も少なく非常に薄いが、腹側および外側の線維は厚く多い。

椎間円板は、シャーペー線維によって椎体の骨性辺縁部に固定されている。

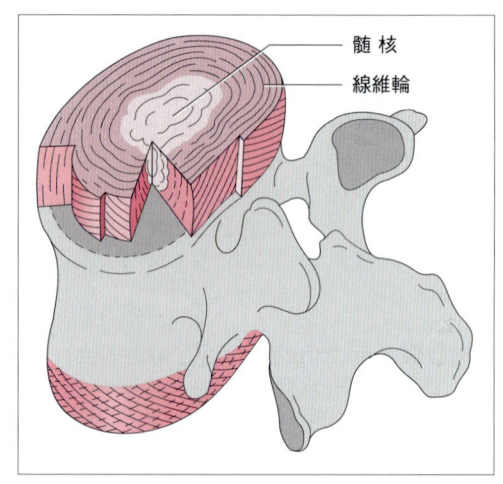

図 1.22　線維輪の線維層

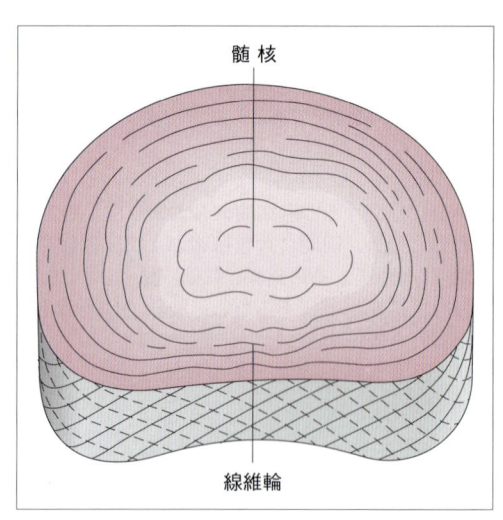

図 1.23　椎間円板の横断面

髄核 (Nucleus pulposus)

髄核は、椎間円板腔内にあるゼラチン様の中心部のことである。腰椎部では、椎間円板の中央から後側3分の1に位置する。血管も神経もない薄い弾性膠原線維で、顕微鏡で見ると3次元網様である。

髄核は、主としてムコ多糖類の高分子複合体であり、これが水結合能を有することから、流体弾力緩衝装置のような働きをする。若いときは含水率が88%におよぶが、加齢とともに水分が減少し、その結果、内部の張力も低下する。髄核は、内部の緊張圧を全方向に分散させて2椎体間の距離を適切に保つが、それと同時に垂直に走る線維輪層板どうしを張力によってつないでいる。

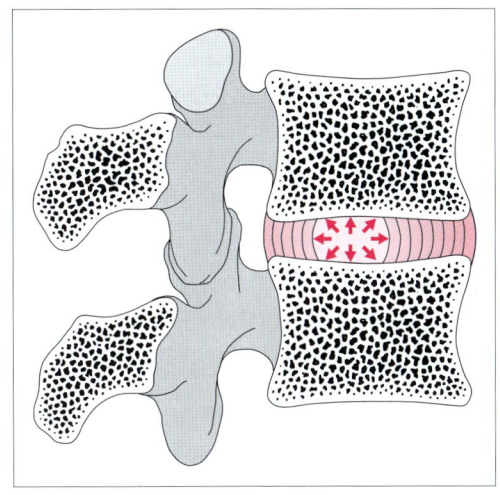

図 1.24　髄核

軟骨板

軟骨板の上面および下面は、解剖学的には椎体に属するが、機能的には椎間円板に属する。軟骨板は、厚さほぼ1mmの硝子軟骨でできており、椎体辺縁の内側部まで伸びる。特に胎児期および幼児期に血管が著しく新生し、成長期末期には血管新生が止まる。

軟骨板は、無機質が血管化した骨海綿質から椎間円板中央部に拡散するために、また代謝産物を搬出させるために重要な部位である。こうした拡散および搬出が起こるのは、いく分薄くなった中央部である。

病理学　成長期には、軟骨板の上層に変化が起こることがある。その1つにショイエルマン病という疾患があり、これに罹ると血流部位に骨形成異常、つまり軟骨板の上層欠損が生じ、その結果、椎間円板組織が椎体骨海面質に侵入する。こうした組織の侵入は、X線画像でいわゆるシュモール結節として確認できる。■

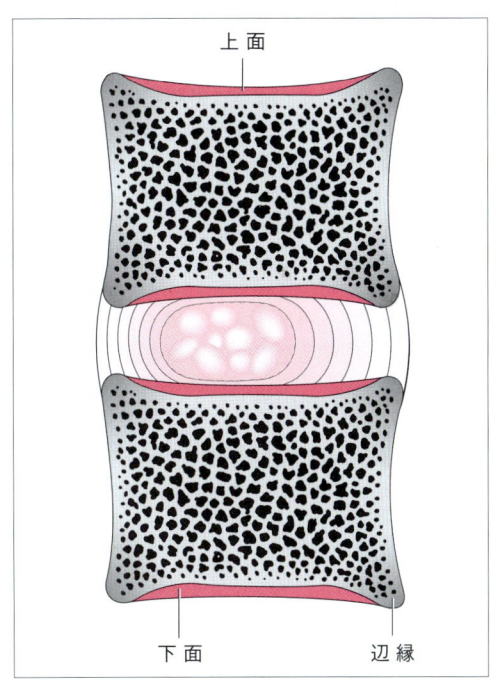

図 1.25　軟骨板

椎間円板への栄養供給

椎間円板組織と周辺組織間では水分および栄養が移動するが、その大部分は椎間円板上下の骨性層および硝子軟骨を介しているほか、わずかではあるが外側層板血管も介している。こうした器官は半透膜の特性を有し、特定の物質のみを透過させる。

髄核の基質の中で、もっとも重要な成分は高分子複合体で、蛋白質、糖質、ナトリウム、カルシウムからなる。いずれも吸水性が高いため、椎間円板の弾性および膨化能を大きく左右する上、浸透圧も生じさせている。この浸透圧は、椎間円板腔にかかる外部からの圧力負荷に反発するもので、外部からの圧力の方が高いと、椎間円板は水分および代謝産物を放出し、圧力が減少すると、水分とともに重要な栄養素を吸収する。

水分吸収に伴い、高分子複合体の濃度が低下する。すると円板の吸引力は低下し平衡状態となる。椎間円板内では、このように過剰吸収を防ぐ機構が働いている。反対に、水分が完全に流出しそうなときには、複合体の濃度が上昇し、それに伴い吸収力が上昇して圧力負荷に対抗することで流出を防いでいる。

実践のヒント 椎間円板に栄養を供給するためには、圧迫を増減させて代謝産物を交換し、運動によって負荷の低いほうに負荷を分配させることが非常に重要である。そのため椎間円板に問題があるときは、この2点を達成できるような治療法を探すこと。

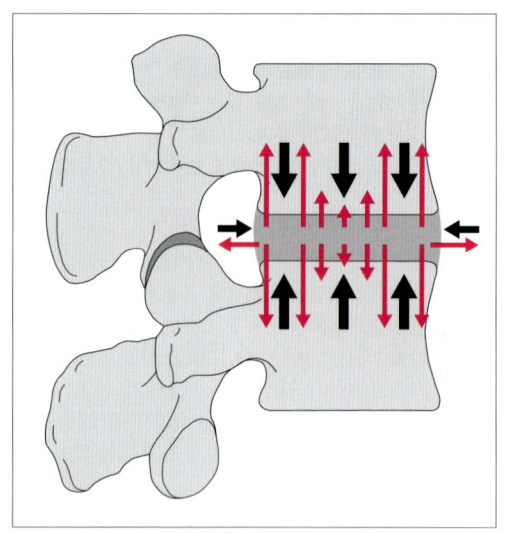

図 1.26 高圧力負荷（黒矢印）時の椎間円板による水分放出（赤矢印）

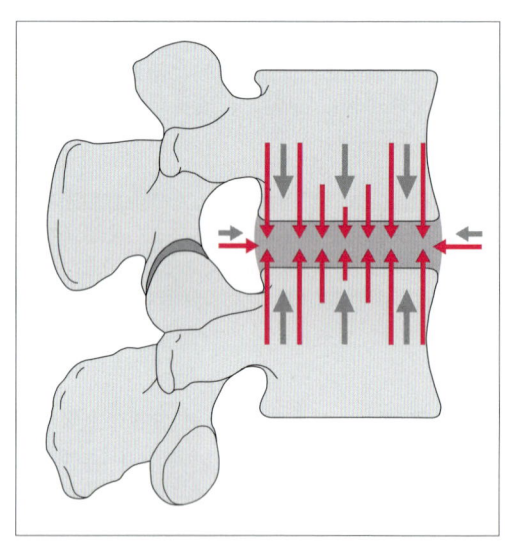

図 1.27 低圧力負荷（グレーの矢印）時の椎間円板による水分吸収（赤矢印）

椎間円板にかかる圧力

吸水（Hydratation）と脱水（Dehydratation）の境界

水分は、椎間円板にかかる圧力負荷、いわゆる椎間円板内圧 800N（80kp）を境界に吸収または放出される。水分放出は脱水（Dehydration）、水分吸収は吸水（Hydratation）と称される。椎間円板への圧力は、姿勢および運動によって大きく変わる。

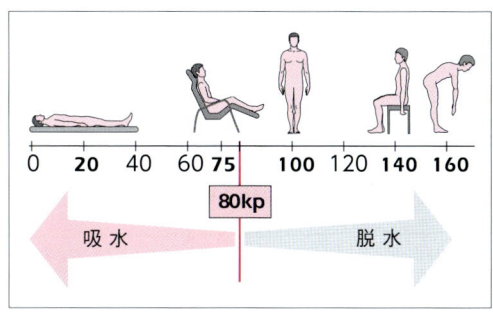

図 1.28　吸水と脱水の境界

様々な静止姿勢における圧力

姿勢と椎間円板への圧力との関係を最初に記載したのはナケムソン（1966）教授であった。ナケムソン教授による第3腰椎の生体内測定結果は、今日でも高く評価されている。例：

臥位 = 250N　　（25kp）
立位 = 1000N　（100kp）
座位 = 1400N　（140kp）

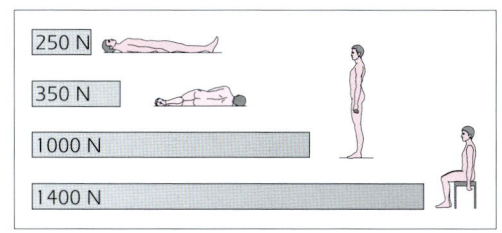

図 1.29　姿勢別にみた椎間円板にかかる圧力

様々な負荷状態における椎間円板への圧力

たとえば、くしゃみや咳をしたときや笑ったときなどは突然筋群が緊張し、椎間円板への圧力が著しく上昇して、その結果、水分の放出が進む。これは背筋および腹筋運動時にも起こる。

椎間円板は機械的圧力に対して高い順応性を有するため、健常であれば短時間の圧力上昇は大きな問題ではない。

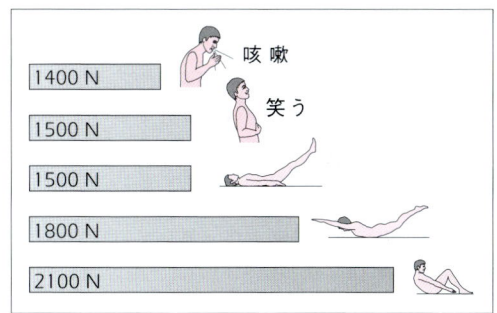

図 1.30　負荷状態別にみた椎間円板にかかる圧力

椎間円板の高さの変動

椎間円板の水分が移動すると、高さが変わる。これは、朝と夜の身長を測ればわかる。1日の間に立つ、歩く、座るという動作を繰り返すうちに椎間円板の水分が流出し、その結果、身長が最大2cm縮むことが認められている。こうした身長の変化は、負荷状態に左右される上、高齢者よりも若年者で顕著である。夜間には椎間円板への負荷が軽減されて、再び水分吸収が始まり、高さも増す。

物を持ち上げたとき、担いだときの負荷

物を持ち上げたときや担いだときの負荷は、非常に大きいこともある。背中を伸ばしたまま前傾した場合、前傾角がわずか20°でも椎間円板内への圧力は1400Nに上昇する。この姿勢で重いものを担いだ場合には、圧力は体重の3-4倍に上昇する。

背中を丸くして持ち上げた場合、圧力は7-8倍となる。したがって、持ち上げる時、姿勢は非常に重要であり、脊柱が生理学的に最適な弯曲を持つ姿勢で持ち上げなければ、椎間円板にかかる負荷は許容範囲を超えるということになる。

実践のヒント　圧力負荷を上昇させないためには、治療法を選ぶ際に、これまで言及した要因を考慮する必要がある。したがって、筋の不均衡を改善する際には、たとえば筋群が虚弱していればマニュアルセラピーによる分節安定、PNFによるスタビリティのための運動またはクラインフォーゲルバッハの機能的な腹筋および背筋トレーニングなどを選択する。

もう1つ重要な目標は、日常生活で適切な姿勢を習得することであり、たとえば座位や前傾姿勢をチェックし、さらに必要に応じて修正する。

椎間円板腔を*牽引*すると、吸水が促進される。たとえば、椎間円板の高さを広げて椎間円板腔の圧迫を軽減するためには、腰椎部を10-15分も牽引すれば十分である。患者の中には吸水促進療法に対して好ましい反応を示さない者もいるため、試行したり、患者に疼痛が臥位時および座位時に緩和するかという点を問診して、相応の治療法を選択すること。

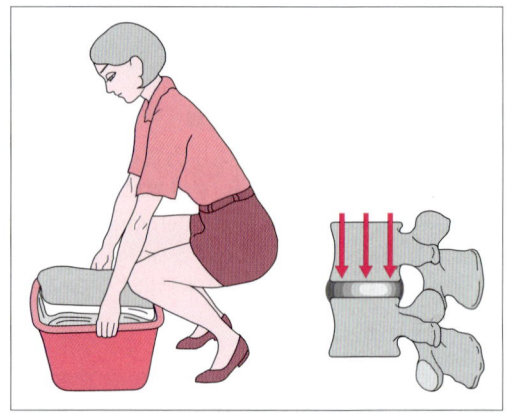

図 1.**31**　生理学的に正しい姿勢で物を持ち上げたときの負荷

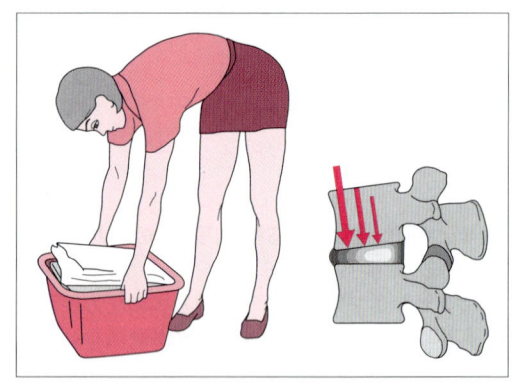

図 1.**32**　背中を弯曲させて物を持ち上げたときの負荷

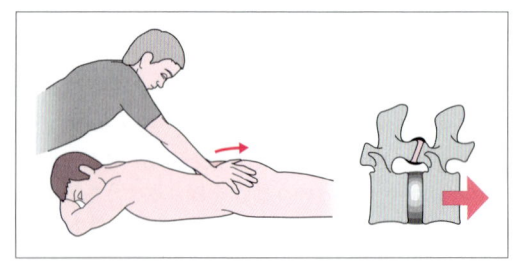

図 1.**33**　椎間円板腔の牽引

運動時の椎間円板の変化

運動すると、椎間円板内部にある弾性部位が、ある程度移動する。

屈曲時には、椎体が前側に傾き、後側の椎間円板腔が楔形に広がる。外側の膠原線維層は、後側が緊張し、前側は圧迫されるため、この部分は前方にやや弯曲する。髄核はこの楔形に順応して後側に移動するが、同時に線維輪の内側弾性線維も取り込む。髄核は粘性であり、そのため不活性であるため、転位にはある程度の時間を要する。背側椎体が離れると、外側線維層は急速に伸張限界に達し、それ以上移動できなくなる。その結果、緊張状態となり椎骨が固定され、同時に大きく傾倒できなくなり、運動が制限される。

回旋時には、回転と反対の方向に傾いて線維が緊張する。

運動軸

運動軸は髄核の転位域によって変わるため、特定の位置を示すことはできない。屈曲軸は、腹側の楕円形内に存在し、伸展軸は背側の椎間円板部に存在する。左側屈軸は、椎間円板左部位にあり、右側屈軸は、椎間円板右部位にある。回旋軸は、椎間円板のほぼ中央にあるが、前側寄りの場合もある。

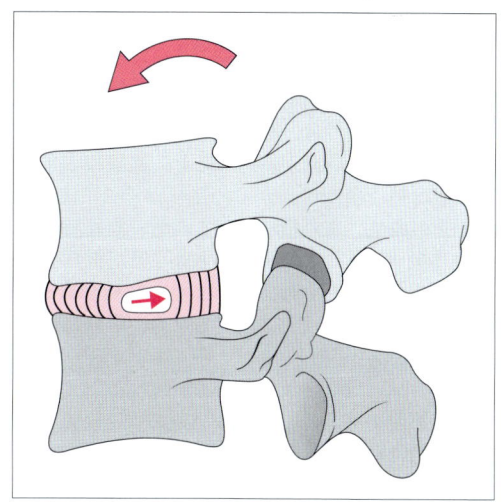

図 1.34　屈曲時の椎間円板の変化

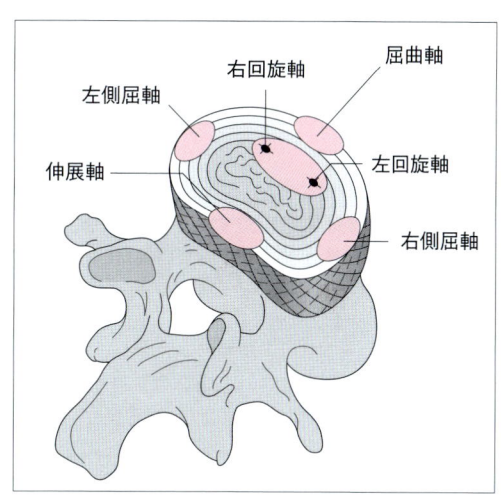

図 1.35　運動軸

病的変性

椎間板ヘルニア（髄核膨隆）

椎間円板の変性は、線維輪の膠原線維が原因で起こる。過剰な負荷が持続すると、線維輪が亀裂して不均整な負荷のかかった髄核がそこに滲入する。その結果、まだ損なわれていない線維輪外側層が移動する。このように、椎間円板が椎体後方辺縁からはみ出して弯曲した状態を髄核膨隆という。弯曲した組織は元に戻せるため、膨隆は治癒の可能性が高い。

髄核膨隆の痛みは、線維輪外層および後縦靱帯の過伸張によるもので、髄核突出とほぼ同じであるが、運動症状はない。

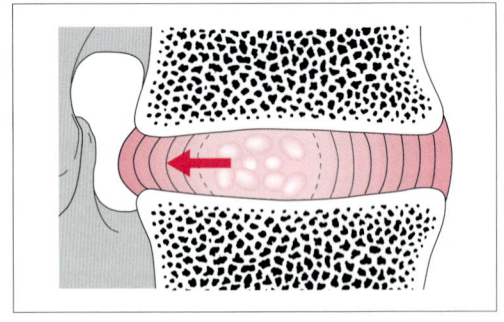

図 1.36　髄核膨隆

椎間板ヘルニア（髄核突出）

線維輪の全線維層が亀裂すると、髄核が脊柱管または脊髄神経の方向に流出し、線維輪の一部や、場合によっては軟骨板も一緒に流出する。これが髄核突出である。

髄核が**内側**方向に突出している場合は、下側に伸びる馬尾の神経索を圧迫する。その結果、非常に重要な運動機能が損なわれ、患者は排便および排尿を制御できなくなる。そのため、馬尾症候群は早急に手術を要する。

後外側方向に突出している場合は、脊髄神経が圧迫される。突出位置によって、脊髄神経が内側または外側に移動する。患者は、神経根への圧力を減らして苦痛を抑えるために、圧迫が最小となる姿勢をとろうとする。これがいわゆる逃避姿勢で、大きな痛みがなければ患者には課せられない姿勢である。

■ **実践のヒント**　原則的に、髄核突出患者がとる保護姿勢は、急性期では決して矯正してはならない。

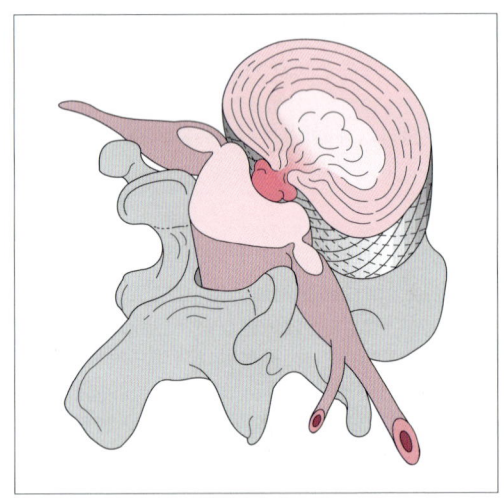

図 1.37　内側への髄核突出

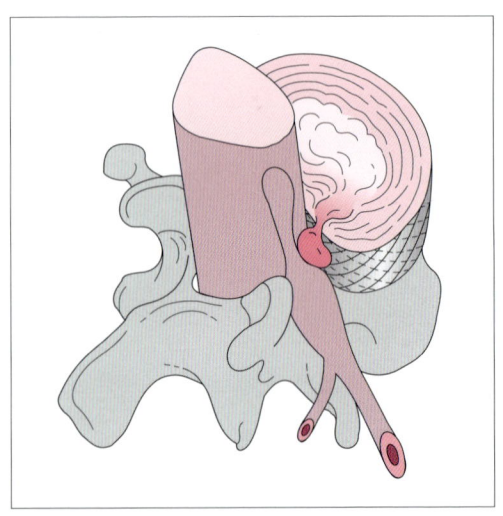

図 1.38　後外側への髄核突出

1.2 脊柱の運動部位

突出の部位と痛み

突出が神経根下行枝の下側にある場合は、突出のない方に側屈すると痛みが増す。したがって、患者は神経への負担を軽減し苦痛を抑えるために突出側に傾きやすくなる。

突出が神経根下行枝の上側、すなわち肩上にある場合は、突出側に傾くと痛みが増し、突出のない方に傾くと苦痛が和らぐ。

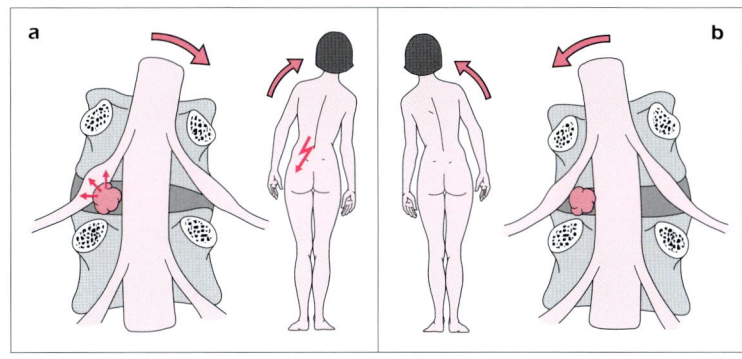

図 1.39　神経根下行枝の下側に突出した髄核
a　疼痛誘発
b　疼痛緩和

椎間円板退化の転帰
（図 1.41 を参照）

椎間円板に変性疾患があると、圧力負荷をうまく拡散できなくなる。すると髄核のツルゴール（膨張性）が低下して、圧力を均等に分散できなくなり、その結果、様々な負荷状況に対する順応性が失われる。結果的に、椎間円板腔が狭くなり、椎弓関節への負荷が増大する。さらに、椎体辺縁から始まる脊椎変形（辺縁部の骨棘形成）が様々な程度で生じる。

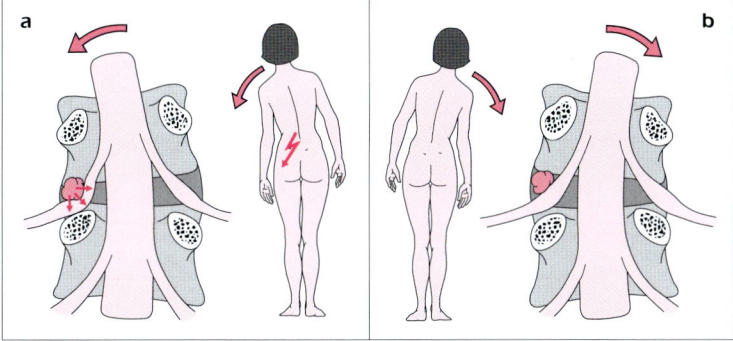

図 1.40　神経根下行枝の上側に突出した髄核
a　疼痛誘発
b　疼痛緩和

実践のヒント　椎間円板組織が破裂すると再生が始まる。これは、通常の創傷の治癒過程に相当し、完治するまで1年はかかる。この間、ほぼ1週間にわたる急性期には、臨床安静にして椎間円板に負荷がかからないようにする。その後は、運動は栄養供給面で好ましい影響を与えることから、注意してモビライゼーション（可動化）を開始し、しばらく続けたら患者の症状を考慮しながら負荷拡散促進を目的に負荷を交互にかけていく。■

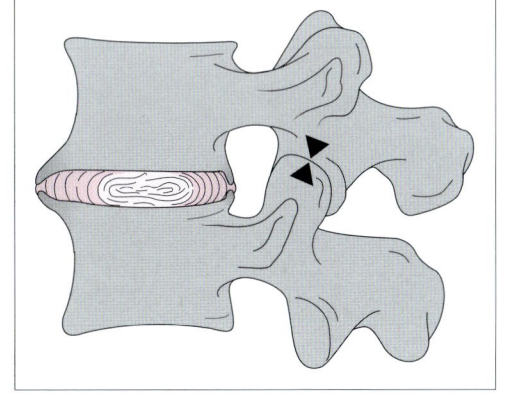

図 1.41　椎間円板退化の転帰

2 頭蓋と頸椎

2.1 頭蓋部と頸椎部の触診 ...26
2.2 頭蓋の機能解剖学 ...32
2.2.1 骨性構造 ...32
2.2.2 脳髄膜 ...33
2.2.3 脳脊髄液 ...34
2.2.4 頭蓋の可動性 ...34
2.2.5 顎関節 ...35
2.2.6 機能単位としての顎 - 頸椎 ...39
2.2.7 咀嚼筋群 ...40
2.2.8 舌骨上筋群 ...41
2.2.9 舌骨下筋群 ...41
2.2.10 咀嚼筋群と舌骨上下筋群との協調 ...42
2.2.11 頭蓋表筋 (M. epicranius) ...42
2.2.12 表情筋群 ...43
2.3 頸椎の機能解剖学 ...44
2.3.1 頸椎のX線画像 ...44
2.3.2 上位頸椎 ...46
2.3.3 下位頸椎 ...53
2.3.4 椎前筋群 ...59
2.3.5 頸筋群 ...62
2.3.6 腕神経叢 ...65

2.1 頭蓋部と頸椎部の触診

▶ 骨、靱帯、関節

外後頭隆起
(Protuberantia occipitalis externa)

外後頭隆起は、後頭領域の正中線上に見られる顕著な隆起である。

上項線 (Linea nuchae superior)

上項線は、外後頭隆起から左右に伸びるやや弓状のなだらかな稜線で、上方に隆起しながら外側に走行する。

ここには表層の頸筋群が起始または停止する。
— 内側：僧帽筋
— 外側：胸鎖乳突筋

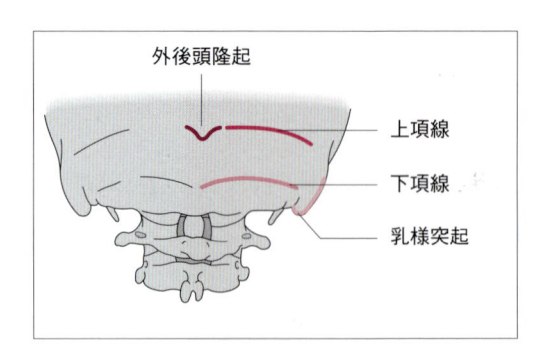

図 2.1 頭蓋の触診：骨構造

乳様突起 (Processus mastoideus)

上項線の外側末端には乳様突起がある。これは顕著に突出した隆起部で、胸鎖乳突筋が停止する。上項線を見つけるには、耳を利用するとよい。突起は耳たぶのちょうど背側にある。

下項線 (Linea nuchae inferior)

下項線は、上項線から約指2本幅分下側を併行する。下項線は次の筋の起始である。
— 内側からわずかに上側：頭半棘筋
— 内側から外側：小後頭直筋、大後頭直筋、上頭斜筋
— 外側末端、乳様突起方向：頭最長筋および頭板状筋

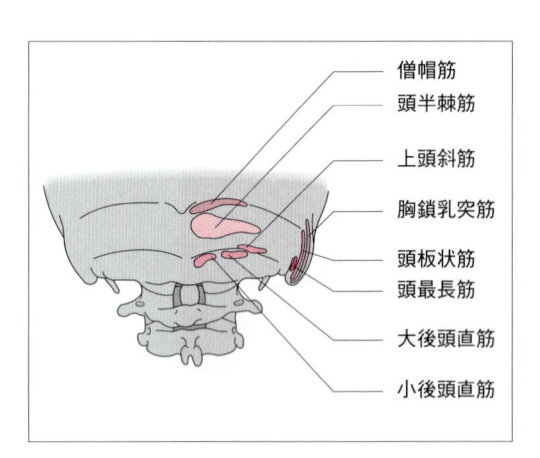

図 2.2 頭蓋の触診：筋起始

> **実践のヒント** 上下項線の外側部を触診する際には、上位頸椎の髄節刺激支配域と腱炎とを区別する必要がある。この髄節刺激支配域は、C0-C1の椎弓関節が偏位したことを示すものであり、腱炎ではない。

顎関節
（Articulatio temporomondibularis）

下顎頭は、特に口を閉じていれば外耳道前部の腹側に触知できる。口をあけると、下顎頭は前側に移動して触知できなくなる。口を開閉して、左右の関節が前後に移動する様子を比べれば、非対称であるかどうかがわかる。

鉤状突起（Processus coronoideus）

鉤状突起は、閉口時には頬骨弓の後側にあるため触知できない。開口すると頬骨弓外側面の下で前方に移動する。ここで側頭筋が停止する。

咬筋粗面（Tuberositas masseterica）

咬筋の停止部は下顎角外側面で、閉口時に下縁に触知できる。

横突起 C1（Processus ransversus）C1

第1頸椎の横突起（C1）は、乳様突起のほぼ下側、上行下顎枝のすぐ後方にある。ここでは様々な筋が起始および停止するため、深部に明らかな隆起が生じている。

残りの頸椎横突起は、軟部組織で覆われており、非常に大きな圧力をかけないと触知できない。

実践のヒント 疼痛および腫張の他にも、C1の位置を確認する方法はある。横突起が回旋偏位していると片側が非常に厚く、頸椎を後方に動かすと触知できるようになる一方、反対側は下顎骨枝の後ろまで腹側正中方向に移動する。■

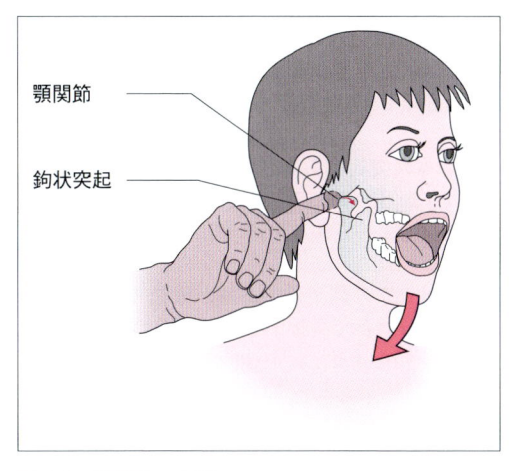

図 2.3 顎関節の触診

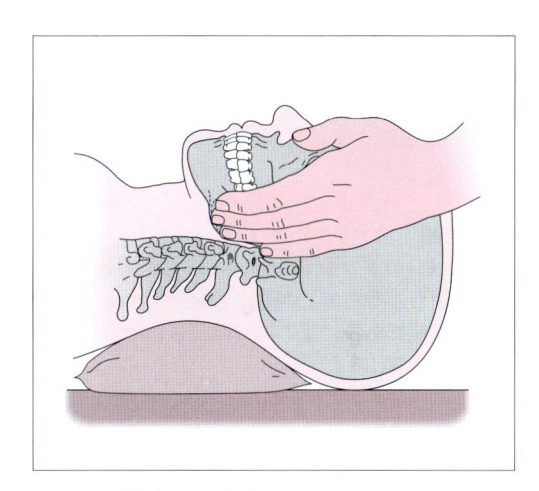

図 2.4 咬筋粗面の触診

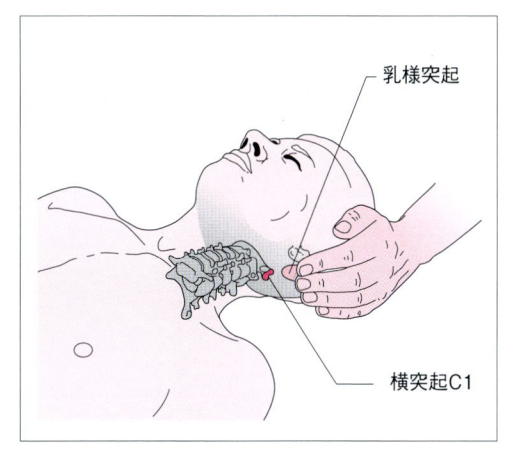

図 2.5 横突起の触診

棘突起（Processus spinosus）

外後頭隆起から下方に向かう線上のちょうど頭蓋下にあたる位置に窪みが1つある。この中にはっきりと触知できる隆起がC2の棘突起である。

他にも棘突起はあるが、いずれも分裂しており、あまりうまく見つけることはできない。ただしC7だけは、隆椎と称されるように突出している。

どれがC7の棘突起であるか確信できないときは、頸胸移行部で隣接する3つの棘突起上に示指、中指、薬指を乗せて、患者にかなりゆっくり頸椎を最大まで伸展させる。このとき、触診指下に隠れるのがC6の棘突起で、突出したままの最初の突起がC7である。

項靱帯（Lig. nuchae）

項靱帯は、外後頭隆起からC7までを走る靱帯で、棘突起の間にはっきりと感じることができる。屈曲位になると靱帯が緊張するため、触診しやすくなる。

椎間関節

C2とC3の間の椎間関節は、C2の棘突起と同じ高さで指2本幅外側に移動した位置に触知できる小さな隆起である。他の椎弓関節は、それぞれの棘突起の高さにある。

実践のヒント　圧痛および腫脹は、椎間関節が閉塞した側に起こることが多い

舌骨（Os hyoideum）

舌骨は、下顎直下の頸部に向かう位置にあり、留め金様で、その2つの大角が触知できる。舌骨は左右均等に移動できなければならない。

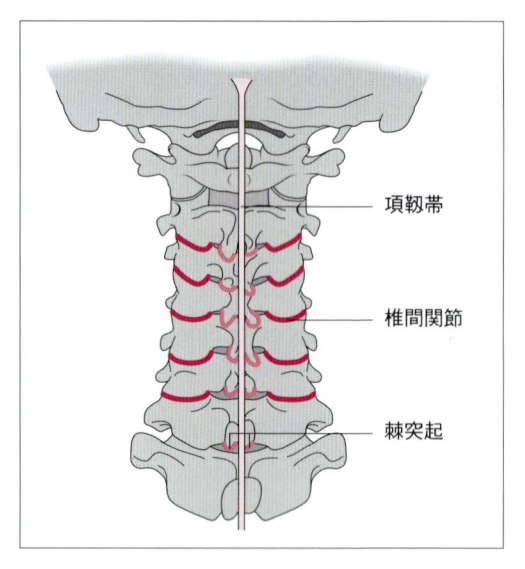

図2.6　棘突起および項靱帯の触診

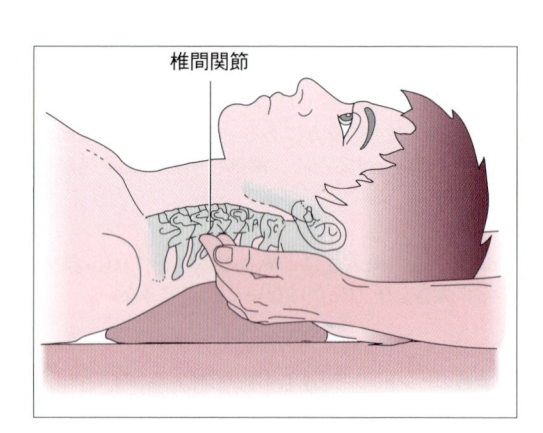

図2.7　椎間関節の触診

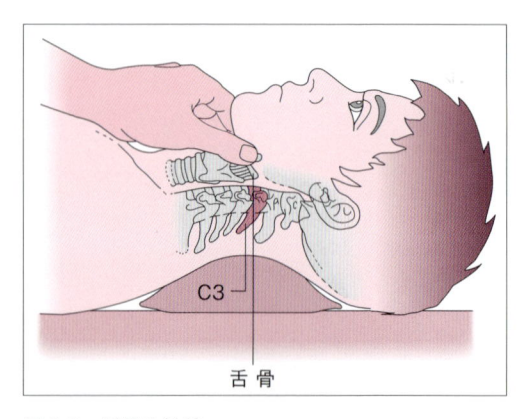

図2.8　舌骨の触診

頸動脈 (A. carotis)

頸動脈拍は、胸鎖乳突筋の前側辺縁のほぼ中央に感じることができる。

▶ 筋群

筋は起始から停止まで完全に触知できる。触知では次の事項を評価する。
- 限局的な圧痛点
- 緊張の程度
- 腫脹

触診に際しては、筋の位置に応じて圧力を変え、2-3本の指を使用して線維に対して垂直および水平に指を動かす。

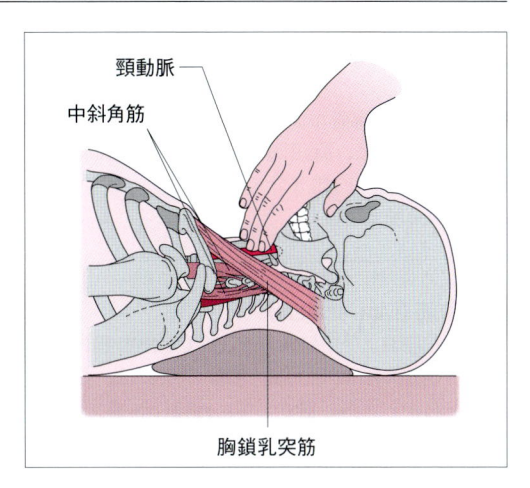

図 2.9 頸動脈の触診

僧帽筋 (M. trapezius)

外後頭隆起、上項線、項靱帯から、また T1-12 の棘突起先端の横側から、鎖骨外側3分の1、肩峰、および肩甲棘にいたる。

肩甲挙筋 (M. levator scapulae)

肩甲挙筋の横突起部の起始は触知できない。ただし、上角停止部は境界も明瞭で、トリガーポイントおよび緊張が多く見られる。

頭板状筋 (M. splenius capitis)

頭板状筋の筋腹は、大部分が僧帽筋で覆われているが、乳様突起および上項線から、C3-T3 の棘突起方向に下内側に伸びるため深部では境界が明瞭である。

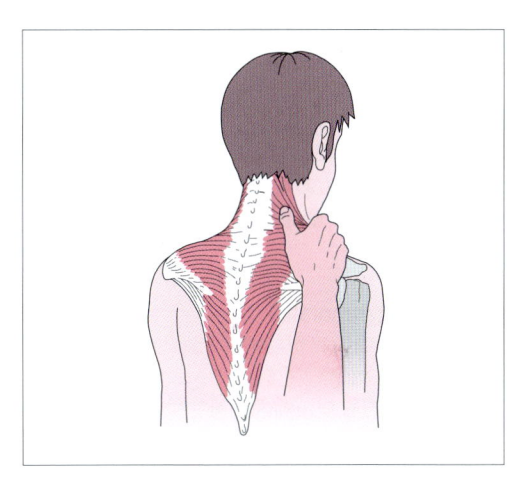

図 2.10 僧帽筋の触診

頸板状筋
頭半棘筋
頭最長筋
頸最長筋
頸腸肋筋

この5つの筋は深部にあり、触診で個別に認知できるものではなく、大部分が脊柱に並行する筋束として感じることができる。

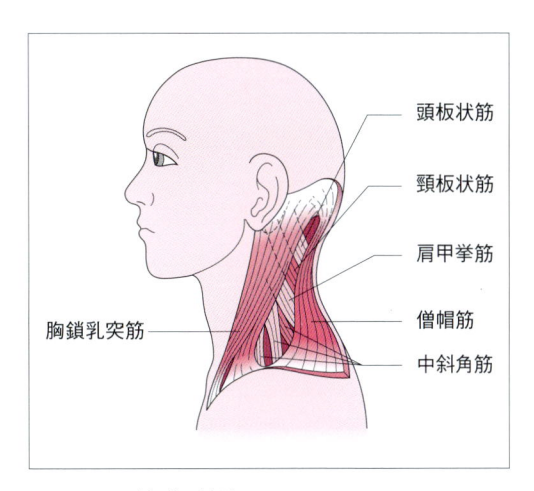

図 2.11 頸筋群の触診

胸鎖乳突筋（M. sternocleidomastoideus）

胸鎖乳突筋は、乳様突起の幅広い停止部および上項線から、胸骨に向かって前下方に走行する。胸骨側の起始は、胸鎖関節内側にあり、鎖骨側の起始は、鎖骨の内側3分の1を占める。両停止部間には溝を触知できる。

中斜角筋（Mm. scaleni）

前斜角筋および中斜角筋のC3-C7横突起の起始は、前側から触知できる。触診の際には、指を気管の左右から深部に動かして、外側に屈曲するよう緊張させる。第1肋骨部の停止は、鎖骨背側および胸鎖乳突筋背側で触知できる。

後斜角筋は僧帽筋辺縁直前まで走行し、一部が僧帽筋で覆われている。

頸長筋（M. longus colli）

頸長筋は、胸鎖乳突筋と咽頭の間の上面に上部が触知できることもある。その他の部分は、斜角筋に覆われており、咽頭および気管後方を走る。

側頭筋（M. temporalis）

側頭筋は、側頭窩から下顎骨鉤状突起まで伸びる筋で、開口時に停止を触知でき、しっかりと閉口した状態であれば側頭窩内で触知できる。

咬筋（M. masseter）

咬筋は、下顎角部にある四角形をした厚い筋群で、軽く開口しただけで十分に触知できる。閉口すると、厚い筋隆起部として現れる。

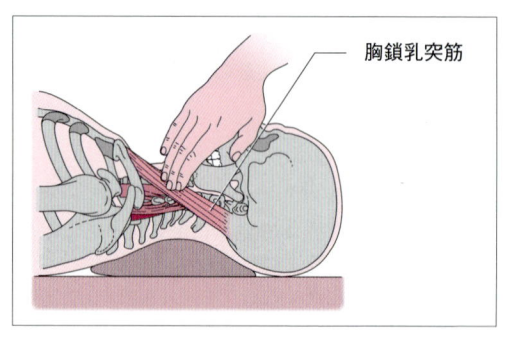

図 2.12 胸鎖乳突筋の触診

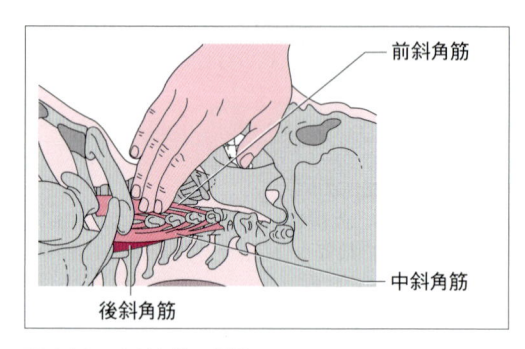

図 2.13 中斜角筋の触診

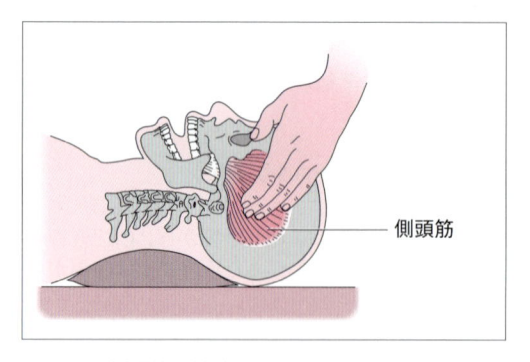

図 2.14 側頭筋の触診

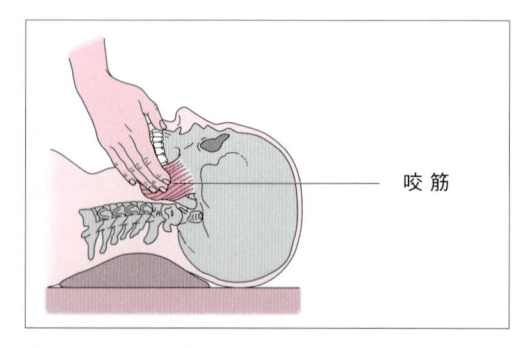

図 2.15 咬筋の触診

顎二腹筋（M. digastricus）

顎二腹筋は、開口すると胸鎖乳突筋前の乳様突起に触知できる筋で、顎先端内側に向かって下顎と並行する。

顎舌骨筋（M. mylohyoideus）

顎舌骨筋は、下顎底全体を占めており、開口すると下側から口腔底に向けて走行するのがわかる。

内側翼突筋（M. pterygoideus medialis）

内側翼突筋は、閉口すると下顎角の内側で停止を触知できる。その部位から下内側方向への触診は不可能である。

外側翼突筋（M. pterygoideus lateralis）

触診は、口内からのみ可能である。触診の際には、後下臼歯から下顎頸に向けて指を動かし、軽く開口と閉口を繰り返させる。開口時に、筋収縮を感じることができる。

■実践のヒント　頸筋にトリガーポイントがあり、後頭および側頭領域に疼痛が放射状に広がり、トリガーポイントを押さえると痛みが増すときは、上位頸椎部の機能障害であると考えられる。■

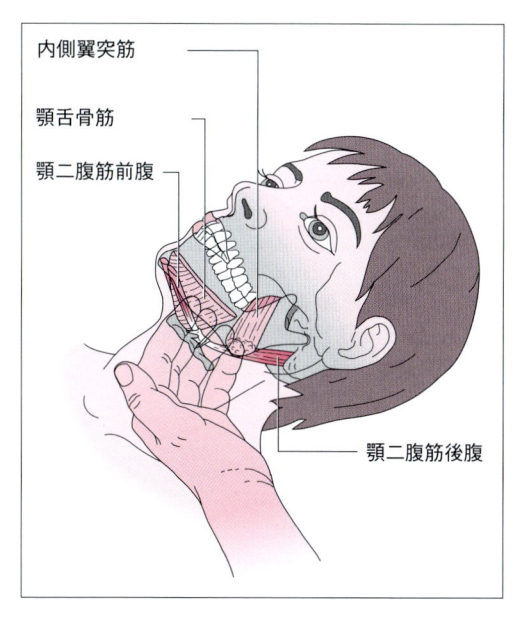

図 2.16　顎舌骨筋、内側翼突筋、および顎二腹筋の触診

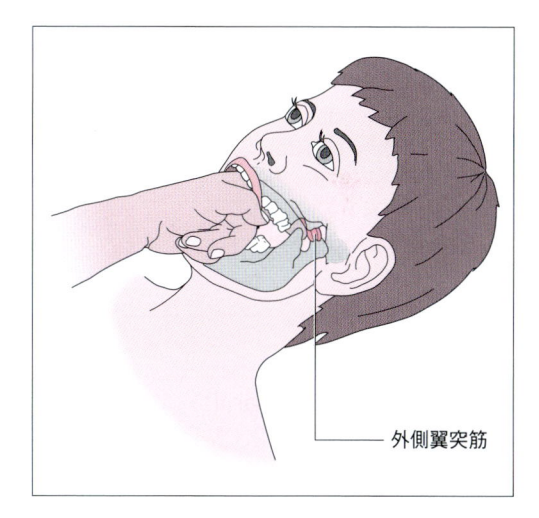

図 2.17　外側翼突筋の触診

2.2 頭蓋の機能解剖学

2.2.1 骨性構造

頭蓋は*顔面頭蓋*（Cranium faciale または Viscerocranium）と*神経頭蓋*（Cranium cerebrale または Neurocranium）に分けられる。

顔面頭蓋
1 = 鼻骨（Ossa nasalia）
2 = 涙骨（Ossa lacrimalia）
3 = 篩骨（Os ethmoidale）
4 = 頬骨（Ossa zygomatica）
5 = 上顎骨（Maxillae）
6 = 下顎骨（Mandibula）
　鋤骨（Vomer）
　口蓋骨（Ossa palatina）
　舌骨（Os hyoideum）

神経頭蓋
7 = 後頭骨（Os occipitale）
8 = 頭頂骨（Ossa parietalia）
9 = 側頭骨（Ossa temporalia）
10 = 蝶形骨（Os sphenoidale）
11 = 前頭骨（Os frontale）

顔面頭蓋と神経頭蓋は頭蓋底で結合し、ここから頸椎につながる。

頭蓋縫合（Suturae cranii）

頭蓋の骨構造は頭蓋縫合で結合している。縫合線の内部には膠原線維があり、外層を形成して、頭蓋の骨膜と癒合する。膠原線維の下には線維質の結合組織、少数の骨橋、血管、神経および受容器が続く。

縫合には次のとおり様々な形態がある。
- **矢状縫合**（Sutara sagittalis）は頭頂骨の間に見られ、非常にはっきりとした鋸歯状であり、縫合幅が広い
- **ラムダ縫合**、または**人字縫合**（Sutura lambdoidea）は、後頭骨と頭頂骨を結合する縫合で、短い鋸歯形である

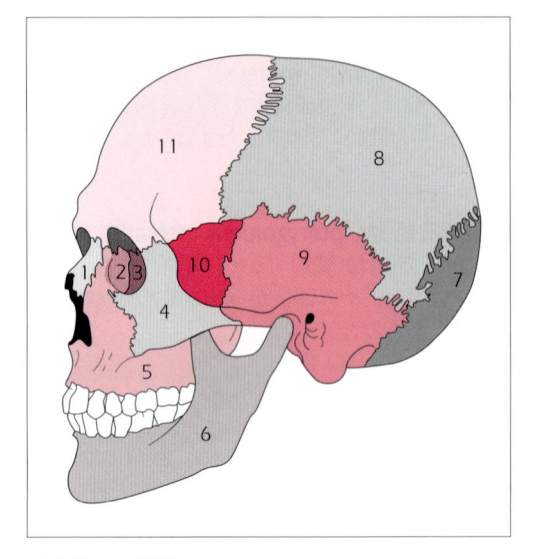

図 2.18　頭蓋骨

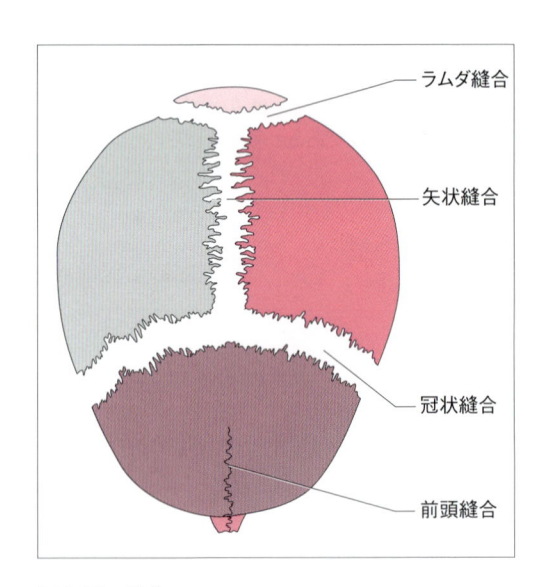

図 2.19　縫合

- **側頭頭頂縫合**（Sutura tempoparietale）は、極端に斜めに内側方向に走る縫合で、鱗状縫合と称される

2.2.2 脳髄膜

脳硬膜 (Dura mater encephali)
- 文字通り脳の硬膜
- 頭蓋腔の内層を覆い、2層からなる。外層は骨膜でもある。内層は脳を縁取り、様々な突起を形成する。
- 突起：**大脳鎌**（Falx cerebri）は2つの大脳半球間にある突起。大脳鎌に続く**小脳鎌**（Falx cerebelli）は2つの小脳半球と小脳テントの間の裂溝にあり、小脳と後頭葉を隔てる どちらも膠原線維束からなり、頭蓋の形に合わせて走行する部分と、縦走する部分がある。
- 鎌およびテントは、硬膜を縦横両方向に緊張させる重要な役割を担う
- 脳硬膜内には、硬膜静脈洞がある。ここから脳の静脈血が内頸静脈に流れる。
- 痛覚および圧迫変化に対する受容器を有する

軟　膜 (Leptomeninx)
- 柔軟な脳膜
- **外葉**（くも膜、Arachnoidea）と**内葉**（脳軟膜、Pia mater encephali）からなる
- 脳表面上にあり、あらゆる屈曲および溝を覆う
- 両葉の間にはくも膜下腔があり、脳脊髄液（くも膜下液）で満たされている。数ヵ所に大き目の腔が存在し、これをくも膜下槽（Cisternae subarachnoidales）と称する。

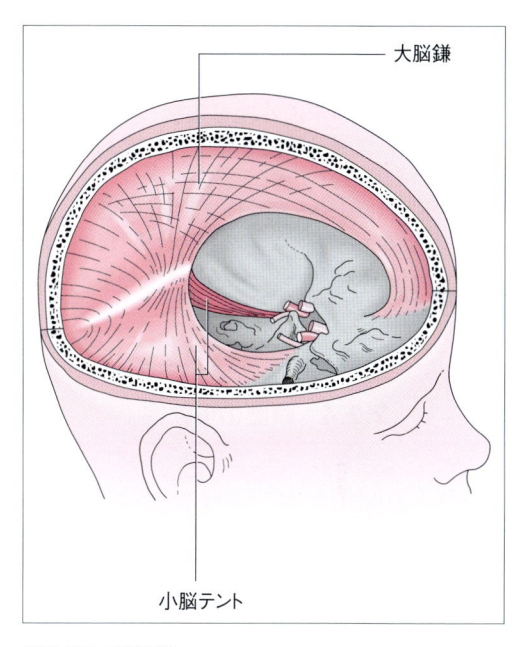

図 2.20　脳硬膜

2.2.3 脳脊髄液

- 約 100-150ml
- 脈絡叢で産生され、1日に最大3回新生する
- くも膜顆粒の半透性膜を通して吸収される。その際には脳脊髄液の圧力が重要であり、静脈圧がこれを決定する。
- 随圧はほぼ 150mmH$_2$O で、臥位か座位、流れが上方か下方かによって圧力は変わる
- 1ml 中に含まれる細胞数はほぼ5個にすぎず、蛋白質は含まない

2.2.4 頭蓋の可動性

頭蓋は硬性構造ではなく、弾力のある組織である。どの頭蓋骨も、わずかではあるが独特な律動運動（リズミック・インパルス）をする。運動に際しては、縫合が伸縮目地のような働きをする。運動は縫合が離れたり近くなったりすることで起こるため、運動の方向は、縫合の方向および形態に左右される。正常な律動数は、1分間に約 14 サイクルとされている。

実践のヒント オステオパシーでは、縫合に運動制限が見られる際には、頭蓋をモビリゼーション（可動化）させて構造自体の可動性を生じさせる。

脳硬膜は大後頭孔周囲に完全に固定されており、ここから椎体 C1 および C2 の背側に固定される脊髄硬膜に伸びた後、再び S2 の前側に固定される。このように仙骨と頭蓋は関節をなしているため、障害の際には両骨を治療する。

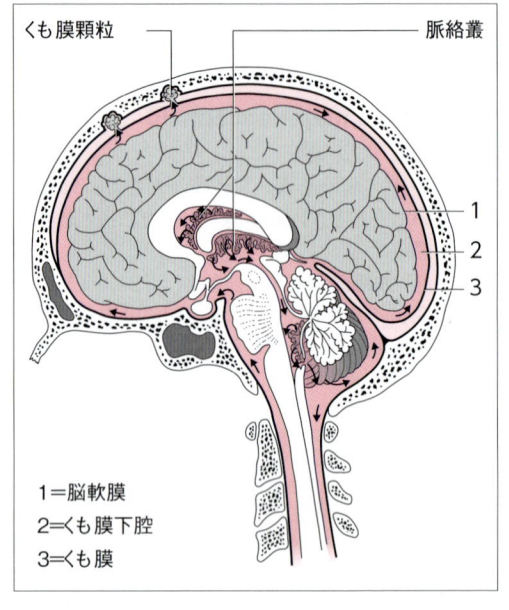

図 2.21 脳脊髄液の流れ

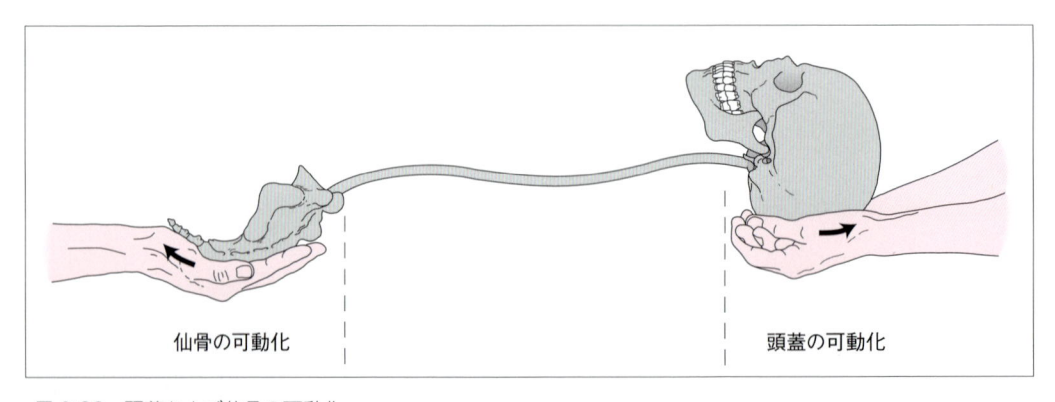

1＝脳軟膜
2＝くも膜下腔
3＝くも膜

図 2.22 頭蓋および仙骨の可動化

2.2.5 顎関節

下顎骨 (Mandibula)

下顎枝 (Ramus mandibulae)
- 側頭筋が**鉤状突起**(*Processus coronoideus*)で停止
- 下顎頸の付いた**関節突起**(*Processus condylaris*)、内側には翼突筋窩があり、外側翼突筋が停止
- **下顎頭**(*Caput mandibulae*)の関節面は円筒形で、両凸に彎曲 軸線は、外側腹側から内側背側に向けて走行

下顎体 (Corpus mandibulae)
- 歯槽の付いた**歯槽部**(*Pars alveolaris*)は歯根を固定する役割を担い、歯が抜けて間隙ができた際など機能的負荷が低下すると、その部分が退化する
- **下顎底**(*Basis mandibulae*)にはオトガイ孔があり、ここをオトガイ神経およびオトガイ静脈が貫通する
- 内側の**二腹筋窩**(*Fossa digastrica*)で顎二腹筋が停止

下顎角 (Angulus mandibulae)
- 外側の**咬筋粗面**(*Tuberositas masseterica*)で咬筋が停止
- 内側の**翼突筋粗面**(*Tuberositas pterygoidea*)で内側翼突筋停止
- 乳児期の下顎角は140°で、咀嚼によって負荷がかかればほぼ120°に低下する。また歯がなくなれば下顎角が増すこともある。

側頭骨の関節面

下顎窩 (Fossa mandibularis)
- 側頭骨の関節面は凹面で、前側境界に**関節結節**(*Tuberculum articulare*)がある
- 後側は関節包外にあり、外耳道の外壁を形成する
- 下顎窩の大きさは下顎頭の関節面の2-3倍である
- 関節の形態は負荷に応じて変わる。たとえば乳児では平面で、永久歯が出現すると窪み、歯がなくなるとまた平面に戻る。

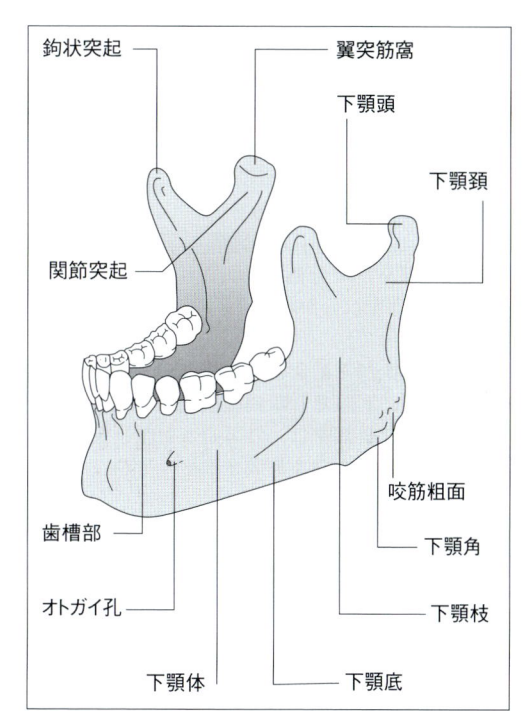

図 2.**23** 下顎骨

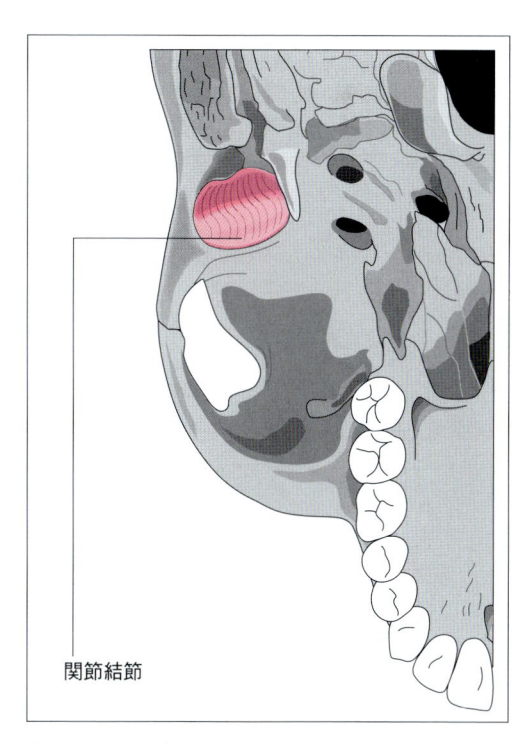

図 2.**24** 下顎窩

関節円板 (Discus articularis)

円板は関節の不一致を調整する役割を担い、ぴんと張った膠原質の結合組織および線維軟骨からなる。関節円板は周囲が関節包と癒合しており、この関節の高さによって関節腔が上下に分割されている。血管および神経が円板を引いて固定している。前側は薄く、後側が明らかに厚い。前側と後側は砂時計様の狭窄部で分割され、これによって関節が前部および後部に分かれている。

後側は、上部で結合組織の先端によって下顎窩に固定され、下部で下顎頸の後側に固定されている。この結合組織帯は、外耳道と下顎頭後面との間で1種のクッションを形成する。

円板は外側翼突筋に結合しており、この筋肉が円板を前方に引くことで顎が動く。

関節包

関節包には、関節のほか関節結節が入っている。下顎窩の後側は固定されていないが、下側で下顎頸に固定されている。外側翼突筋の後部は、前側関節包に伸びている。

弛緩性であるため、断裂することなく大きく移動できる。外側靱帯、蝶下顎靱帯、茎突下顎靱帯が関節包を補強している。関節包を支配するのは、耳介側頭神経、咬筋神経および深側頭神経である。

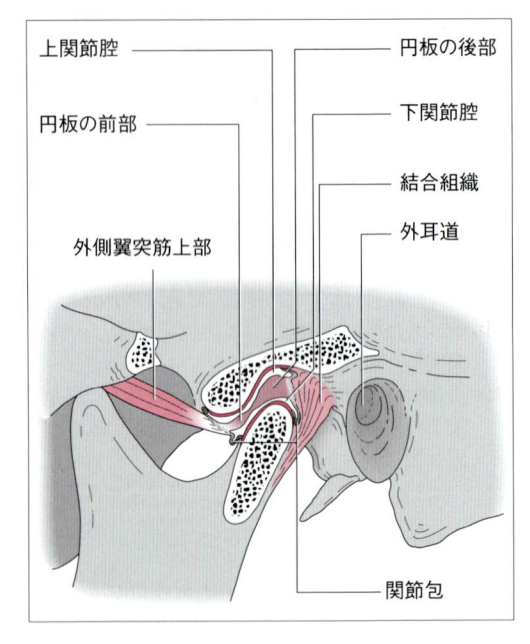

図 2.25 顎関節

顎関節の運動

顎関節が動くには、必ず左右の関節が同時に動かなければならない。開口および閉口時には、左右が対称性で動き、咀嚼時には非対称性で動く。

口腔の開閉

開口時には、下関節腔で平行移動と回旋との複合運動が起こる。上関節腔では、円板が側頭骨に向かって前方に移動する。

閉口時

下顎頭および背側円板は、腹側の下顎窩内にある。

開口の経過

口を開けあじめるとすぐに回旋運動と滑走運動が同時に始まる。
- 下顎頭は前後辺縁の間にある関節窩に移動し、開口が進むと下顎頭の移動とともに円板も前下方に移動する
- 円板の後部は、この移動によって伸張する。前部も、外側翼突筋の収縮によって、外側に伸張する。

最大開口時

- 下顎頭は回転しながら下顎窩から離れてさらに進み、関節窩を出て円板の前方部に移動する。最大開口時には関節結節の高さにいたる。

閉口すると、全構造が後方に復位する。

前突/後退

前突および後退という平行移動は、主に上関節腔で起こる。下顎を移動させるためには、下顎をわずかに下げる必要がある。全体で2-3cm移動できるが、そのうち背側への移動（後退）はわずか0.5cmである。

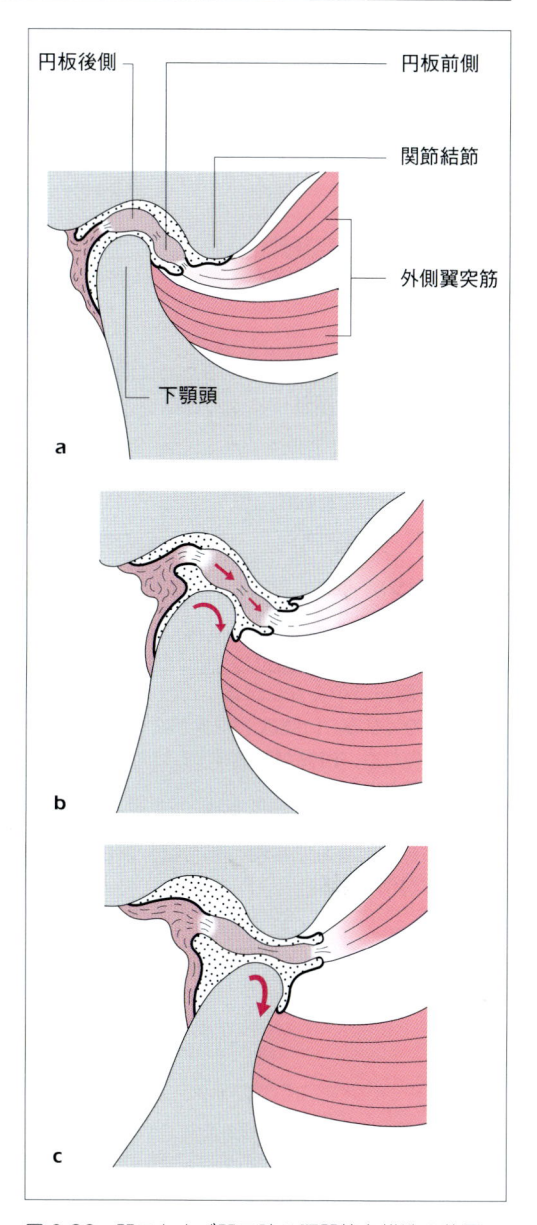

図 2.26 開口および閉口時の顎関節各構造の位置
a 閉口時
b 開口の経過
c 最大開口時

外側転位／内側転位

咀嚼時には、側方移動が重要となる。咀嚼運動時には、次のような複合運動が起こる。

平衡側
- 前突
- 下顎頭が下方に移動
- 内側にわずかに転位

作業側
咀嚼筋が作業側を安定させるために咀嚼圧をかける。運動による傾斜はほとんどない。作業側で起こる複合運動は次のとおり。
- 縦軸回旋
- 外側にわずかに転位

実践のヒント　もっともよく起こる円板の転位は、外側翼突筋の牽引によって起こる前方転位である。転位すると、中間位になろうとする際、円板全体が前関節腔中央部に留置され、下顎頭と強調運動できなくなる。口腔は下顎頭が回転しないと開かず、そのため、円板が転位するとほとんど開口できない状態となる。

前側構造の緊張を、張力減退および平行移動による関節療法によって緩和させれば、顎関節の運動制限を解消できる。

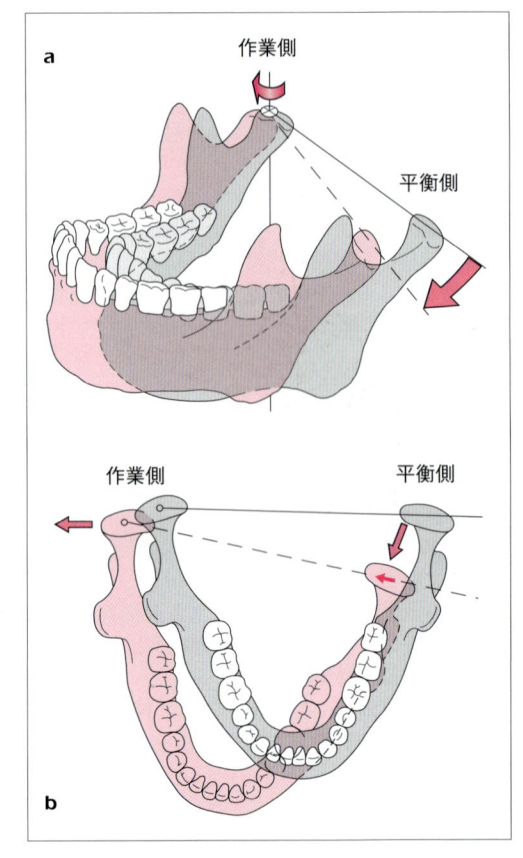

図 2.27　顎関節の咀嚼運動
a　側面
b　横断面

2.2.6　機能単位としての顎-頸椎

　頭蓋 – 下顎 – 肩甲帯 – 頸椎という一連の骨格部位は、1つの機能単位を形成している。したがって、顎関節に問題が生じると、筋群および関節といった回路を介して肩甲帯および頸椎領域にも機能障害が発生する。

　さらに頸椎が転位すると、たとえば咬合部にも影響がおよぶ。下顎骨が前方に協調移動すると、舌骨下筋がこれを後方に牽引するため、咬合しなくなる。頸椎が屈曲すると、下顎骨が前方に移動し、頸椎が後方に伸展していると、たとえば歯科治療時に影響が出る。

▌実践のヒント　歯冠が高すぎるなどの理由で咬合が悪いとき、患者はそれでも顎を閉じる努力をするため、下顎頭の位置が変わっても、修正することはあまり意味がない。反対に歯科医は、咬合部が変わっても、それが頸椎部の転位に起因する可能性があるため、すぐに削合すべきではない。■

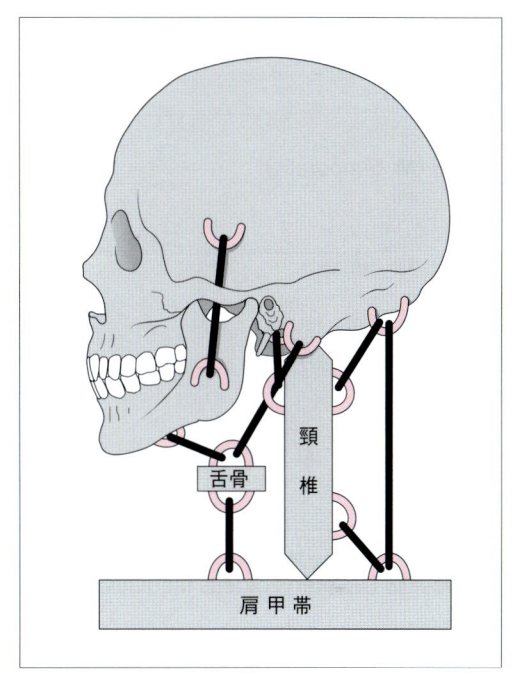

図 2.**28**　機能単位としての顎 - 頸椎

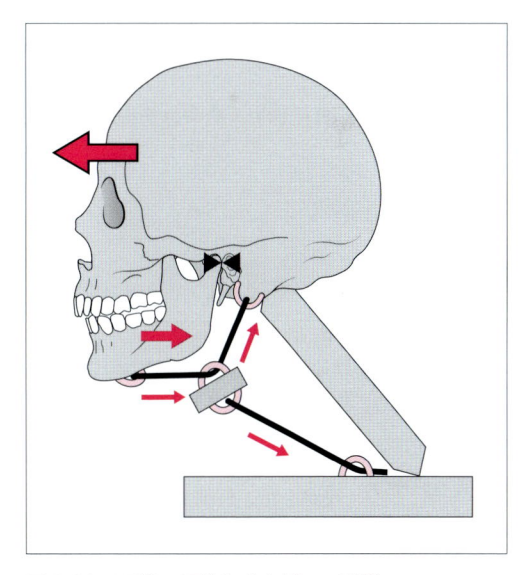

図 2.**29**　頸椎の転位と咬合部への影響

2.2.7 咀嚼筋群

側頭筋（M. temporalis）
機 能
- 全部位：閉口、
- 後側部位：後退

咬 筋（M. masseter）
機 能
- 顎を強く閉じる
- 前上側から後下側に斜めに走行する筋で、下顎を前方に押し出す

内側翼突筋（M. pterygoideus medialis）
機 能
- 閉口
- 前突
- 咀嚼運動時に平衡側を支持する

外側翼突筋（M. pterygoideus lateralis）
下部の機能
- 開口を開始。これに続いて舌骨上筋群が作用開始。
- 前突
- 咀嚼運動（平衡側）

上部の機能
- 閉口
- 開口時に円板を前方に移動させる
- 下顎頭を関節結節に押し付けて安定させる
- 咀嚼運動時に作業側を安定させる

> **病理学** 咬合不正、持続的なチューインガム咀嚼、就寝時の歯軋り、さらには精神問題が咀嚼筋群緊張亢進の原因となり、顎関節がうまく動かなくなる。そのほか、下顎骨および上顎骨は蝶形骨および側頭骨と筋肉で結合されており、両顎骨が動くと頭蓋縫合が圧迫されることから、両骨は頭蓋運動に影響を与えうる。

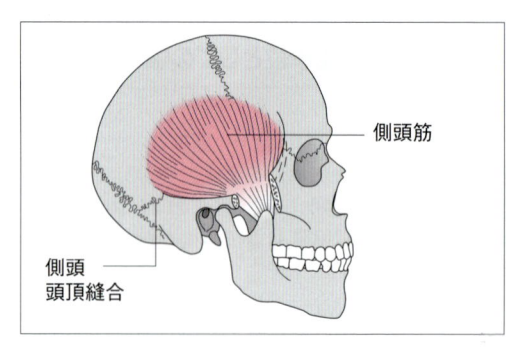

図 2.30 側頭筋

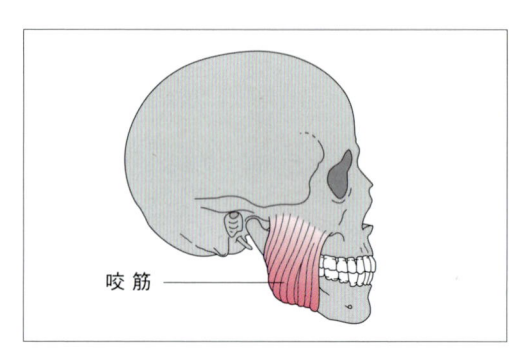

図 2.31 咬 筋

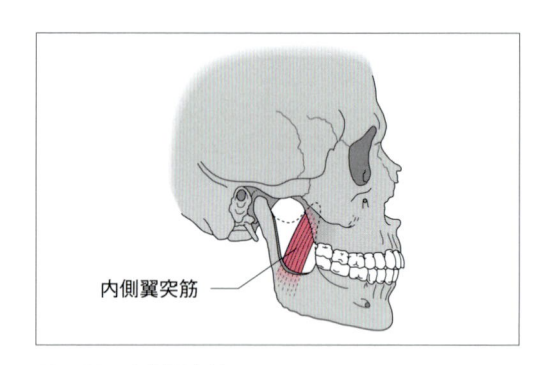

図 2.32 内側翼突筋

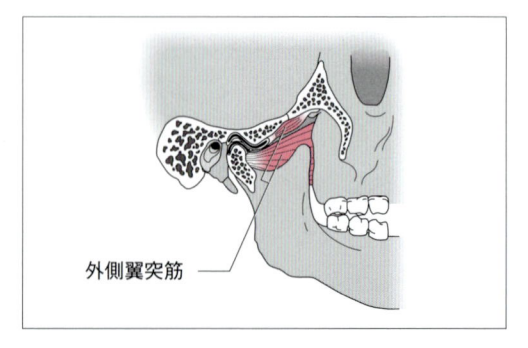

図 2.33 外側翼突筋

2.2.8 舌骨上筋群

顎二腹筋（M. digastricus）
特徴：顎二腹筋は、中間腱によって後腹と前腹に分割されている。この中間腱は結合組織性の鈎状突起で舌骨に固定されている。

茎突舌骨筋（M. stylohyoideus）
顎舌骨筋（Diaphragma oris）
オトガイ舌骨筋（M. geniohyoideus）

舌骨上筋群の機能
- この筋群は、下顎および頭蓋側に固定されているときは舌骨を上方に転位させる。これは嚥下運動のほか、吸う、吹くといった運動の際に重要な機能である。
- 舌骨側に固定されているときには開口を補助する。口底筋群は咀嚼運動時（作業側）に活発に作用し、口腔底を引き上げる。

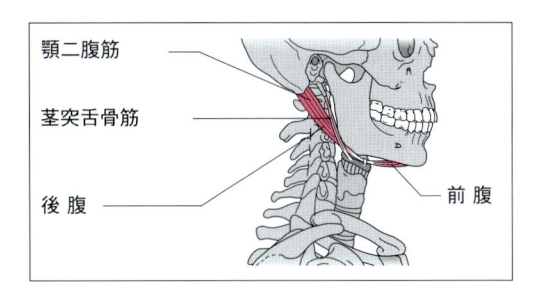

図 2.34　舌骨上筋群

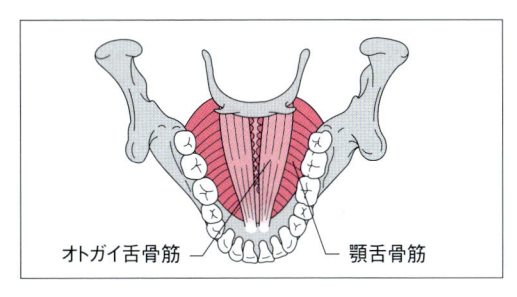

図 2.35　口底筋群

2.2.9 舌骨下筋群

胸骨舌骨筋（M. sternohyoideus）
胸骨甲状筋（M. sternothyroideus）
甲状舌骨筋（M. thyrohyoideus）

肩甲舌骨筋（M. omohyoideus）
特徴：舌骨下筋群は、C6 の高さの胸鎖乳突筋と交差する位置で、中間腱によって上腹と下腹に分割されている。肩甲骨に停止し、頭蓋 – 舌骨 – 肩を結合する。

舌骨下筋群の機能
- 舌骨および咽頭を下方に牽引する。この牽引機能とともに、胸骨甲状筋と相互作用して喉頭を安定させ、発声に影響を与える。

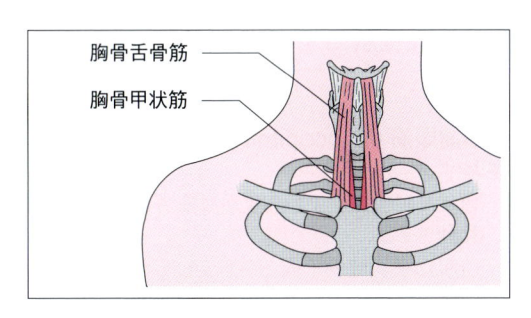

図 2.36　舌骨下筋群：胸骨舌骨筋、胸骨甲状筋

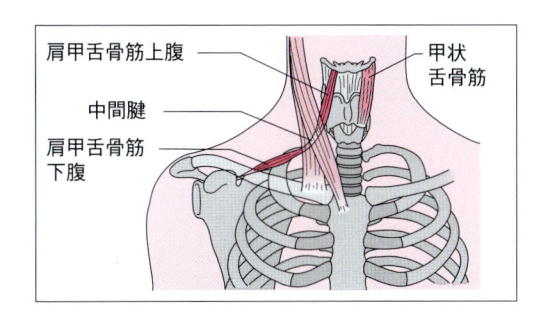

図 2.37　舌骨下筋群：甲状舌骨筋、肩甲舌骨筋

2.2.10 咀嚼筋群と舌骨上下筋群との協調

　舌骨上下筋群は、舌骨側に固定されているときには相互作用筋群であるといえる。この相互作用筋群の持つ特殊な機能が現れるのは、咀嚼筋群が顎関節を安定させて、顎がしっかりと閉鎖されたときで、舌骨上下筋群はその際、頸椎に対して屈筋様の役割を担い、前弯を軽減する。そのため頸椎を静止させておくのに重要な筋群であるといえる。

■ 実践のヒント　舌骨に停止または起始するあらゆる筋は、舌骨の位置に影響をおよぼす。声がかれる（嗄声）、さらに進んで声が出なくなる（失声）、またはヒステリー球感があるときは、この筋群の緊張に起因することがあるため検査する。■

2.2.11 頭蓋表筋（M. epicranius）

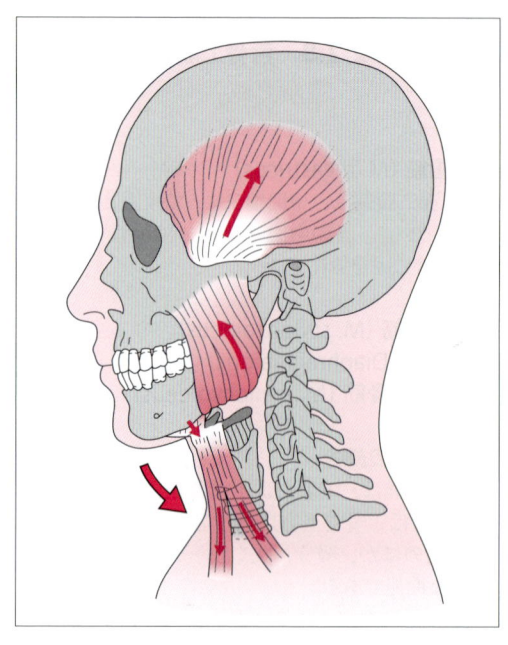

図 2.38　顎を固く閉じた際の舌骨上下筋群による頸椎の屈曲

側頭頭頂筋（M. temporoparietalis）
機 能：耳を後方に牽引する

後頭前頭筋（M. occipitofrontalis）
機 能
- 頭皮を帽状腱膜上でわずかに前方および後方に移動させる
- 前腹は帽状腱膜で固定されているときには眉および眼瞼を挙上し、前額にヒダを寄せる

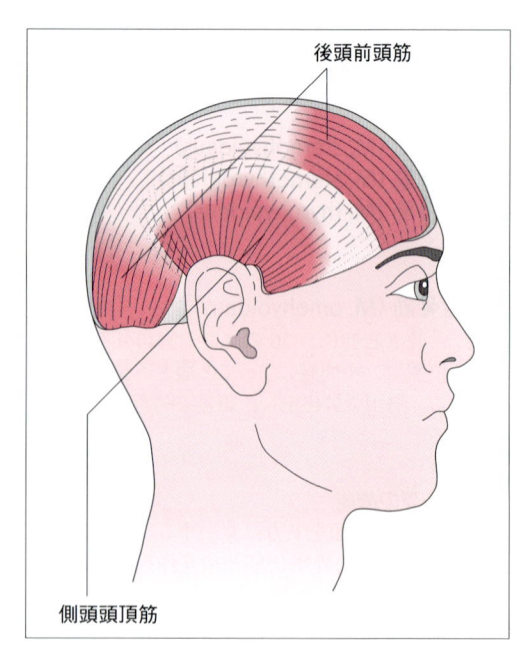

図 2.39　頭蓋の筋群：側頭頭頂筋、後頭前頭筋

2.2.12 表情筋群

表 2.1 筋の機能

筋	機 能	筋	機 能
1. 皺眉筋	眉をひそめる	8. 下唇下制筋	下唇を下げる
2. 鼻根筋	眉間の皮膚を寄せる	9. 笑筋	口角を側方に引き、えくぼを作る
3. 鼻筋	鼻孔の開閉	10. 口輪筋	口を尖らせる
4. 口角挙筋	口角を上げる	11. 大頬骨筋、小頬骨筋	口角を外方向に上げて、上歯列を露出させる
5. 頬筋	頬筋：頬内に収集された空気を放出する	12. 鼻翼挙筋、上唇挙筋	鼻翼および上唇を引き上げる
6. オトガイ筋	顎隆起部を持ち上げる。顎と口唇の間に上方向に中高の溝ができる。	13. 眼輪筋	両眼を固く閉じ、眼内に涙液を分散させる
7. 口角下制筋	口角を下げる		

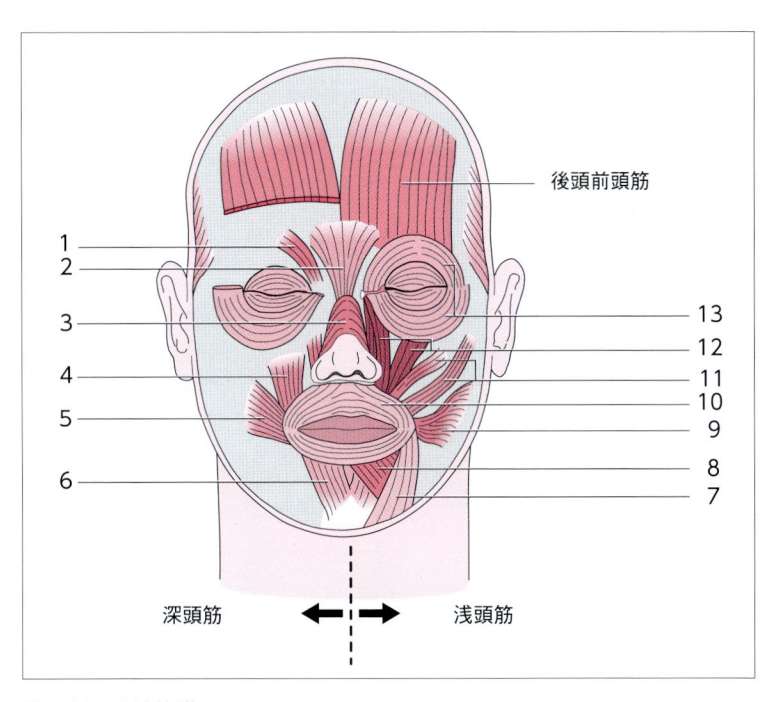

図 2.40 表情筋群

2.3. 頸椎の機能解剖学

2.3.1 頸椎の X 線画像

上位頸椎の前後像
- C2 の歯突起および棘突起が正中線上にあり、環椎が大後頭孔中央部にある
- 後頭骨顆および環椎の外側塊が平行対称性にある
- C1 の横突起は後頭までの距離および長さ共に同じである
- 後頭顆の下側境界を通る線（**顆線**）と環椎の外側塊の下辺縁を通る線（**環椎線**）が並行する
- C1 と C2 の外側塊間の関節面は対称性で離れている。左右の関節腔の幅は同じである
- C1 と C2 の関節面の傾斜角は同じである
- 環椎歯突起間距離の距離は約 3mm で対称性である

下位頸椎の前後像
標準的な X 線画像は次のとおり。
- 椎体の上下面が水平並行している
- C2-C7 の椎間円板が次第に高くなっている
- 棘突起が垂直線（正中線）上に並んでいる
- 椎弓根が上下に並び、正中線からの距離が等しく左右対称である
- 鉤状突起は先が尖り、境界が明瞭であり、ヘルニアが脱出していない
- 脊柱管幅はおよそ 24-33mm である（椎弓根間距離の測定値）

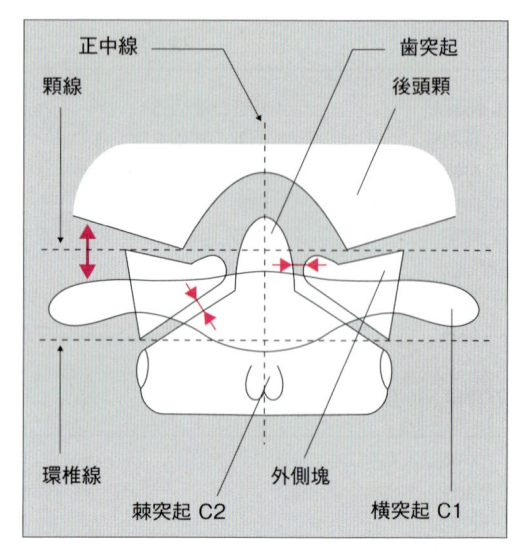

図 2.41　X 線画像：上位頸椎の前後像

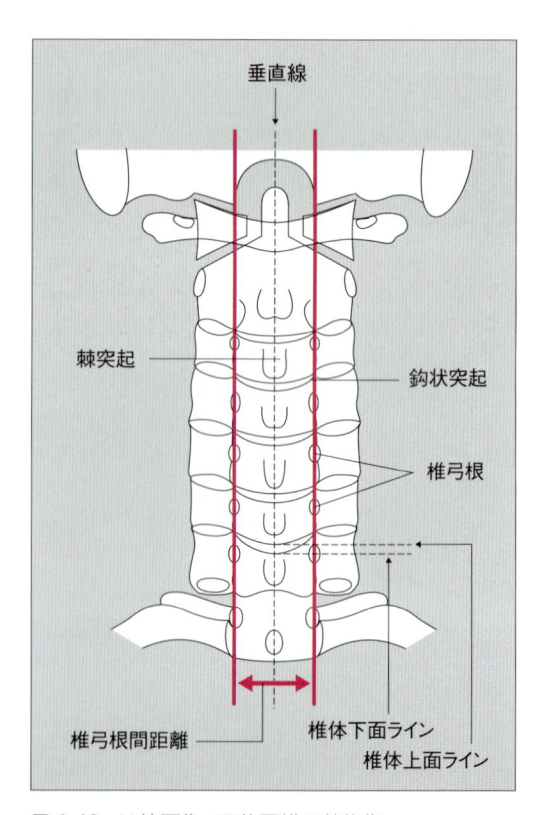

図 2.42　X 線画像：下位頸椎の前後像

頸椎の正面照射図

- 次の3本のラインが並行し、調和のとれた弓形を形成している
    - 椎体前壁線
    - 椎体後壁線
    - 椎弓縁線
- 椎体後壁線と椎弓縁線が脊柱管の境界を形成している。直径は15-20mm。
- 環椎の水平2等分線（環椎線）と、軸椎の椎弓根下縁から椎弓の終点縁までの線（軸椎線）が中間位（ゼロポジション）で並走する
- 椎間関節がどれも完全に見える
- 環椎歯突起間距離はほぼ3mmで、関節面は平行

実践のヒント マニュアルセラピーによる可動化およびマニピュレーション（操作）術を正しく実践するためには、関節位の変化を知り、禁忌事項を完全に理解していることが望ましい。こうした情報を得るには、X線画像が必須である。

頸椎の不安定が想定される場合は、機能的画像を撮影評価する。■

病理学 急性頸部症候群に特有な位置および症状は、椎間円板変性部（ギュンツ徴候 Güntze-Zeichen）上方前弯の顕著な低減または終結である。

X線画像が変化していても、常に異常が生じるとは限らない。したがって、椎体を起源とする顕著な脊椎変形を認めても、苦痛のないこともある。一方、X線画像ではほぼ変化が見られなくとも、顕著な臨床所見が認められることもある。■

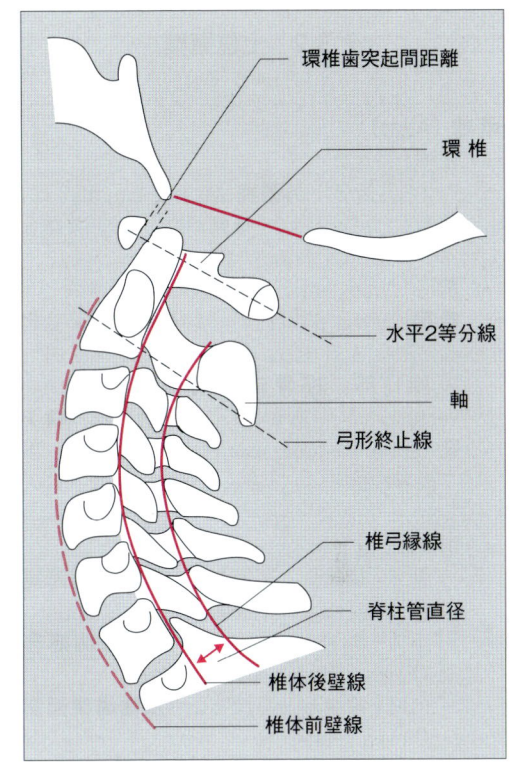

図2.43 X線画像：頸椎の正面照射図

2.3.2　上位頸椎

環　椎（Atlas）
- 椎体を持たない
- 2つの外側部分（**外側塊**、Massae lateralis）は、前側が前弓によって、後側が後弓によって結合し一体化している
- **前弓**（Arcus anterior）は前結節を有する
- **後弓**（Arcus posterior）は後結節（棘突起の痕跡）を有する。後弓上面には外側塊への移行部に**椎骨動脈溝**（Sulcus arteriae vertebralis）がある。ここで椎骨動脈は**横突孔**（Foramen processus transversi）から出て後方に屈曲し、上方に向かい大後頭孔に入る。
- 関節面
    - 上方：後頭顆と関節をなす**環椎上関節窩**（Foveae articulares superiores atlantis）
    - 下方：軸椎と関節をなす**環椎下関節窩**（Foveae articulares inferiores）
    - 内側：歯突起と関節をなす**環椎歯突起窩**（Fovea dentis）

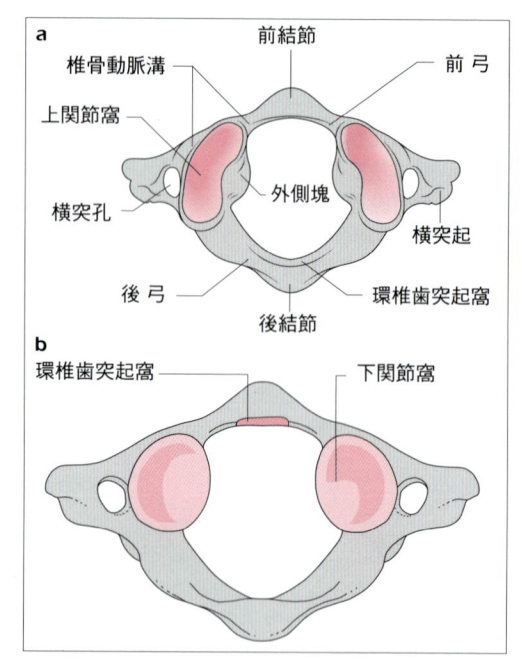

図 2.44　環椎
a　上面
b　下面

軸　椎（Axis）
- 椎体から歯状の突起（**歯突起**、Dens axis）が伸びている。先端（**歯突起尖**、Apex dentis）は丸い。
- 棘突起は強靭で、先端が鋸歯に二分していることもある
- 横突起は短く、斜め下外側を向いており、椎骨動脈の通る**横突孔**（Foramen processus transversi）があいている
- 関節面
    - 歯突起の前面：環椎と**関節する前関節面**（Facies articularis anterior）
    - 歯突起の後面：環椎横靱帯と結合する**後関節面**（Facies articularis posterior）
    - **上関節突起**（Processus articularis superior）は上関節面で環椎外側塊に関節する
    - **下関節突起**（Processus articularis inferior）はC3の上関節面と関節

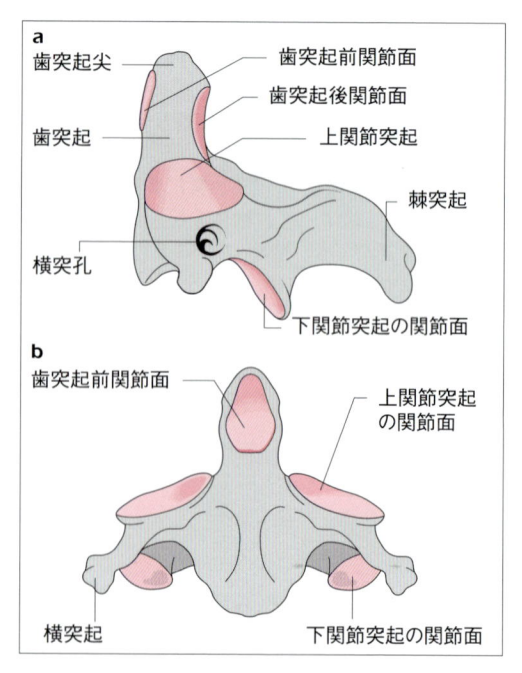

図 2.45　軸椎：
a　矢状面
b　前面

環椎後頭関節
(Articulatio atlantooccipitalis)

- 椎間孔縁の後頭に細長い楕円形で凸状の**後頭顆**（Condyli occipitales）がある。両関節面の軸はほぼ125°の傾斜角で交差する。
- **環椎上関節窩**（Foveae articulares superiores atlantis）は楕円形で窪みがあり、縦軸は斜め前内側に向いている
- 関節包は比較的広く、外側環椎後頭骨靱帯によって側面が補強されている

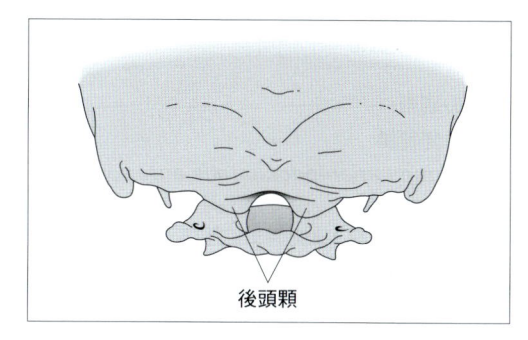

図 2.46　環椎後頭関節

正中環軸関節
(Articulatio atlantoaxialis mediana)

前 側
- 歯突起に**前関節面**（Facies articularis anterior）、楕円形で凸状
- 前弓の環椎**歯突起窩**（Fovea dentis）、やや窪んでいる

後 側
- 歯突起に**後関節面**（Facies articularis posterior）、やや鞍状
- **環椎横靱帯**（Lig. transversum atlantis）は関節結合部に軟骨細胞層を有し、環椎の外側塊の正中矢状面に伸びる。脂肪および結合組織が蓄積された結果、孤立した関節腔ができている。

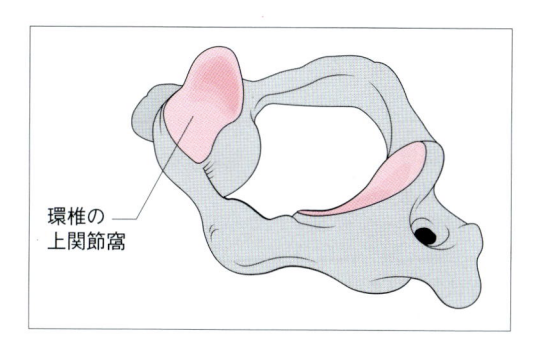

図 2.47　環椎上関節窩

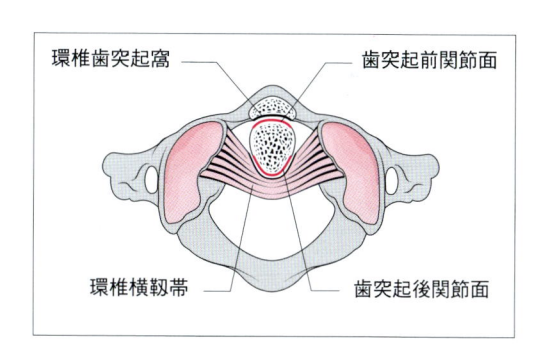

外側環軸関節
(Articulatio atlantoaxialis lateralis)

- 環椎の**下関節窩**（Fovea articularis inferior）が、やや中高から平面の関節面を走行
- 軸椎の**上関節面**（Facies articularis superior）が、後外側に傾き凸状。関節面はややずれている。関節包は広く、滑膜ヒダによって弛緩。滑膜ヒダは、特に前方および後方で関節腔に伸びている。関節包は蓋膜によって内側および後側が補強されている。

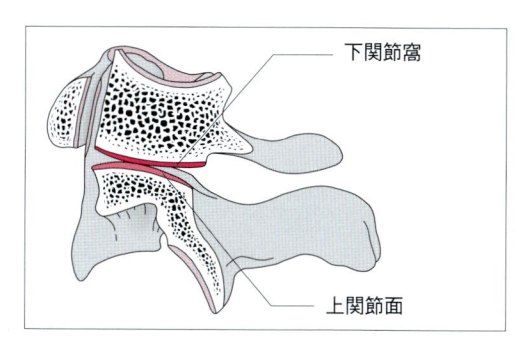

図 2.48　正中環軸関節

病理学　環椎後頭関節と環軸関節には、固有受容器が非常に密に集まっている。これら固有受容器は、上位頸椎と前庭神経核および網様体を結合させ、空間見当識および平衡維持に重要な役割を担う。そのほか、頭部の緊張性反射にも影響を与える。この関節に機能障害が生じると、たとえばめまいなど侵害求心インパルスが発生する。また幼児では協調障害や運動発達遅延の原因にもなる。

図 2.49　外側環軸関節

2 頭蓋と頸椎

上位頸椎の靱帯

前側の靱帯

前環椎後頭膜
(Membrana atlantooccipitalis anterior)
環椎の前弓から後頭骨の下縁にいたり、その長い線維束が環椎の横突起まで伸びている。前環椎後頭膜は、環椎後頭関節包の真上にある深部層と、前縦靱帯と称される表面層からなる。

正中環軸膜
(Membrana atlantoaxialis mediana)
この膜は前側で環椎と環軸を結合させ、外側では関節包を補強する。

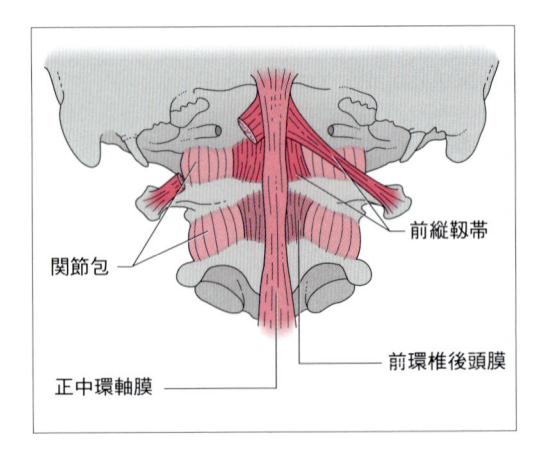

図 2.50 上位頸椎の前側の靱帯

後側の靱帯

項靱帯 (Lig. nuchae)
項靱帯は、外後頭隆起からC7まで走行し、C7の下で棘上靱帯に移行する。棘上靱帯は頸椎の棘突起に固定され、棘間靱帯と結合する。

後環椎後頭膜
(Membrana atlantooccipitalis posterior)
環椎の後弓と大後頭孔の後縁との間に付着。その起始のすぐ上に、椎骨動脈、椎骨静脈、後頭下神経が突出している。前側では硬膜と癒合する。

病理学 この膜の張力が変化すると、動脈とともに神経にも影響する。

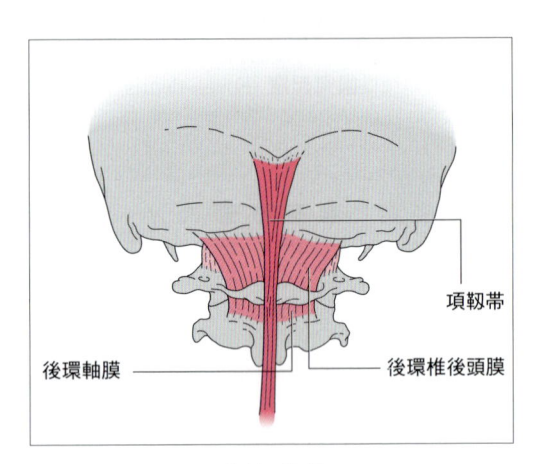

図 2.51 上位頸椎の後側の靱帯

後環軸膜
(Membrana atlantoaxialis posterior)
この膜は環椎の後弓と軸椎の間にある。

▶ 椎弓を除くと表層に次の膜が認められる

蓋 膜 (Membrana tectoria)
蓋膜は斜台から軸椎椎体にいたり、脊柱管の前側を覆う。

後縦靱帯 (Lig. longitudinale posterius)
C0-C3で蓋膜とつながる。

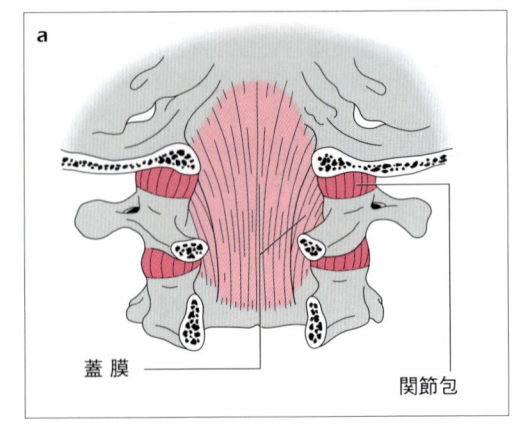

図 2.52 椎弓を除いた後の上位頸椎後側の靱帯
a 表層

▶ 中間層

環椎十字靭帯 (Lig. cruciforme atlantis)
次の2つの部分からなる。
- 横走部は*環椎横靭帯*(Lig. transversum atlantis)。外側塊に起始し、十字靭帯の大部分を占める。中央部が広く、主に線維軟骨でできている。この部分に歯突起の関節面が形成される。
- 貧弱な縦走部は*環椎十字靭帯の縦束*(Fasciculi longitudinales)。軸椎椎体から大後頭孔縁に伸びる。

▶ 深層

歯尖靭帯 (Lig. apicis dentis)
歯突起の先端から大後頭孔の前縁中央を走行する。

翼状靭帯 (Ligg. alaria)
- 歯突起の後外側面から後頭顆の前正中縁に伸びる1対の靭帯
- 左右の靭帯が傾斜角ほぼ150-170°で交差する
- 下側の線維が環椎の外側塊で終わっている

靭帯の機能
靭帯には停止機能および支持機能がある。
- 屈曲を抑制するのは後側にあり縦方向に走行する靭帯：(例) 項靭帯、後縦靭帯、蓋膜、環椎後頭膜、環軸膜、環椎十字靭帯の縦束は、屈曲を停止させる
- 伸展を抑制するのは前側にある構造：正中環軸膜、前環椎後頭膜、前縦靭帯
- 回旋を抑制するのは後環椎後頭膜および蓋膜の対側構造のほか翼状靭帯

　環椎横靭帯(Lig. transversum atlantis)は、骨と靭帯で形成された輪に歯突起を安定させる機能を有するが、頭を振る時などに必要となった際には変形する。そのほか、歯突起から脊髄を保護する。

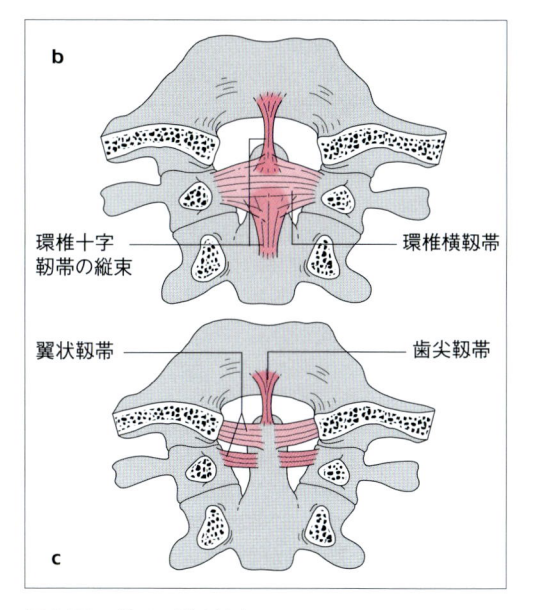

図2.52　前ページの続き
b　中間層
c　深層

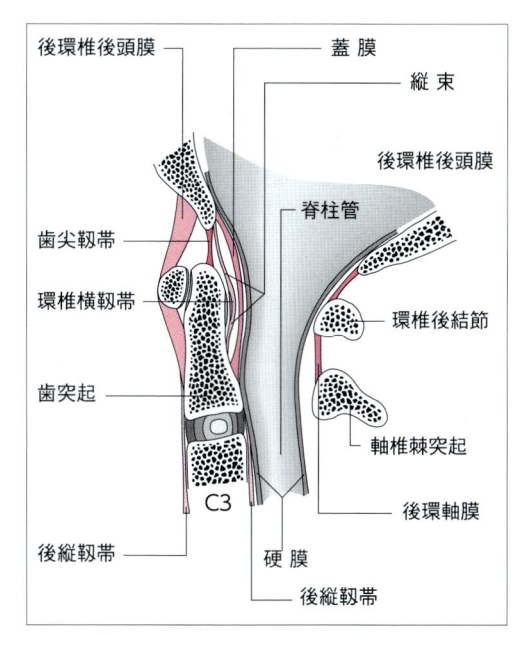

図2.53　頸椎の靭帯：矢状面

翼状靱帯 (Ligg. alaria)

- 中間位（ゼロポジション）では、緊張した線維と弛緩した線維が混合している
- C0-C2 の間の屈曲および軸方向回旋を制限する。左回旋時には、右側の前正中にある後頭顆の停止および環椎外側塊の停止が歯突起の停止から離れるため、右靱帯が緊張する。
- 左方向への最大回旋時には、左側の靱帯が歯突起を軸に回転し、一般的な回旋時と同じく靱帯が緊張する

病理学 靱帯の線維構成は、機能上の負荷に応じて異なる。環椎横靱帯および翼状靱帯は、大部分が緊張した線維で、伸張性がほとんどない。たとえば鞭打症では、こうした靱帯には一瞬に極度の応力が回旋方向にかかると同時に、屈曲または伸展されて過度に伸張したり断裂する可能性がある。その際、抗張力が 220N の翼状靱帯は、抗張力が 350N の環椎横靱帯よりも耐性が低い。

蓋膜や環椎後頭膜など弾性の高い線維が多い靱帯部位は、うまく伸張できる上、優れた抗力も有する。

実践のヒント 靱帯は、環椎後頭関節と環軸関節、特に C1 と C2 の間の関節部位を安定させる機能を有するため、モビライゼーションを実施する前には予め靱帯の安定性を検査しておく。

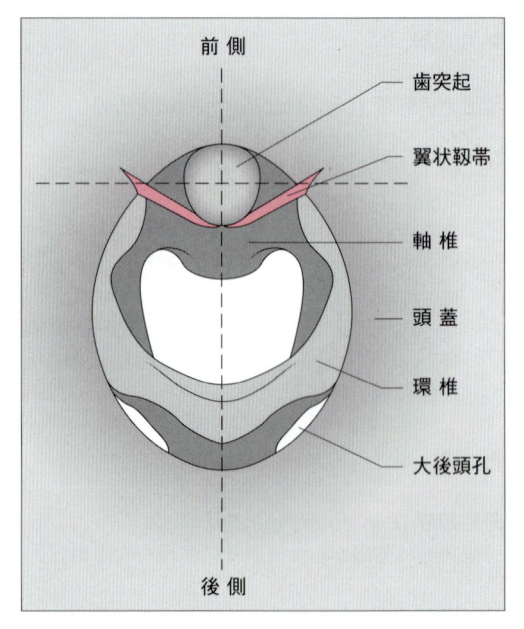

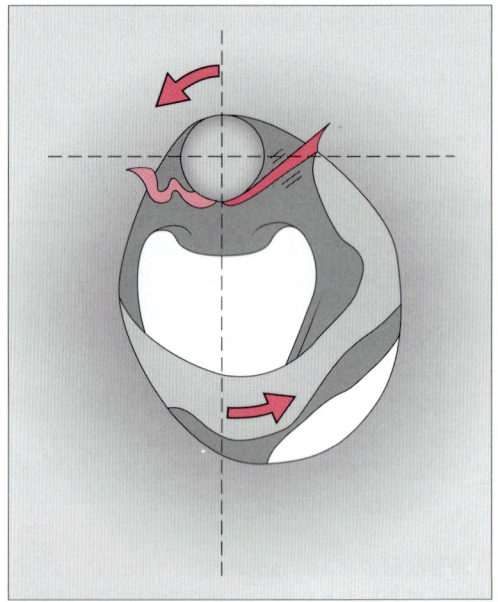

図 2.54　翼状靱帯の走行
a　中間位（ゼロポジション）
b　左回旋時
（大後頭孔から見た上面）

上位頸椎の運動

環椎後頭関節と環軸関節の上部と下部は、1つの機能単位を形成している。

屈曲（傾斜）C0/C1
- 後頭顆は、環椎上関節窩上を後方に滑動する
- 後頭と環椎の後弓との距離が次第に大きくなる

C1/C2
- 環椎下関節窩は上後方に滑動する
- 環椎歯突起窩は下方に滑動し、上側領域で歯突起（軽い傾斜部）から離れる
- 環椎後弓とC2棘突起との距離は次第に大きくなる

この運動は、関節包の後部、蓋膜、縦束、項靱帯が緊張し、後頭下筋群が短縮すると抑制される。

伸展（リクリネーション）C0/C1
- 後頭顆が前方に滑動する
- 後頭が環椎の後弓に近づく

C1/C2
- 環椎下関節窩が上前方に滑動する
- 環椎歯突起窩が歯突起に向かってやや傾きながら上方に滑動する。歯突起窩と歯突起が上側で近づき、下側で離れる。

この運動は、前環椎後頭膜や前縦靱帯など前側の関節包構造および靱帯構造によって抑制される。

可動域
屈曲および伸展の可動域は、合わせて30°で、伸展域よりも屈曲域の方が大きい。

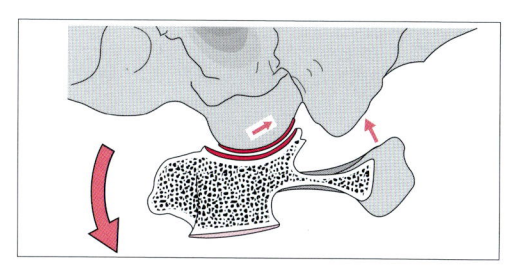

図2.55　環椎後頭関節の屈曲

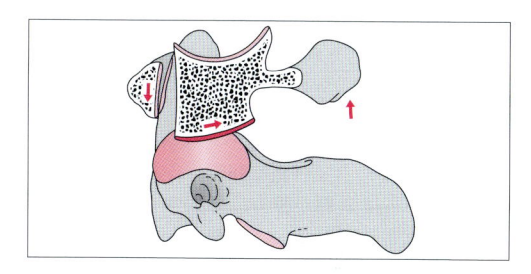

図2.56　環軸関節の屈曲

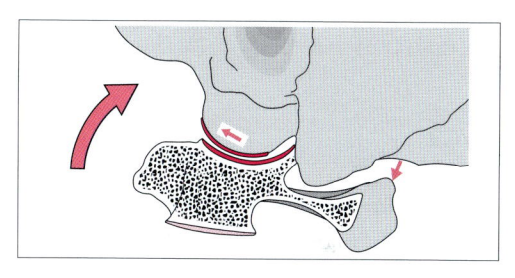

図2.57　環椎後頭関節の伸展

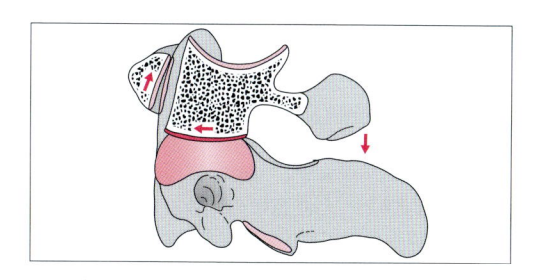

図2.58　環軸関節の伸展

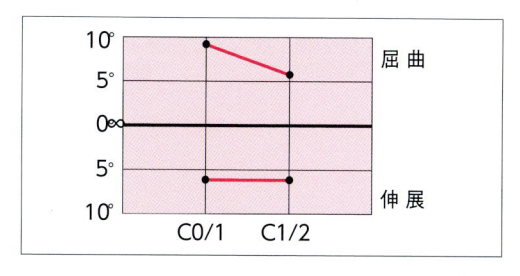

図2.59　可動域グラフ：上位頸椎の屈曲および伸展

側屈 C0/C1

後頭顆は外側または内側にはほとんど動かない。

可動域はどちらの方向もわずか3-5°である。

C1/C2

歯突起が骨と靱帯で形成された輪の中に入り、測定できないほどわずかに外側に屈曲する。側屈は、回旋運動に伴って生じる運動である。

回旋 C0/C1

右回旋時の経過：
− 後頭が環椎上で右側に回転し、左後頭顆が前方に、右後頭顆が後方に移動する
− 左翼状靱帯が緊張し、左後頭顆が歯突起方向に牽引され、その結果、頭部はわずかに左側に傾斜する

可動域はわずか5°で、ほとんど認知されない。

C1/C2

右回旋時の経過：
− 骨靱帯輪が固定した歯突起を軸に回転する
− 環椎の右外側塊が後方に移動し、左外側塊が前方に移動する
− 回旋が20°を超えると、関節面がやや中高であるため環椎が軸椎まで落下する

可動域は、それぞれの方向に約40°と非常に大きい。これは、全回旋域のほぼ半分に相当する。

> **実践のヒント** 上位頸椎の可動性を評価する際には、上位頸椎より下の部位の運動を停止させる必要がある。そのためには、触診のほかにも、下位頸椎を最大まで屈曲させて、その姿勢で上位頸椎の回旋能を測ることもできる。傾斜角および戻り角を測るには、下位頸椎を最大まで回旋する。■

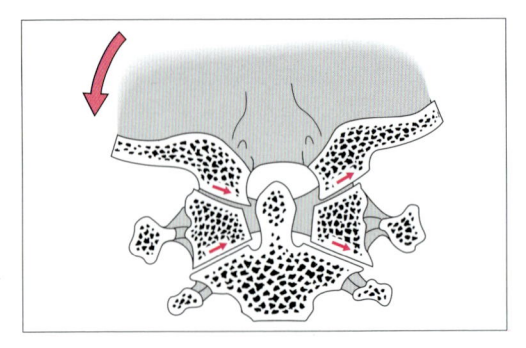

図 2.60　環椎後頭関節および環軸関節の側屈

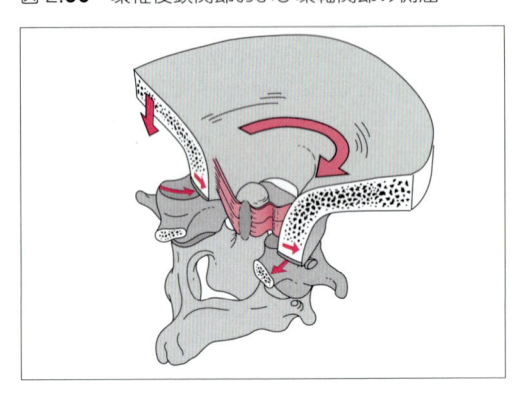

図 2.61　環椎後頭関節の側屈を伴う回旋

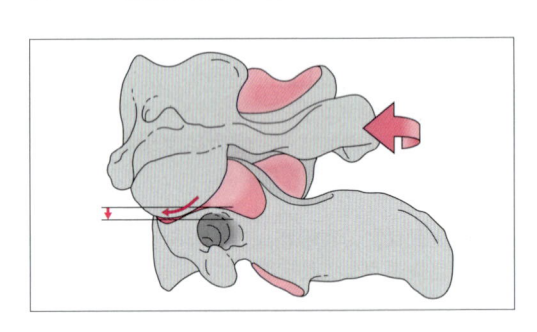

図 2.62　環軸関節の回旋

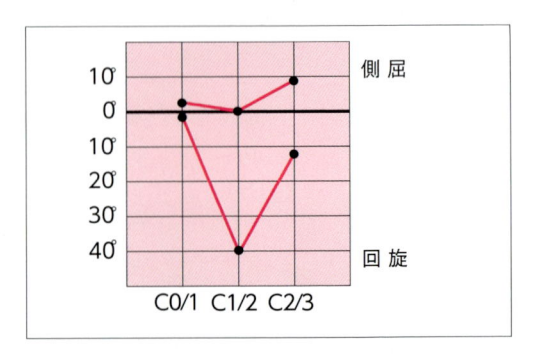

図 2.63　可動域グラフ：上位頸椎の側屈および回旋

2.3.3 下位頸椎

椎　体（Corpus vertebrae）
辺縁に、上方に向いた顕著な突出部（**鈎状突起**、*Processus uncinati*）を有する。

鈎状突起（Processus uncinati）
- 傾斜した小さな隣接椎骨辺縁と関節する。関節面は軟骨で覆われ、ここに蓄積された結合組織によって一種の関節包を形成する。
- 関節のすぐ外側には椎骨動脈が走行し、後外側には脊髄神経が通る。椎間円板が動脈および脊髄神経方向に脱出しないのは、この形態によるものである。

病理学　変性によって椎間円板が低くなると、鈎状突起に圧がかかり、その結果、辺縁に骨棘が形成される。骨棘は横突孔を狭窄し、これに伴い動脈や、脊髄神経の通る椎間孔が狭くなる。それでも神経および動脈には十分な間隙がある上、柔軟性があるため、大きな苦痛を伴わないことがわりあい多い。骨棘が非常に大きい場合や、動脈硬化性病変など特定の血管形態学的条件がある場合には病症が発現する。

横突起（Processus transversus）
- 1つの孔（**横突孔**、*Foramen processus transversi*）を有し、そこを椎骨動脈および椎骨静脈が通る。前側の留め金（**前結節**、*Tuberculum anterius*）および後側の実質的な横突起（**後結節**、*Tuberculum posterius*）からなる。
- 第3頸椎より下の上面には、深い溝（**脊髄神経溝**、*Sulcus nervi spinalis*）が付随し、脊髄神経が通る。
- 第6頸椎の前結節で**頸動脈結節**（*Tuberculum caroticum*）が前方に弯曲する。

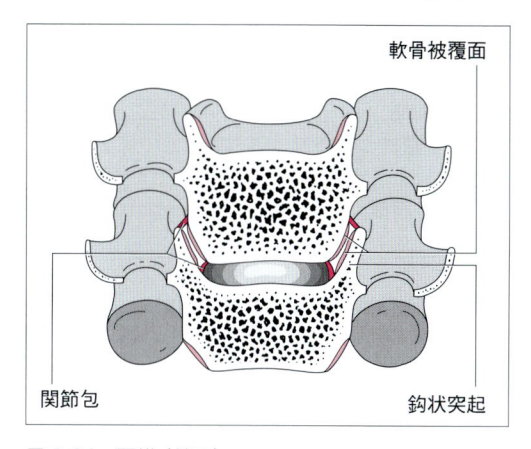

図 2.64　頸椎（前面）

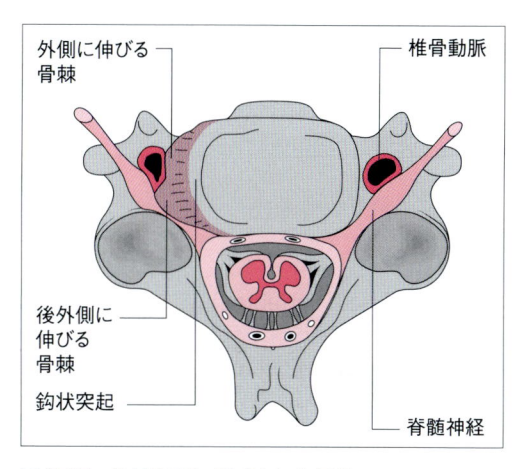

図 2.65　鈎状突起に形成された骨棘

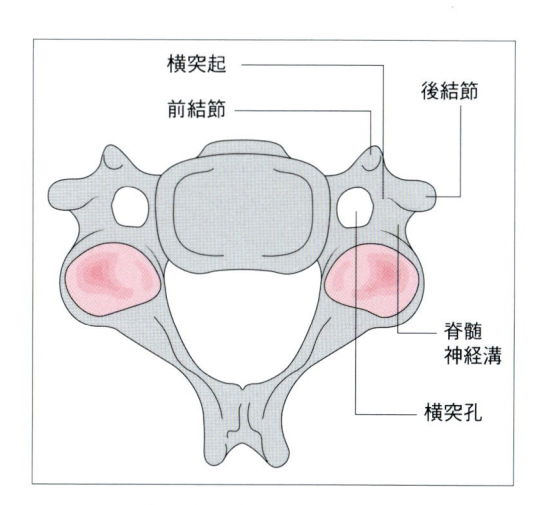

図 2.66　頸椎（横断面）

棘突起 (Processus spinosus)
- 下側にやや傾斜し、比較的短く、先端が分岐している
- 第7頸椎の棘突起は例外で、他の棘突起に比べるとはるかに厚く長い。またほぼ水平に走行する (*隆椎、Vertebrae prominents*)。

椎間孔 (Foramen intervertebralia)
- 上側より下側が細い
- 鈎状突起によって中央部が狭窄し砂時計の形をしている

関節突起 (Processus articulares)
- 関節突起は上下とも非常に平坦で幅広
- 関節面：後下方向に傾斜し、上側は水平面からほぼ45°で傾斜し、下側に行くほど傾斜角が小さくなる (C7ではほぼ10°)。C7では下関節面が胸椎の下関節面と類似。

▶ 脊椎の基礎を参照

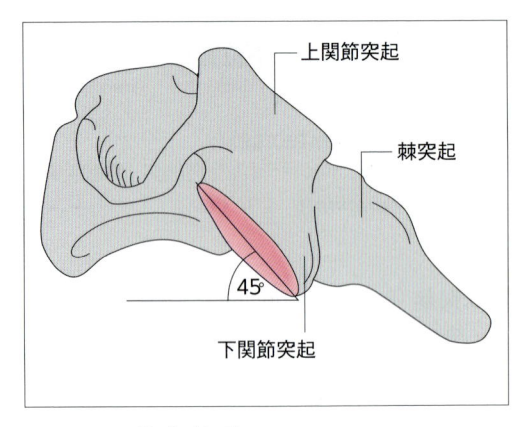

図 2.67　頸椎 (矢状面)

椎間円板 (Discus vertebrae)
椎間円板には水平の溝が付いていることが多い。この溝は加齢に伴い消失し軟骨細胞が蓄積されて、最終的にはこの部分は本物の関節となる。

下位頸椎の椎間結合靱帯群
1 = 後縦靱帯 (Lig. longitudinale posterius)
2 = 前縦靱帯 (Lig. longitudinale anterius)
3 = 黄色靱帯 (Lig. flavum)
4 = 横突間靱帯 (Lig. intertransversarium)
5 = 棘間靱帯 (Lig. interspinale)
6 = 棘上靱帯 (Lig. supraspinale)

▶ 脊椎の基礎を参照

椎骨動脈（A. vertebralis）

- 鎖骨下動脈に由来
- 第2-6頸椎の横突孔の鈎状突起側を通り、脊髄神経の前側を走行
- 横突孔を抜けると後方に屈曲して、環椎の後弓を通過し、いわゆる環椎ループを形成
- 最終的に大後頭孔を通過して頭蓋窩後側にいたり、延髄前を上行する
- 左右の椎骨動脈は、橋と延髄の境界の高さで合流して脳底動脈となる
- 小脳、中脳の一部、脳幹の一部、さらに聴覚器、平衡器官、大脳の後部、頸部脊髄神経および神経節を栄養する
- 頭蓋内の椎骨動脈には弾性線維がほとんど含まれておらず、伸張に対する耐性は非常に低い

病理学 左右の椎骨動脈は合流し、脳底動脈となって脳内の重要な領域を栄養するため、1本の椎骨動脈が狭小する間は、もう1本の動脈は側副枝および吻合を形成して十分な時間を設け、血行を維持する。ただし1本の動脈が突然欠損した場合は、このプロセスは発生しない。

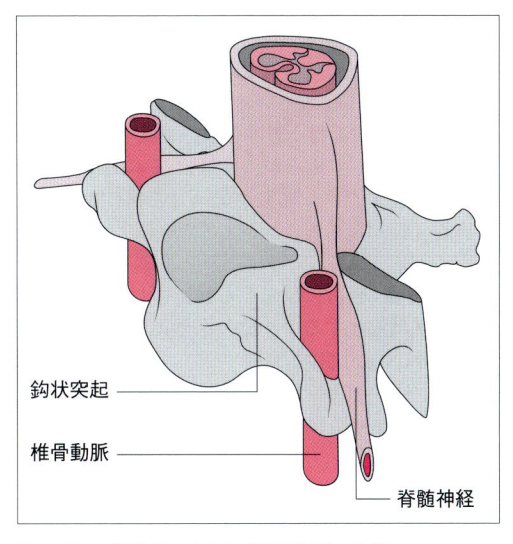

図 2.68 椎間部における椎骨動脈の走行

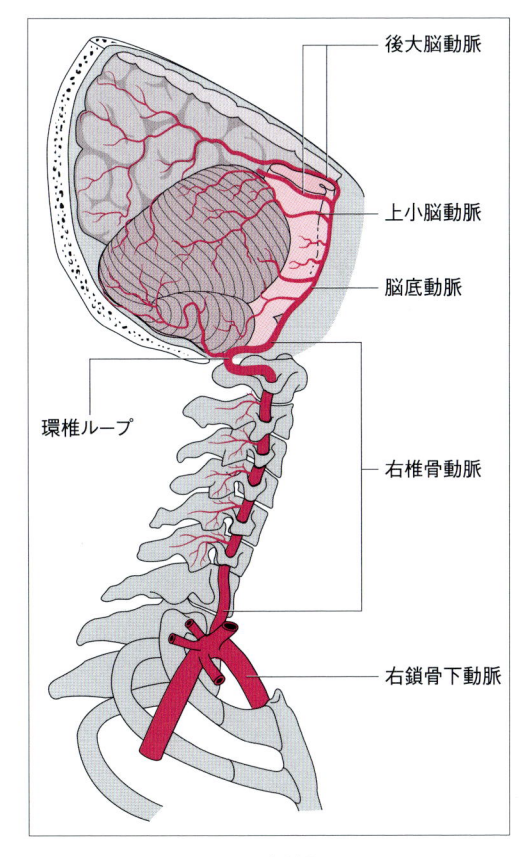

図 2.69 椎骨動脈の走行全体像

椎骨動脈に対する運動の影響

動脈管腔に対する運動の影響に関しては、非常にさまざまに記載されている。基本的には、極度の運動は両方向または一方向の血行を減少させるという意見で一致しているが、血管は基本的に非常に柔軟性が高いため、異常が発現する前に血管に必ず病的変性が発生しているはずである。

伸展／屈曲： 血行にはほとんど影響はない。原則的に動脈は伸張するが、骨の形態上伸張が制限されると著しく狭小化する。

右側屈： 右動脈におよぶ影響はごくわずかである

回旋： 左方向への回旋では右動脈が狭小化する

複合運動： 外側に屈曲したり回旋しながら伸展または屈曲すると、回旋方向と反対側の動脈が著しく狭小化する

> **実践のヒント** 回旋時などに環椎が転位した場合、牽引療法で椎骨動脈を過伸張すると有効である。
>
> デクライン（De-Kleyn）テストなどよく知られた動脈の通過性を調べる誘発テストで極度に伸展／側屈および回旋させると、回旋方向と反対側の動脈が狭小化する。動脈自体が狭窄するのか、動脈外膜の機械的受容器が何度にもわたる運動刺激を受けて狭窄するのかという点はまだ知られていない。特定の病態によってもう一方の動脈がすでに狭窄している場合（片方は姿勢によって狭窄）、脳への栄養が低下するために、難聴および視覚障害、悪心、頭痛などが生じる。■

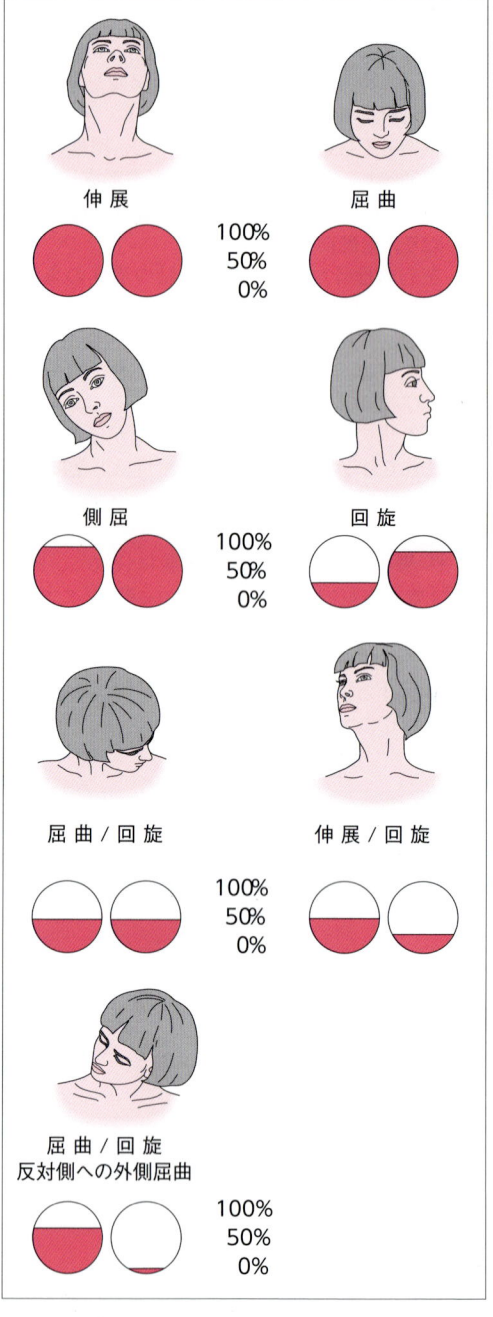

図 2.70　椎骨動脈に対する運動の影響

下位頸椎の運動

屈曲

小関節面は、互いに離れようと分散する。その際、関節腔の下側に開いた三角形の間隙ができる。

最大*可動域*：閉口時、顎と胸骨間の距離は指2本幅を超えることはない

伸展

小関節面は重なり合い、収束運動をする。小関節面の上側は個々に分離し、下側は圧縮される。この運動は、前側の靭帯構造および関節包構造によって抑制されるほか、下側の関節面領域が骨と接触し、棘突起が互いに衝突するという点で骨も運動制御に関与する。

最大*可動域*：前額から鼻に伸ばしたラインが、水平から30°の角度となるまで

可動域グラフを見ると、正確な運動能がわかる。

頸部と胸部の境界に位置する脊椎はC7で、頸椎の運動は機能的にはTh5領域まで続く。

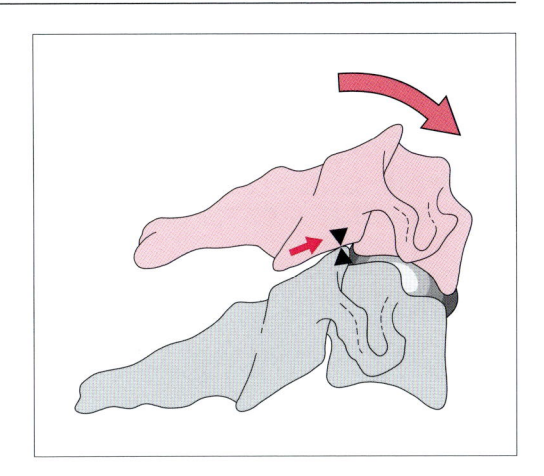

図2.71　下位頸椎の屈曲

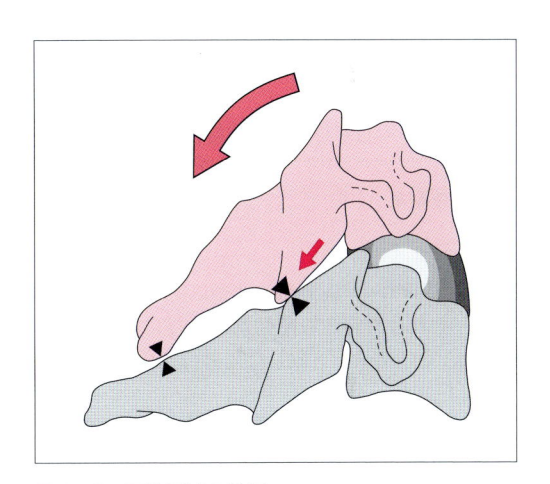

図2.72　下位頸椎の伸展

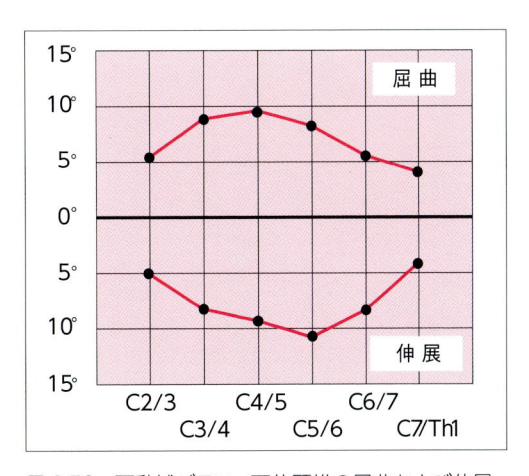

図2.73　可動域グラフ：下位頸椎の屈曲および伸展

側屈

下位頸椎では、関節面および鈎状突起が傾斜しているため純粋な側屈は不可能であり、屈曲には常に同じ方向への回旋を伴う。このように随伴する回旋の程度は一定ではなく、たとえばC2/C3ではほぼ5°であるのに対し、C7/Th1ではこれよりも少ない。

最大*可動域*：50°

回旋

回旋も関節の位置に起因して側屈が随伴する。下位頸椎が回旋する際には、回旋側に上位椎骨が側屈する。上関節面では傾斜角が大きく、垂直線に対する回旋軸の角度が40-50°となるため、下関節面と比べると側屈が起こりやすい。たとえばC7とTh1の間では、回旋軸はわずか10°前後である。

伸展時よりも屈曲時の方が回旋しやすい。

最大*可動域*：40°

■ **実践のヒント**　運動部の1つ以上が可動しない場合、それに隣接する運動部が過度に可動しやすくなり、その結果、可動した運動部が著しく屈折したり転位する。

下位頸椎からTh4までに機能障害があると、その部位に症状が現れるほか、肩および上腕に放散痛が発現することもある。

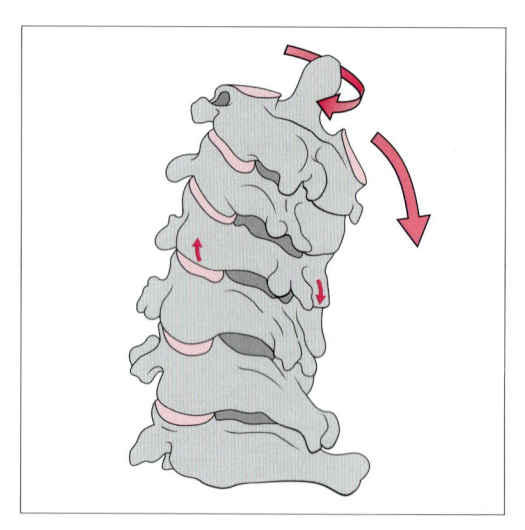

図 2.**74**　下位頸椎における側屈と同方向の回旋との複合運動

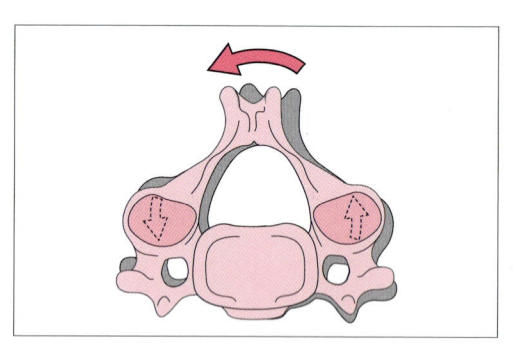

図 2.**75**　下位頸椎の回旋

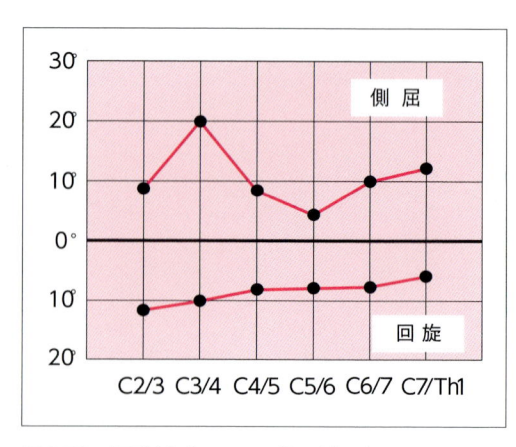

図 2.**76**　可動域グラフ：下位頸椎における側屈／回旋

2.3.4 椎前筋群

▶ 深層

頸長筋（M. longus colli）
頭長筋（M. longus capitis）
前頭直筋（M. rectus capitis anterior）
頸前横突間筋
（Mm. intertransversarii anteriores cervicis）

後頭直筋がC1/C2の関節包と癒合している。

> **病理学** 後頭直筋は頸静脈孔を通過する。緊張が強いと、頸静脈孔を貫通する次の構造に障害が発現することがある。舌咽神経（IX）、迷走神経（X）、副神経（XI）、脳神経および頸静脈上球。結果的に、静脈の通路が損なわれるほか、髄液吸収能が低下する。

深層の機能
- 一側性収縮時：同側への側屈
- 両側性収縮時：屈曲
- 前側を安定させるのに極めて重要な役割を担う

▶ 胸鎖乳突筋の機能の項を参照

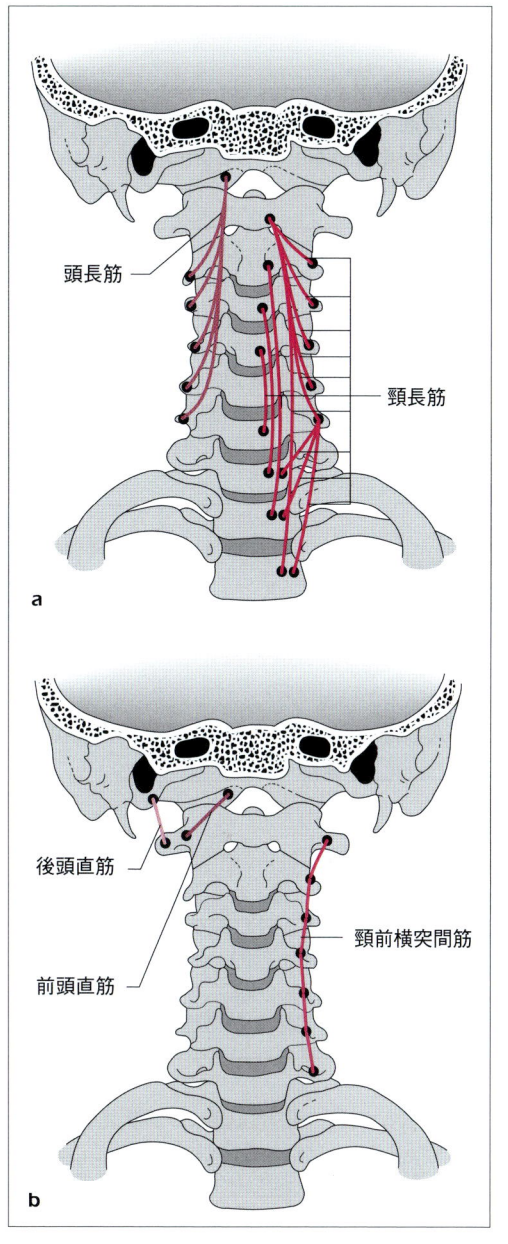

図 2.77 椎前筋群の深層
a 頸長筋、頭長筋
b 頸前横突間筋、後頭直筋、前頭直筋

▶ 中間層

前斜角筋 (M. scalenus anterior)
中斜角筋 (M. scalenus medius)
後斜角筋 (M. scalenus posterior)

機 能
- 中斜角筋は、頸椎側が固定されていれば左右の第1肋骨を挙上する。そのほか、通常の吸息時にも作用する。
- 肋骨側が固定されているときは、左右両側が収縮すると、前斜角筋および中斜角筋が全頸椎を屈曲させ、後斜筋角が下位頸椎を伸展させる
- 一側性収縮時には、同側に側屈し、反対側に回旋する

斜角筋隙

後斜角筋隙：前斜角筋と中斜角筋の間にある間隙で、下側の境界は第1肋骨。腕神経叢および鎖骨下動脈が通る。

前斜角筋隙：胸鎖乳突筋と前斜角筋が形成する間隙で、鎖骨下静脈が通る

│ 病 理 学 │ 中斜角筋組織や頸肋骨組織の緊張亢進などが原因で筋不均衡が生じると、後斜角筋隙が狭小化する可能性がある。
　上腕を下げたときや、重いものを持ったときは特にこの間隙がさらに狭くなる。すると疼痛が増悪して、上腕全体に異常感覚が発現する。このほか鎖骨下動脈が狭窄して血行が減少し、手に虚血性徴候が現れる。
　喘息患者では、中斜角筋および胸鎖乳突筋が非常に緊張すると、前斜角筋隙が圧縮されることがある。その結果、静脈が圧迫されてうまく還流できなくなり、手指が青く腫脹するという異常が見られるようになる。

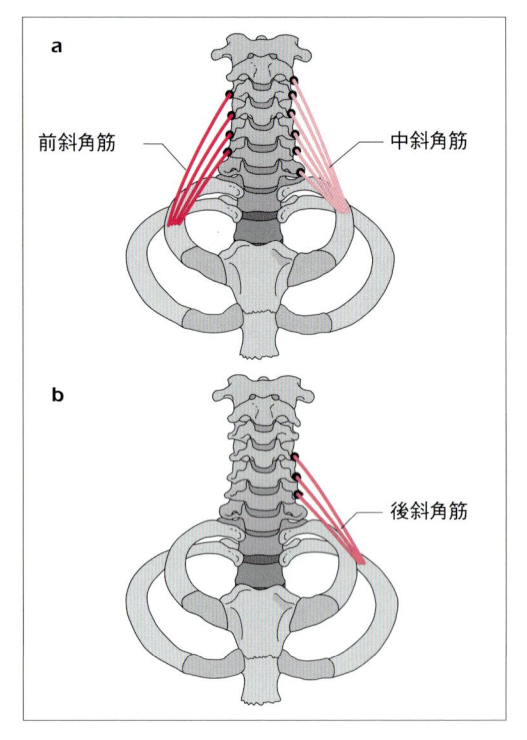

図 2.78　斜角筋
a　前斜角筋、中斜角筋
b　後斜角筋

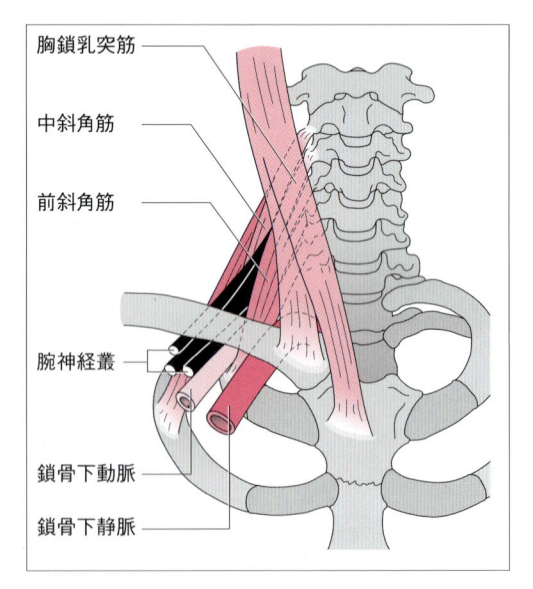

図 2.79　斜角筋隙

▶ 表層

胸鎖乳突筋（M. sternocleidomastoideus）

部分的に、皮膚を癒合し緊張させる広頸筋（表筋）に覆われている。

機 能
- 片側が収縮すると、頸椎が収縮した方に側屈し、反対側に回旋する
- 頸椎側が固定されているときには、両側の収縮が起こり胸郭を持ち上げて、吸息を助ける

矢状面の機能は、頸椎の位置および前側の安定性に応じて変わる。頸椎が深層の椎前筋群によって前方に固定されていれば、胸鎖乳突筋は上位頸椎に傾く。固定されていなければ、胸鎖乳突筋とともに斜角筋も上位頸椎に傾く。

病理学 後頭乳突縫合の上を走行するため、緊張が亢進するとこの縫合の動態にも影響することがある。

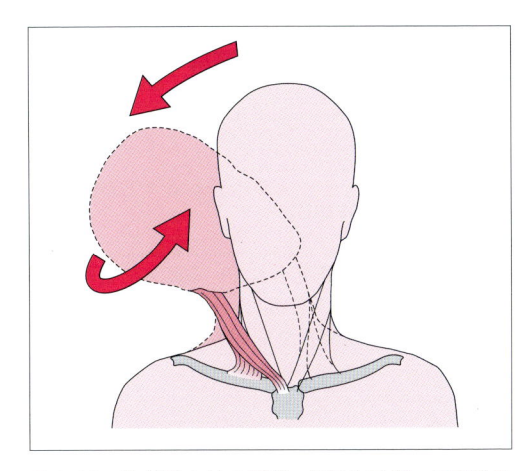

図 2.80 胸鎖乳突筋の機能：収縮と同側への頸椎の側屈、反対側への回旋

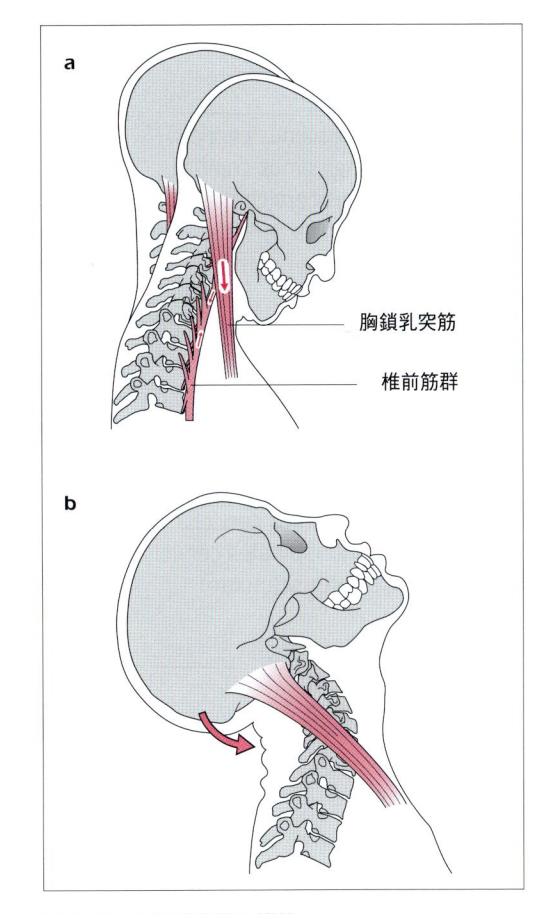

図 2.81 胸鎖乳突筋の機能
a 前側に固定されているとき
b 前側に固定されていないとき

2.3.5 頸筋群

▶ 表層（浅頸筋）

僧帽筋（M. trapezius）

機　能：肩甲帯側が固定されていると、左右両側が収縮したときに頸椎を伸展し、片側が収縮したときには収縮した方に頸椎を側屈させ、反対側に回旋させる

> **実践のヒント**　筋停止に刺激域があるときは、胸椎局部の機能不全が原因であると考えられる。たとえば、Th6のトリガーポイントは、鎖骨および肩峰の僧帽筋停止域にある。

▶ 中間層

頸最長筋（M. longissimus cervicis）
頭最長筋（M. longissimus capitis）
頸棘筋（M. spinalis cervicis）
頸板状筋（M. splenius cervicis）
頭板状筋（M. spenius capitis）

　頭板状筋は、乳様突起とともに後頭骨で停止し、後頭乳突縫合を横断する。したがって、緊張が変化すると側頭骨および後頭骨の可動性に影響をおよぼす。

頸腸肋筋（M. iliocostalis cervicis）
頸棘間筋（Mm. interspinales cervicis）
肩甲挙筋（M. levator scapulae）

肩甲挙筋の機能：肩甲骨側が固定されているときは、片側が収縮すると収縮側に側屈および回旋し、両側が収縮すると伸展する

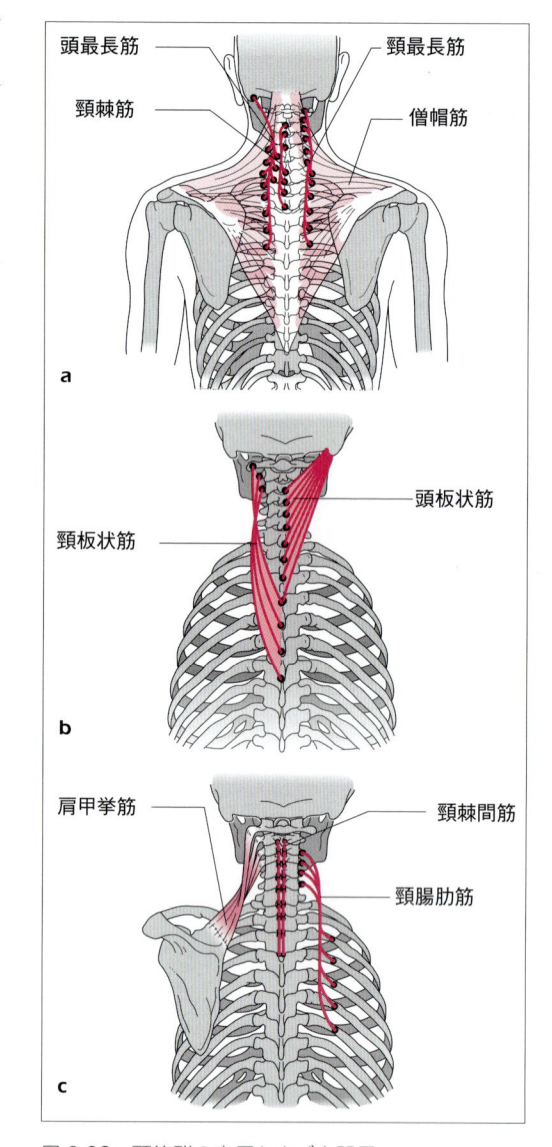

図2.82　頸筋群の表層および中間層
a 僧帽筋
　 頸最長筋
　 頭最長筋
　 頸棘筋
b 頸板状筋
　 頭板状筋
c 頸腸肋筋
　 頸棘間筋
　 肩甲挙筋

2.3 頸椎の機能解剖学　63

▶ 深層

頸半棘筋（M. semispinalis cervicis）
頭半棘筋（M. semispinalis capitis）
頸後横突間筋
（Mm. intertransversarii posteriores cervicis）
多裂筋（Mm. multifidi）
頸短回旋筋 と頸長回旋筋
（Mm. rotatores cervicis breves et longi）

頸筋群の機能
- 両側収縮時には、全筋が協調して頸椎を伸展させる
- 片側収縮時には、収縮側に*側屈*する
- 中間層の筋、特に板状筋は、頸椎を*同側に回旋*させる
- 深層の筋は、*反対側に回旋*させる

　頸筋群は、トルコ鞍部の前に重心があり、頭が平衡状態を保てるように安定させる。この筋群が安定を維持できないと頭は前傾する。これは列車旅行中などに見られる光景である。

実践のヒント　夜間就寝中にも、頭を安定させる深層頸筋群の緊張は失われる。すると好ましくない頭位となり、関節包靱帯が過伸張して、その結果、頭痛が起こったり過伸張した分節に機能障害が現れることがある。そのため就寝時には腹臥位などによって頭部が極端な位置に来ないようにする。

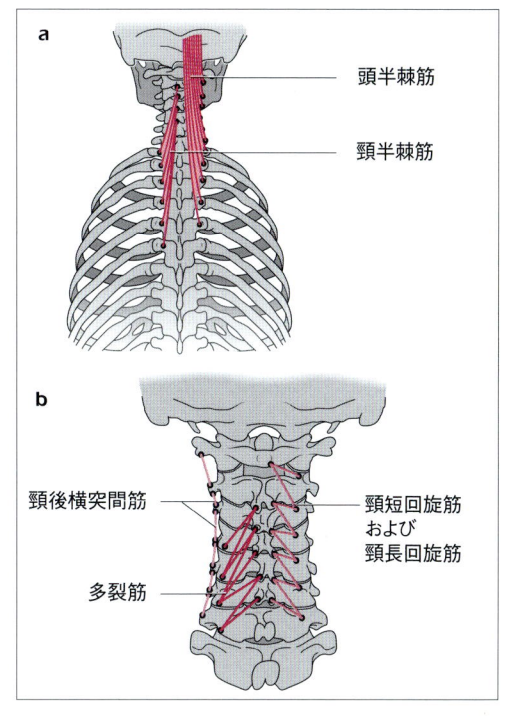

図 2.**83** 頸筋群の深層
a 頭半棘筋
　　頸半棘筋
b 頸後横突間筋
　　頸短回旋筋および頸長回旋筋

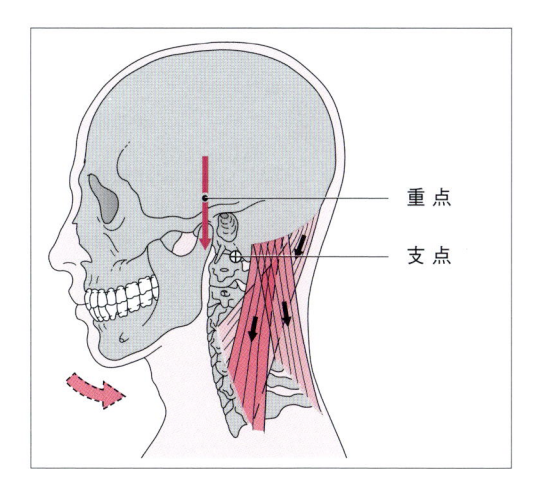

図 2.**84**　頸筋群の頭部安定機能

後頭下筋群（短筋）

- 大後頭直筋（M. rectus capitis posterior major）
- 小後頭直筋（M. rectus capitis posterior minor）
- 上頭斜筋（M. obliquus capitis superior）
- 下頭斜筋（M. obliquus capitis inferior）

機能
両側収縮時：環椎後頭関節および環軸関節で伸展
片側収縮時：
　同側に*側屈*
　　− 下頭斜筋および大後頭直筋が*同側に回旋*
　　− 小後頭直筋および上頭斜筋が*反対側に回旋*

後頭下筋群の長筋とともに、脊柱を緊張させる重要な構造要素である。

> **実践のヒント**　後頭下筋群の短筋が非常に緊張していると、C0とC2間の後方滑動が影響を受けて傾斜しにくくなる。生理学的な運動の経過を評価するためには、一般的な関節検査のほかに後頭下筋群の伸張検査を実施するのも有意義である。

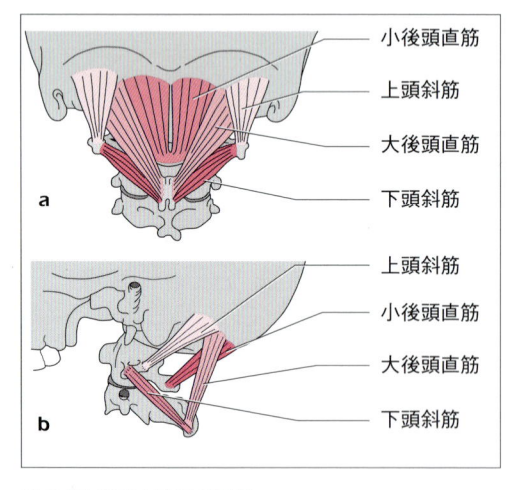

図 2.85 後頭下筋群の短筋
a 後面
b 側面

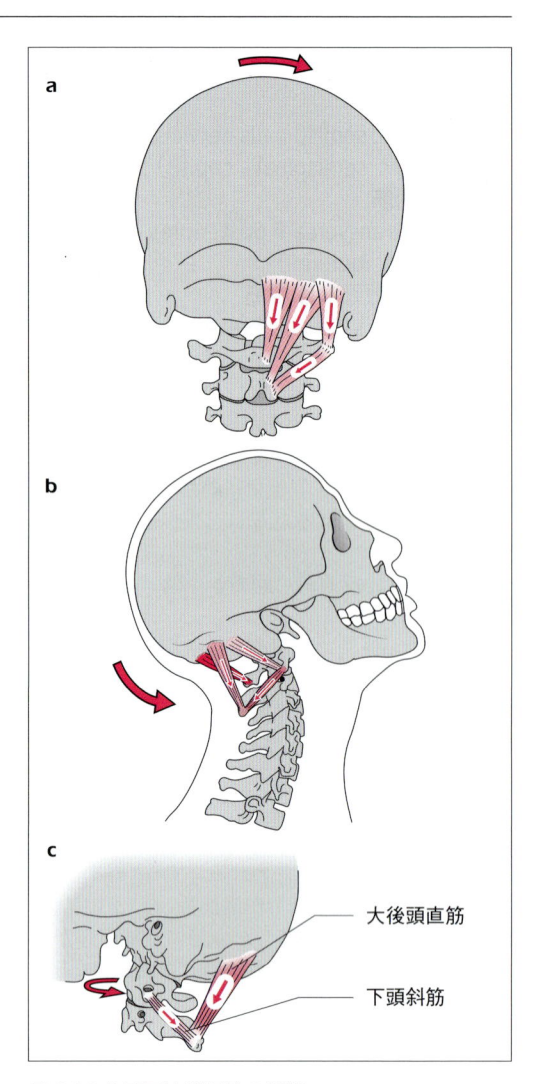

図 2.86 後頭下筋群短筋の機能
a 側屈
b 伸展
c 回旋

2.3.6 腕神経叢 (Plexus brachialis)

　C5-Th1 の脊髄神経の*前枝*（R. ventrales）が合流して*神経幹*（Trunci）を形成し、これが各部に伸びて分岐する。こうして形成されるのが*神経束*（Fasciculi）である。神経束は腋窩動脈周囲のどの部分にあるかによって、次のように分類される。
- 後側を走行する後神経束
- 上側および前側を走行する外側神経束
- 腋窩動脈の下側に位置する内側神経束

これらの神経束が集まって、次の上腕神経となる。
- 後神経束からなる腋窩神経（N. axillaris）および橈骨神経（N. radialis）
- 外側神経束からなる筋皮神経（N. musculocutaneus）および正中神経（N. medianus）
- 内側神経束からなる正中神経（N. medianus）および尺骨神経（N. ulnaris）。正中神経は外側神経束と内側神経束の2つの神経束からできており、いわゆる「M字形」を形成する。

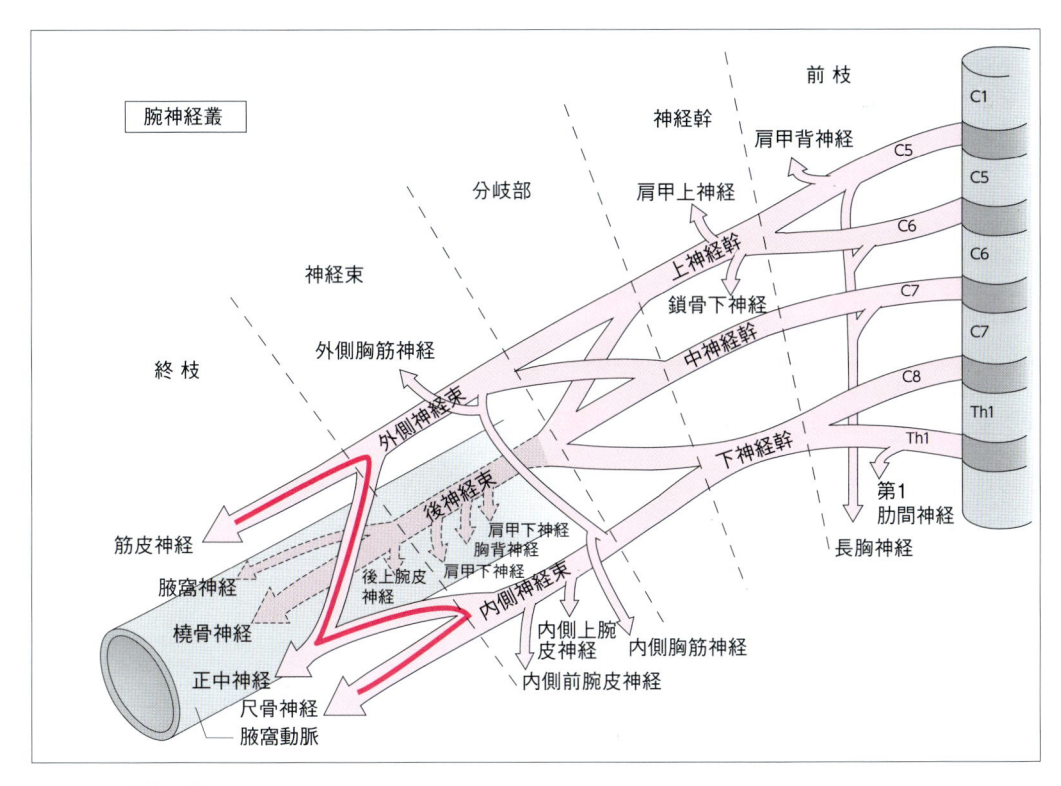

図 2.**87**　腕神経叢

2　頭蓋と頸椎

病理学　**腕神経叢圧迫症候群**　椎間孔を通過後、神経叢の数ヵ所が圧迫されることがある。これは斜角筋部などに見られるように、筋群が神経叢を圧迫し狭小化した部位である。このほかにも次の部位が圧縮される可能性がある。

鎖骨部（肋鎖間隙）

この間隙は鎖骨と第1肋骨によって形成される。神経叢はこの部分を鎖骨下動脈および鎖骨下静脈とともに腋窩に向かってに走行する。肋鎖間の空間は、肩甲帯が下がったり後退すると狭くなる。

狭小化の原因には、顕著な平背で牽引肩を伴う、常時肩に重いものを担ぐ、鎖骨骨折歴があり段差が形成されていることなどが挙げられる。

実践のヒント　放散痛の原因が肋鎖間隙狭小化であるかどうかを確認するためには、肩甲帯に下方向の圧力をかけ続けてこの間隙を狭くしてみる。疼痛が消失するか増強するかによって、この部位に疼痛原因があるかどうかがわかる。　■

小胸筋部（過外転症候群）

腕神経叢は、鎖骨下動脈および鎖骨下静脈とともに小胸筋および烏口突起の下を通り腋窩にいたる。腕を最大外転すると、神経叢は小胸筋の腱部周辺に巻き込まれて伸張する。小胸筋が著しく緊張していると、腕を挙上したときに神経叢が大幅に伸張する。就寝中など腕を長く挙上し続けると異常が発現することもある。　■

実践のヒント　誘発テストは、上腕を挙上し、より後方に挿し、その位置を維持する検査法である。正常であれば1-2分経過後も橈骨動脈の拍動を触知できる上、放散痛を訴えることもない。　■

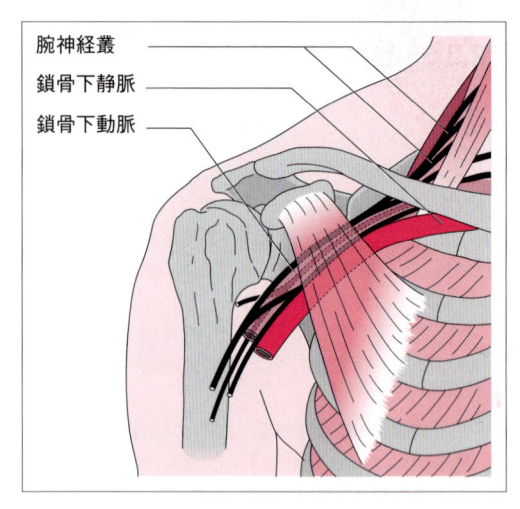

図2.88　腕神経叢圧迫症候群

3 胸椎と胸郭

3.1　胸椎部および胸郭部の触診 ...68
3.2　胸椎の機能解剖学 ...71
3.2.1 胸椎のX線画像 ...71
3.2.2 胸椎 ...72
3.2.3 胸椎の靱帯 ...73
3.2.4 胸椎部の運動 ...74
3.3　胸郭の機能解剖学 ...76
3.3.1 肋骨の運動 ...80
3.3.2 胸椎周囲の筋群：外側筋群 ...82
3.3.3 内側筋群 ...82
3.3.4 吸息筋 ...84
3.3.5 呼息筋 ...86
3.3.6 呼吸補助筋 ...86
3.3.7 胸椎部神経の走行 ...87

3.1 胸椎部および胸郭部の触診

▶ 骨、靱帯、関節

棘突起 (Processus spinosus)

棘突起には多くの筋停止が密集しており、1つ1つを特定することはほとんど不可能である。

筋停止

1 = 僧帽筋 (M. trapezius)
2 = 大菱形筋 (M. rhomboideus major)
3 = 多裂筋 (M. multifidus)
4 = 頸板状筋 (M. splenius cervicis)
5 = 回旋筋 (Mm. rotatores)
6 = 棘筋 (M. spinalis)
7 = 胸半棘筋 (M. semispinalis thoracis)

椎間を結合する靱帯

棘上靱帯 (Lig. supraspinales) は、1つの棘突起の先端から次の突起まで伸びる。この靱帯は屈曲時に棘突起が離れると伸張し、下側から触診できる。

横突起 (Processus transversus)

触診は棘突起から開始する。Th1-Th4 および Th10-Th12 の棘突起からおよそ指2本幅分上側、棘突起からほぼ指2本幅外側の脊柱起立筋の外縁に各胸椎の横突起先端を触診できる。ただし Th5-Th9 では、棘突起の傾斜が強いため、およそ指3本幅上がった箇所にある。

筋停止

8 = 肋骨挙筋 (M. levator costae)
9 = 胸腸肋筋 (M. iliocostalis thoracis)
10 = 胸最長筋 (M. longissimus thoracis)
11 = 頸最長筋 (M. longissimus cervicis)

深層部の筋停止は、脊柱起立筋に覆われているため触診はほぼ不可能である。

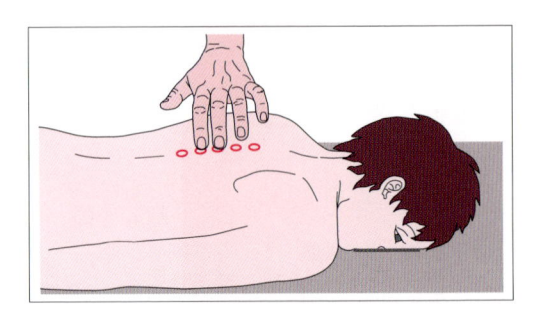

図 3.1 棘突起の触診

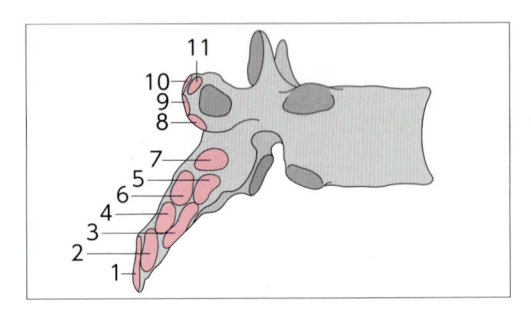

図 3.2 棘突起および横突起の筋停止

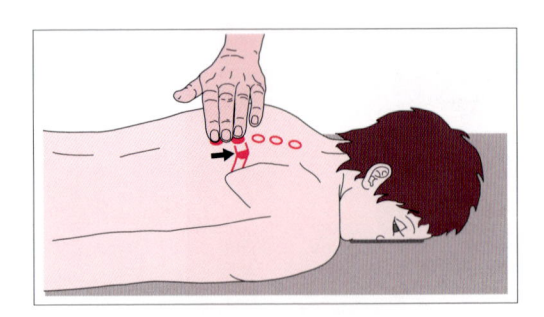

図 3.3 触診法：胸椎中央部の横突起の探し方

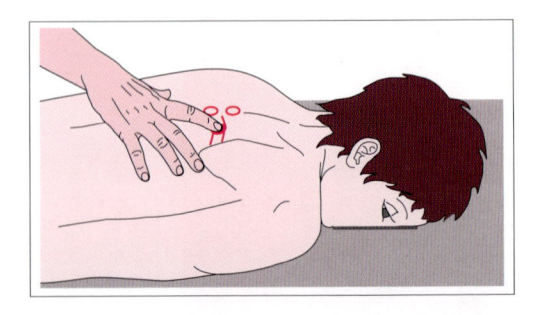

図 3.4 横突起の触診

肋横突関節

横突起の先端から肋骨までを**肋横突靱帯**（Lig. costotransversarium laterale）が走行しており、先端のすぐ外側で触診できる。胸最長筋がその上を通るが、いくらか横に押しやられる形となる。肋横突靱帯の下に肋横突関節の関節腔がある。ただし深層部にあるため触診できない。

実践のヒント 患者に深呼吸させながらこの部位を触診すると、肋骨の可動性が低下しているかどうかを評価できる。

肋骨の1つが遮断されていると、肋横突靱帯に激しい疼痛がある。

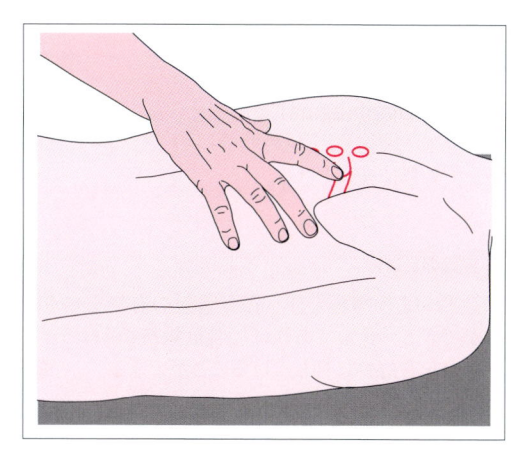

図 3.5 肋横突関節の触診

肋骨角

肋骨角は肋椎関節からほぼ手の幅程度の外側にあり、明らかな弯曲として触知できる。

実践のヒント 肋骨角ははっきりと突出しているため、これを利用して母指球を前外側方向に軽擦すれば、肋骨の可動性を確認できる。

病理学 肋椎関節の機能障害があると、同じ胸椎の肋骨角に圧痛が生じることがある。

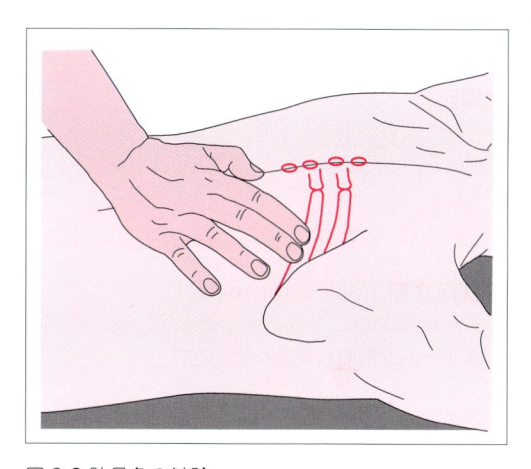

図 3.6 肋骨角の触診

胸肋関節

触診で肋骨と胸骨との関節部を評価するには、背臥位と座位の両方の姿勢で左右両側を直接比較する。座位の場合は、背臥位の場合よりも胸肋関節にかかる負荷が大きい。

実践のヒント 背中を丸めて座るなど好ましくない姿勢をつづけていたり、胸郭が下がっていると、正しい座位や背臥位のときよりも胸肋関節の疼痛が非常に大きい。苦痛が非常に大きい場合は、肋骨を牽引すると著しく改善することがある。ただし原因を解消するわけではないため、姿勢を改善しない限り、この治療法だけでは長期的改善は望めない。

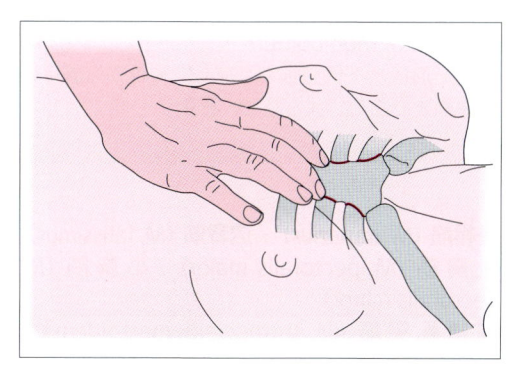

図 3.7 胸肋関節の触診

▶ 筋群

横隔膜（Diaphragma）
両手の母指を最下位の肋骨弓の下に当てて、肋骨を上外側に押し上げる。

実践のヒント 横隔膜を触診すると、弾性、防御運動および疼痛を伴う防衛緊張の有無を知ることができる。正常であれば肋骨は抵抗なくはっきりと且つ左右対称に押し上げることができる。■

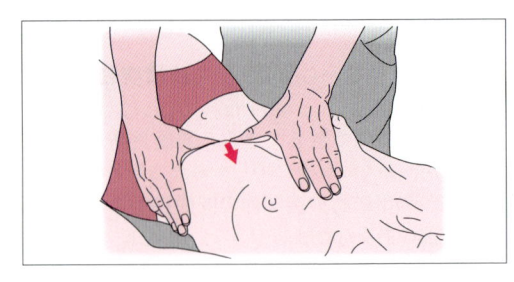

図 3.8 横隔膜の弾性の触診

病理学 横隔膜が緊張していると臓器機能不全が生じて、胸郭部だけではなく腹腔も緊張するおそれがある。■

肋間筋群
手指を腹側に向けて置き、肋間腔内でゆっくりと腹側方向に滑らせると、肋骨間の肋間筋群を触知できる。

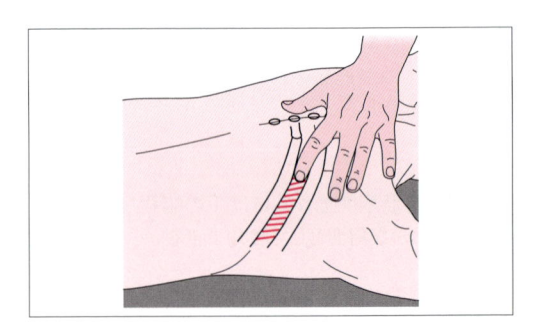

図 3.9 肋間筋群の触診

脊柱起立筋（M. erector spinae）
脊柱起立筋は、脊柱のすぐ横を並行し、縦行するほぼ2-3指幅の筋束をなしている。

胸郭および胸椎に始まり、上腕、頭部または骨盤にいたる筋はどれも、その緊張状態や、場合によっては刺激過敏箇所によって評価できる。

菱形筋（M. rhomboidei）
菱形筋は、下位頸椎および上位胸椎から肩甲の内側縁までを走行する筋で、肩甲骨の間で触知できる。

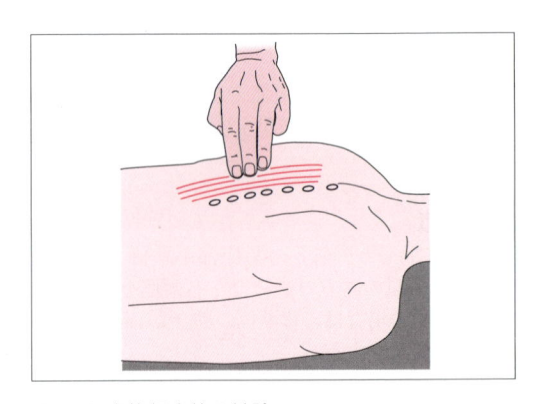

図 3.10 脊柱起立筋の触診

僧帽筋（M. trapezius）／広背筋（M. latissimus）
大胸筋（M. pectoralis major）／小胸筋（M. pectoralis minor）
胸鎖乳突筋（M. sternocleidomastoideus）／斜角筋（M. scaleni）

▶ 頸椎および肩の触診の項を参照

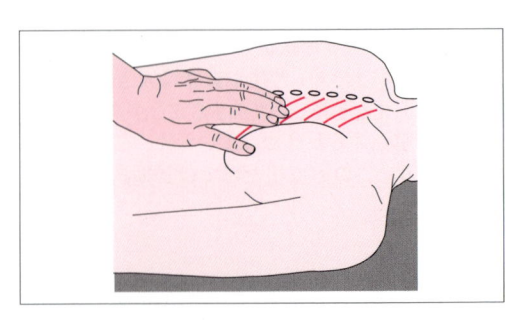

図 3.11 菱形筋の触診

3.2 胸椎の機能解剖学

3.2.1 胸椎のX線画像

前後像

椎弓根

椎弓根は楕円形で左右対称に見える。

脊柱管幅

下に行くほど幅広になる。

胸椎の正面照射図

後弯角

第3胸椎体の上面に伸ばした直線と第11胸椎体の下面に伸ばした直線の各垂線を結ぶと、上下角度はそれぞれ25°でなければならない。

椎間円板腔
- 上下面が平行
- 幅：
  上位胸椎での距離はほぼ3-4mm
  中間位胸椎での距離はほぼ4-5mm
  下位胸椎での距離はほぼ6mm

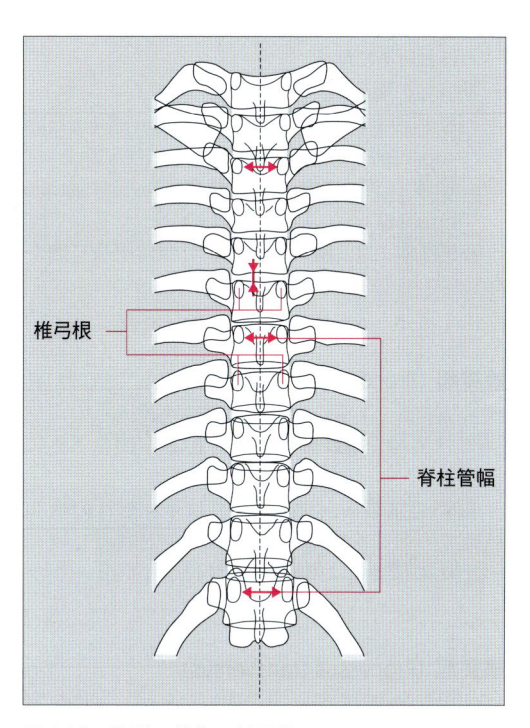

図 3.12 胸椎の前後X線画像

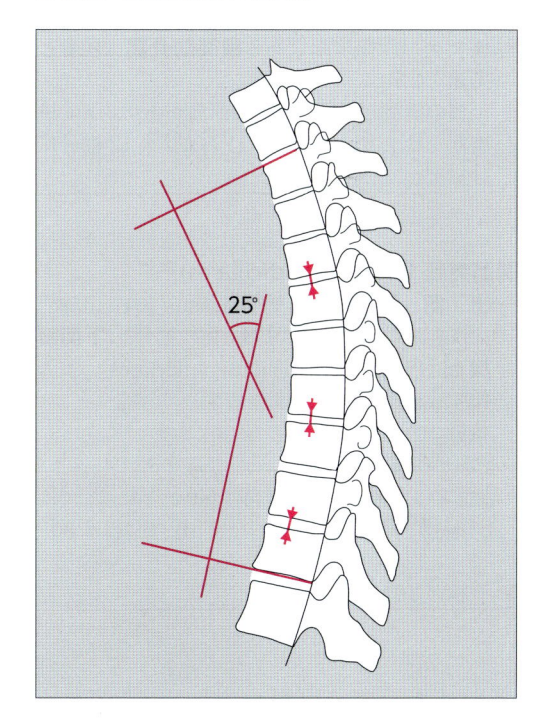

図 3.13 胸椎のX線正面照射図

3.2.2 胸椎

椎体 (Corpus vertebrae)
- 椎体の高さは、第1椎骨から第12椎骨に向かうほど次第に増す
- 肋骨頭の関節面：
  - 椎体の上縁にある**上肋骨窩**（Fovea costalis superior）
  - 椎体の下縁にある**下肋骨窩**（Fovea costalis inferior）

  第9椎体から下側は、関節面が椎体中央に向かう

棘突起 (Processus spinosus)
- 非常に長く下側に傾斜しており、ほとんどの部位で棘突起先端が横突起から指2本幅分下側にある
- 棘突起先端は、Th5-Th9 ではそれぞれの横突起から指3本幅分下側にある
- Th1 の棘突起は頸椎の棘突起と似ている

横突起 (Processus transversus)
- 十分に発達した外後方に向いた突起。上位横突起は前面とほぼ35°の傾斜角を形成し、下位横突起は前面とほぼ55°の傾斜角を形成する。
- 横突起の腹側末端にある**横突肋骨窩**は肋骨と関節をなす
- 上側の横突起では中央に関節面があり、下位横突起では上方に移る。第11および第12椎骨には横突起はない。

関節突起 (Processus articulares)
- **上関節突起**（Processus articulares superiores）は、隣接する上側の椎骨と、**下関節突起**（Processus articulares inferiores）は隣接する下側の椎骨と関節をなす
- 位置：
  前面との傾斜角は20°
  上位では水平面との傾斜角は60°、下側に行くほど傾斜が少しずつ大きくなり、Th12 ではほぼ80°

▶ 脊椎の基礎の項を参照

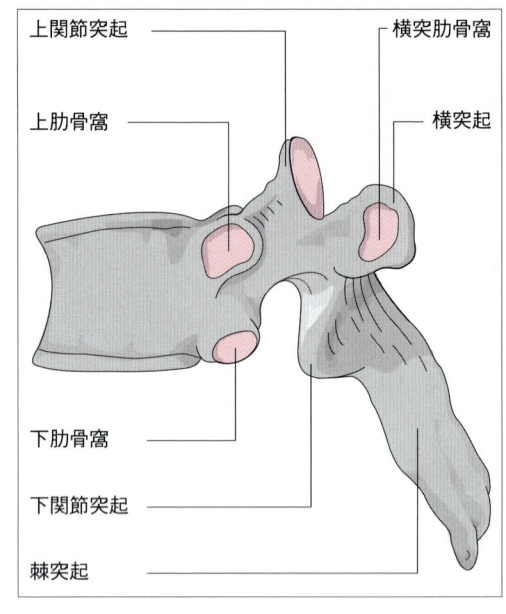

図 3.14　胸椎（側面）

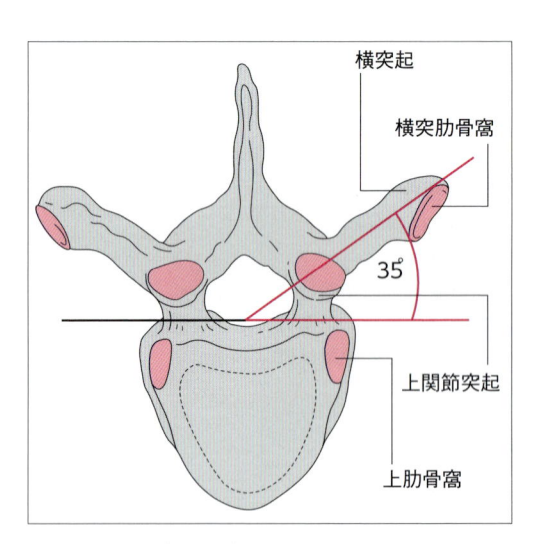

図 3.15　胸椎（水平面）

第 12 胸椎の特徴
- 棘突起の形状は、腰椎の棘突起の形状と同じ
- 下関節突起は、前外側を向く
- 横突起は短く、腰椎と同じく副突起を有する

椎間円板
椎体と比べると椎間円板腔は非常に低く、このことから胸椎があまり動かないことがわかる。

3.2.3 胸椎の靱帯

後縦靱帯（Lig. longitudinale posterius）
前縦靱帯（Lig. longitudinale anterius）
黄色靱帯（Lig. Flavum）
横突間靱帯（Lig. intertransversarium）
棘間靱帯（Lig. interspinale）
棘上靱帯（Lig. supraspinale）

▶ 脊椎の基礎の項を参照

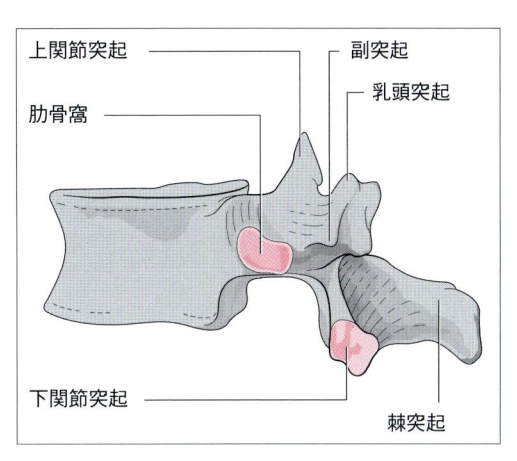

図 3.16　第 12 胸椎（側面）

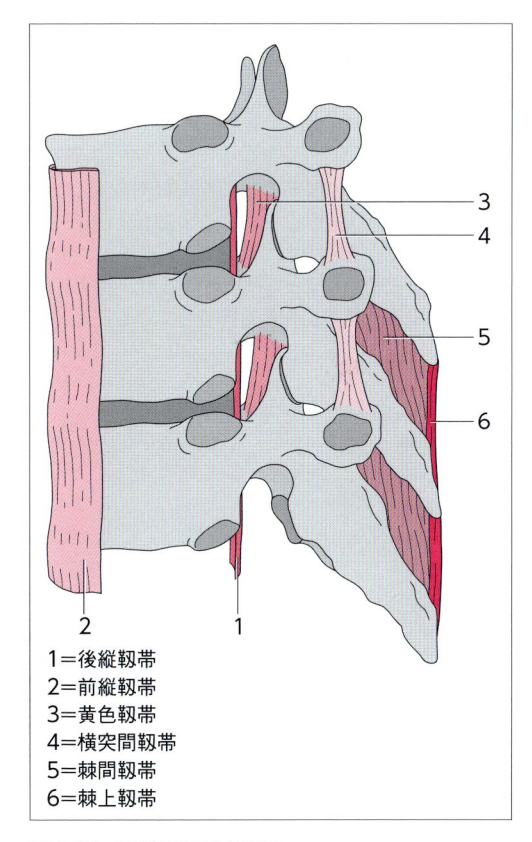

1＝後縦靱帯
2＝前縦靱帯
3＝黄色靱帯
4＝横突間靱帯
5＝棘間靱帯
6＝棘上靱帯

図 3.17　胸椎の靱帯（側面）

3.2.4 胸椎部の運動

　胸椎部では、肋軟骨が柔軟に伸縮するものの、胸郭と関節するためその可動性が制限される。下位胸椎（Th9-Th12）の軟骨部は、非常に大きくかなり変形できるため、この部位が最も大きく可動できる。

屈　曲
　下位関節では関節間に小さな間隙ができて、上位関節が圧縮される。この部位の運動は、後側の靱帯構造および線維輪によって制限される。

可動性
− 下位胸椎：良好
− Th1-Th8：わずか

伸　展
　伸展すると、上位関節では関節間はやや開くのみで、下側をあまり圧迫しない。この部位の運動は、関節包の上側が補強されていることに加えて、前縦靱帯および線維輪によって制限されるが、棘突起の骨に由来する運動停止作用も関与していると思われる。

可動性
− 下位胸椎：良好
− 中間位胸椎：非常にわずか
− 上位胸椎：わずか
− 総合：非常にわずか

　可動性テストの基準：後弯を正しておく

　可動性を正確に測定するには、X線撮影による機能的画像が不可欠である。そのため、可動性の程度は推量されることになる。

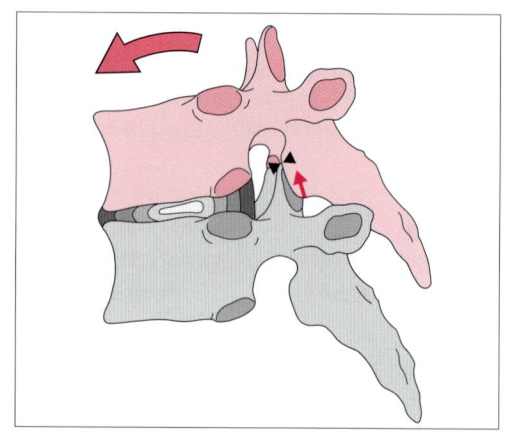

図 3.18　胸椎の屈曲

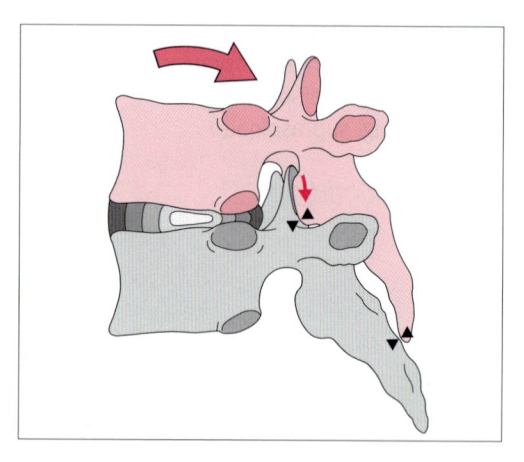

図 3.19　胸椎の伸展

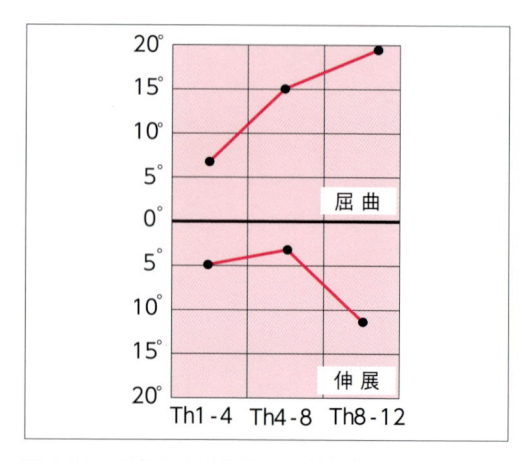

図 3.20　屈曲および伸展の可動域グラフ

側 屈

側屈時には、反対側の小関節面が上方向に滑動する。同側では下方向に滑動する。

可動性
- 下位胸椎：非常に良好
- 中間位胸椎：良好
- 上位胸椎：わずか

側屈時には肋間腔が凸側で広がり、凹側で狭くなる。

回 旋

回旋時に必ず側屈が伴うとは限らない。これは、関節面がやや円形に弯曲しているためである。

胸部では回旋側の肋骨が後側に大きく弯曲し、前側ではわずかに平坦になる。回旋方向の反対側では、これが逆になる。こうした変形があるために胸骨が傾斜する。

可動性
- 下位胸椎：非常に良好
- 中間位胸椎：良好
- 上位胸椎：非常にわずか

実践のヒント 上位胸椎は、機能的には頸椎に属する。このことは頸椎の可動性テスト時に、上位頸椎に伝わる運動を十分に触知できることからもわかる。上位胸椎に機能障害があると、頭部の運動にも影響がおよび、頸部、肩および上腕に広がる放散痛にいたることもある。■

呼吸時の胸椎の運動傾向

垂直座位または起立状態では、胸椎は吸息時に伸展する傾向があり、呼息時には屈曲する傾向がある。

体の前部を腕で支えて肩甲帯を固定すると、胸椎は垂直にならず、吸息時に後弯（屈曲運動）が増す。

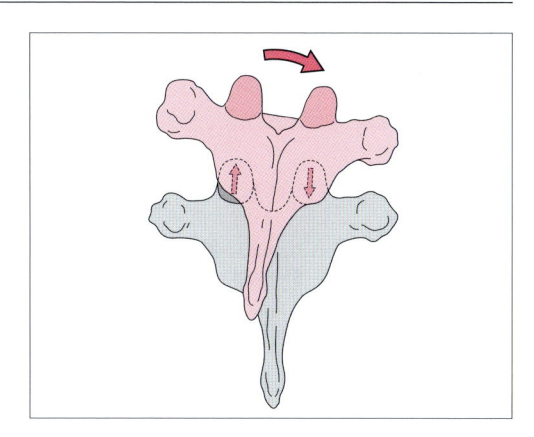

図 3.21　胸椎の側屈

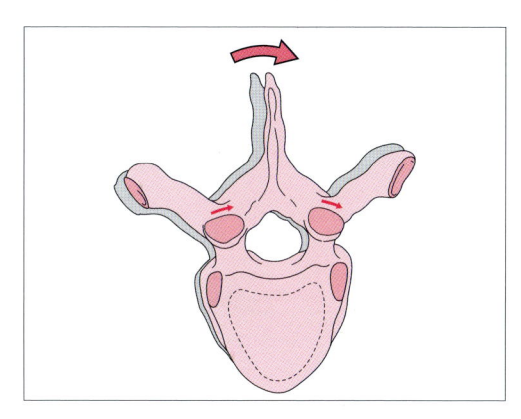

図 3.22　胸椎の回旋

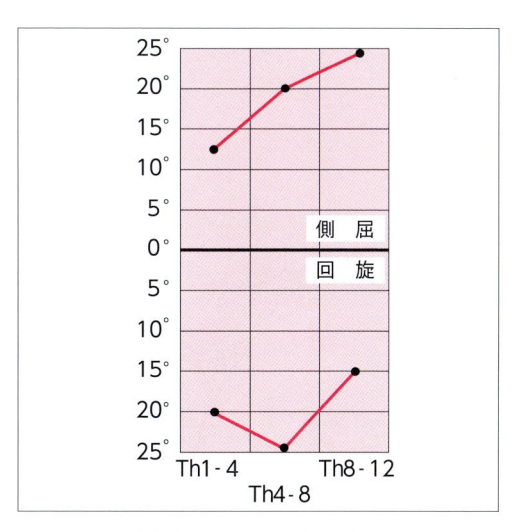

図 3.23　側屈および回旋の可動域グラフ

3.3　胸郭の機能解剖学

肋骨
- 肋骨は、**肋骨体**（Corpus）、**肋骨角**（Angulus）、**肋骨頸**（Collum）、**肋骨頭**（Caput）という骨性部と、**肋軟骨**（Cartilago costalis）という軟骨部を有する
- **真肋**（Costae verae）：上方7本の左右肋骨は、胸骨および胸椎と関節し輪を形成する
- **仮肋**（Costae spuriae）：第8-10肋骨は左右とも軟骨によって上下間で関節する
- **浮遊肋**（Costae fluctuantes）：第11および第12肋骨は左右とも関節しない
- 肋骨の位置：傾斜角は45°

肋横突関節（Articulatio costotransversaria）
- **肋骨結節関節面**（Facies articularis tuberculi costae）は肋骨結節にあり、上位部ではやや凸状である
- **横突起の肋骨窩**（Fovea costalis processus transversus）が、対応する凹状関節面と同じ高さにある
- 下位部に行くほど関節面が平坦になる
- Th1-Th7の肋骨は横突起のすぐ前側に付き、Th8から下側では次第に上方を向いて横突起に近づく。下位では胸椎と接触しなくなる。
- **関節包**は薄く、さまざまな大きさの関節窩を有する。そのほか、半月形の滑膜ヒダも付随する。

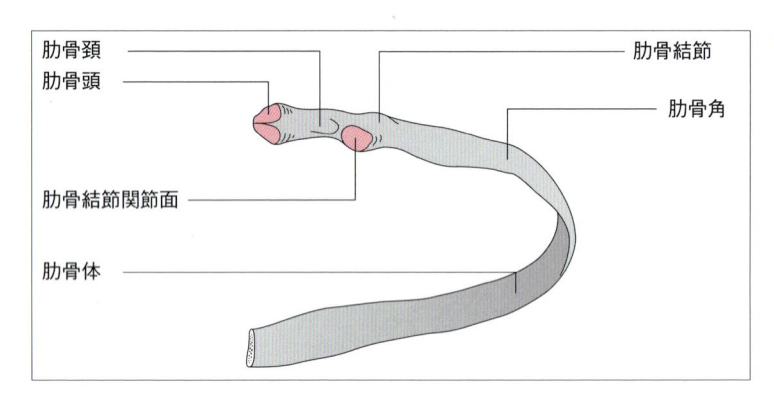

図 3.24　肋骨（後面）

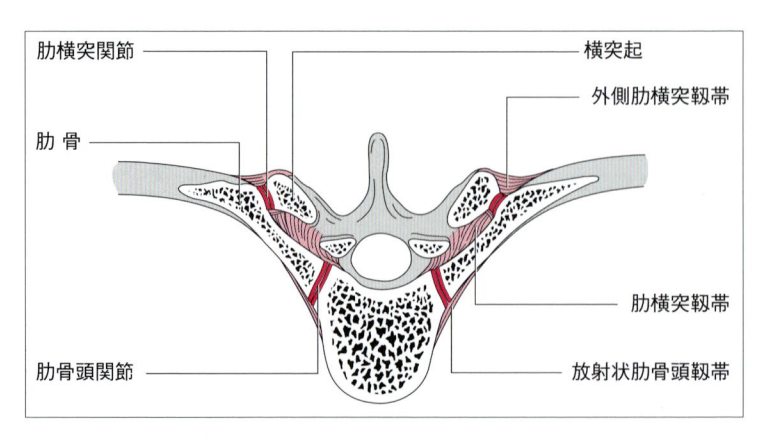

図 3.25　肋横突関節

3.3 胸郭の機能解剖学

肋骨頭関節 (Articulatio capitis costae)

— 隣接する上下椎体の**下肋骨窩**(Fovea costales inferiores) および**上肋骨窩**(Fovea costales superiores) が、その間にある椎間円板とともに肋骨頭の関節窩を形成する。この関節窩は、椎体の上側縁および下側縁の後方にある。第1、11 および 12 肋骨の関節面は例外で、第 11 および 12 肋骨の関節面は、椎体の中央寄りにある。

— **肋骨関節面** (Facies articularis costae) は、肋骨頭稜によって2つの小関節面に分離されている。下部は上部よりもいくらか大きく、同じ高さで椎体と関節する。下部よりも小さい上部の小関節面は、1つ高い位置の椎体と接する。ただし第1、11 および 12 肋骨は例外で、この3つの肋骨には小関節面が1つしかなく同じ高さの椎体と関節する。

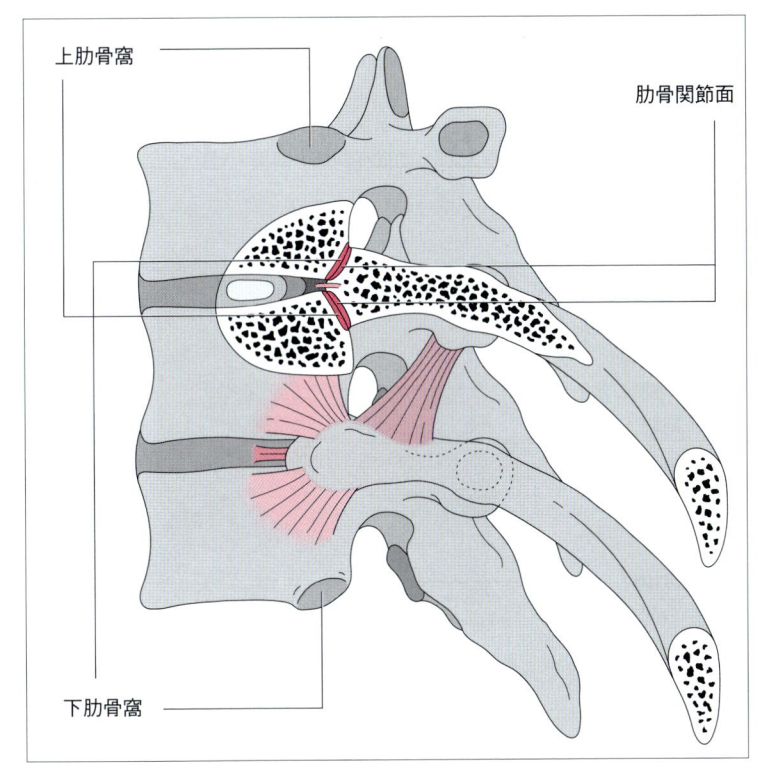

図 3.26　肋骨頭関節

肋椎関節の靱帯

外側肋横突靱帯
（Lig. costotransversarium lateralis）

横突起の先端と肋骨をつなぐ靱帯で、関節包の真上にある。第2-7肋骨部で最も強靭で、下位に行くほど弱くなる。

肋横突靱帯（Lig. costotransversarium）

肋骨頸から同じ高さの横突起に伸びる。

放射状肋骨頭靱帯
（Lig. capitis costae radiatum）

関節包と癒合している。また3つの線維小束に分かれており、上側および下側は椎体にいたり、中央は椎間円板にいたる。

関節内肋骨頭靱帯
（Lig. capitis costae intraarticularis）

左右の小関節面の間にある靱帯で、関節を2つの部分に分割する。肋骨頭稜から線維輪外域まで伸びる。

上肋横突靱帯
（Lig. costotransversarium superior）

すぐ上側の椎骨の横突起下側縁から肋骨頭までを走行する靱帯。

靱帯の機能：肋骨と胸椎の関節を安定させる

実践のヒント　肋骨頭関節は、周辺の靱帯とともに胸椎の運動部と非常に密に関節している。
したがって、肋骨の運動が遮断されたときは、同じ高さに位置する胸椎の運動部を治療して再発を防ぐ必要がある。同じように、胸椎部の機能障害が生じたときには、肋骨を治療する必要がある。

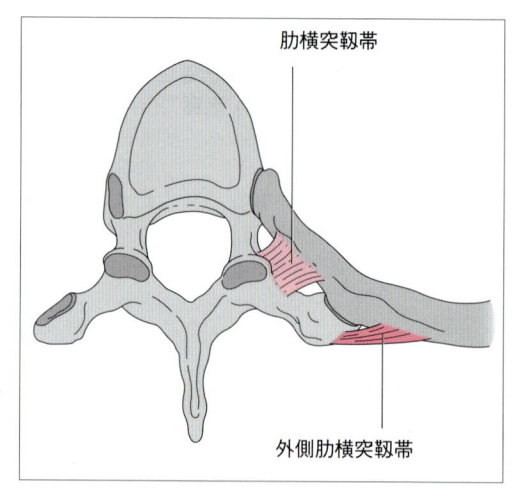

図 3.27　肋横突関節の靱帯（上面）

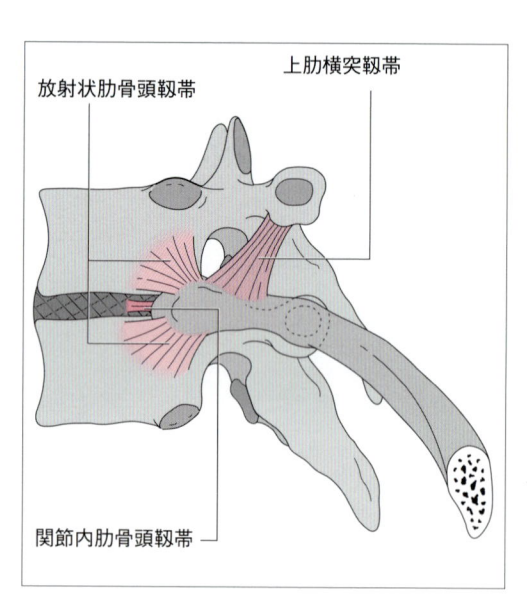

図 3.28　肋椎関節の靱帯（側面）

胸肋関節（Articulationes sternocostales）

- 胸骨の**胸肋切痕**と肋軟骨の胸骨側末端を結合する
- ほとんどの場合、第 2 - 5 肋骨にのみ明らかな関節腔が見られる。線維軟骨性板（関節内胸肋靱帯）で 2 つに分割される。
- 関節包は**放射状胸肋靱帯**によって補強される。胸骨の前側面の肋軟骨から扇状に広がる。
- 第 1、6 および 7 肋骨が軟骨結合し、胸骨と直接関節する。この部位では、**肋剣靱帯**が肋軟骨から剣状突起に伸びている。
- 第 8、9、10 肋骨は互いに**軟骨間関節**する

病理学　常に後弯姿勢（胸骨に負担がかかる姿勢）を続けていると、胸肋関節が持続的に圧迫されて炎症にいたることがある。

実践のヒント　胸郭は安定しているため、椎間円板障害が起こることは非常にまれである。ただし、肋骨および胸骨との関節、それに伴い鎖骨との関節の大きさが異常であり、機能障害および放散痛が現れたときには、それぞれの関節を検査する必要がある。

いずれにせよ胸郭は、上肢を始めとする多くの相互作用筋群の停止であるため、連関痛はこの部位に起因する可能性がある。

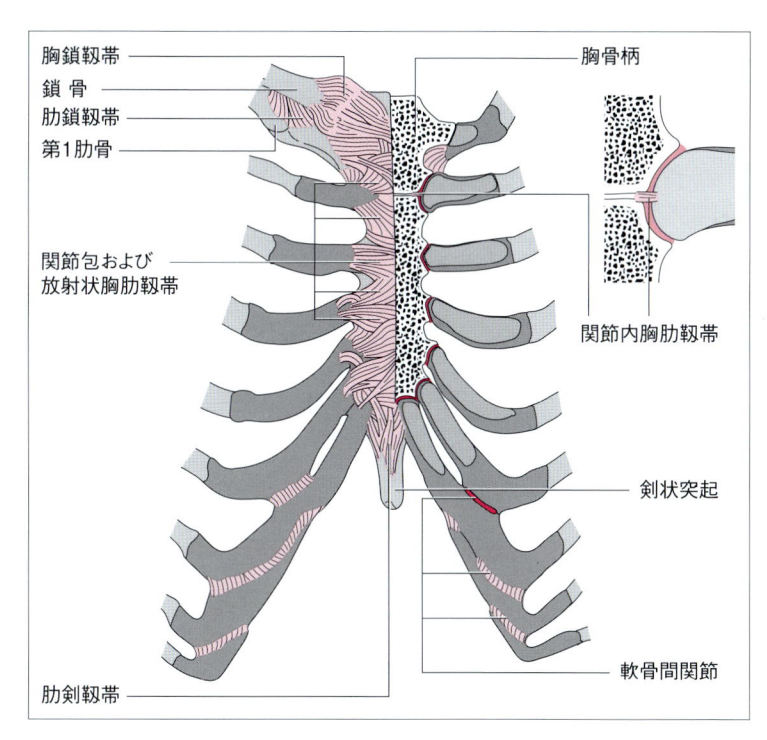

図 3.29　胸肋関節

3.3.1 肋骨の運動

肋椎関節

肋骨は、左右肋椎関節に牽引されて運動軸を中心に回旋し上下運動する。この運動軸は肋骨頸の縦軸でもあり、その位置によって肋骨の運動方向が決まる。

ここで非常に重要な役割を担うのが外側肋横突靱帯である。運動軸はこの靱帯をほぼ垂直に通過しており、上位肋骨ではその関節面の形状（凹状、凸状）が原因で回旋運動が起こり、この靱帯に大きな張力がかかる。

下位肋骨では関節面が平坦であるのと、関節と横突起の位置関係によってどちらかというと滑動運動および傾斜運動が起こるため靱帯への負荷が少ない。ただし関節への圧迫負荷は増大する。

上位肋骨（第1-5）の運動

前面に対する運動軸の傾斜角は35°。肋骨が挙上すると胸郭の矢状径および横径が増大し、胸郭が前上方に運動する。

肋横突関節および肋骨頭関節では、下方への滑動運動とともに関節内肋骨頭靱帯を軸とした回旋運動が起こる。

図中の矢印は、吸気時の肋骨の上前方運動を示す。

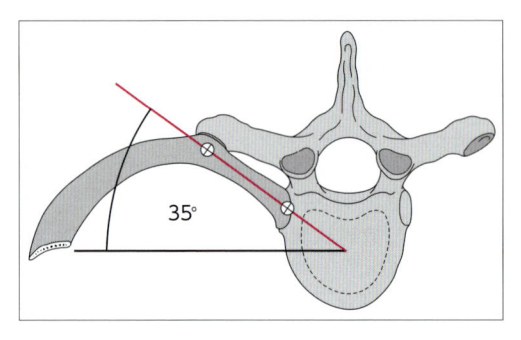

図 3.**30** 上位肋椎関節と関節上の2点を通過する運動軸

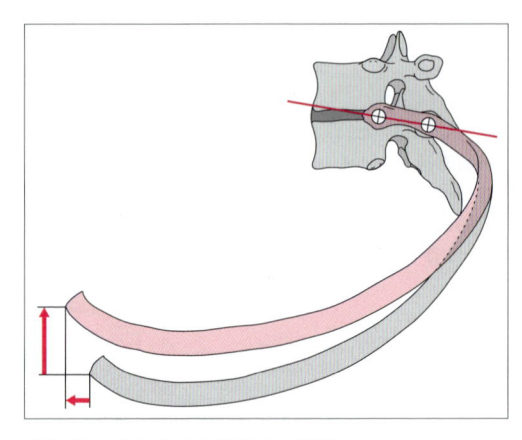

図 3.**31** 吸息時の上位肋骨の運動

下位肋骨（第 6-10）の運動

矢状面に対する運動軸の傾斜角は 35°。肋骨が挙上すると胸郭の前後径および横径が増大し、胸郭は外上方に運動する。

肋横突関節では上後方への滑動が起こり、肋骨頭関節では下方への滑動が起こる。

図中の矢印は、吸気時に起こる上外方への肋骨の運動の大きさおよび方向を示す。

病理学 上位肋骨部では外側肋横突靱帯に張力がかかるため、靱帯停止部の疾患が起こりやすく、下位肋骨部では関節への負担が大きいため関節の変性が起こりやすい。

姿勢が悪いと、肋骨および運動軸の形状が変わる。
- 平背：肋骨の傾斜角はほぼ 30°
- 円背：肋骨の傾斜角はほぼ 60°

胸肋関節

胸肋関節の運動軸は矢状面上にある。吸気時、胸肋関節はわずかに下方に滑動する。その際、肋軟骨は上方に転位して弯曲するが呼気時には元に戻る。

肋骨は、肋椎関節部および胸肋関節部では比較的固定されているため、肋軟骨の弯曲性および弾性が胸郭の運動に重要な役割を担う。

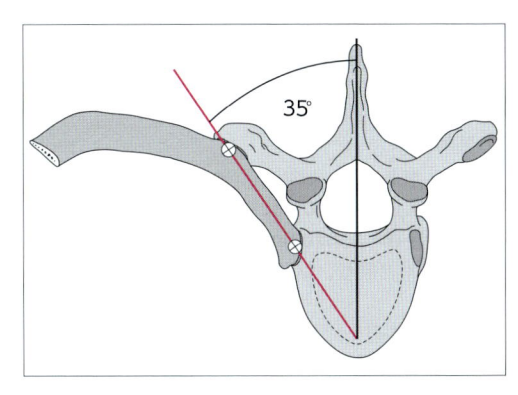

図 3.32　下位肋椎関節と関節上の 2 点を通過する運動軸

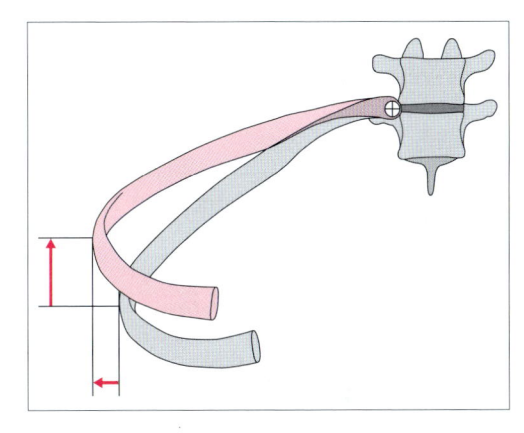

図 3.33　吸気時の下位肋骨の運動

3.3.2 胸椎周囲の筋群：外側筋群

▶ 仙棘筋系

胸腸肋筋（M. iliocostalis）：上下肋骨を結ぶ
胸最長筋（M. longissimus thoracis）：
骨盤、腰椎と肋骨、胸椎とを結ぶ

▶ 横突間筋系

外側横突間筋（M. intertransversarii laterales）：
隣接する2つの横突起を結ぶ

3.3.3 内側筋群

▶ 棘筋系

胸棘間筋（M. interspinales thoracis）：
隣接する2つの棘突起を結ぶ

胸棘筋（M. spinalis thoracis）：
下位胸椎および上位腰椎を上位胸椎と結ぶ

▶ 横突棘筋系

胸半棘筋（M. semispinalis thoracis）：
下位胸椎から上位胸椎および下位頸椎に伸びる

多裂筋（M. multifidi）：第2-4椎骨に伸びる
短回旋筋（M. rotatores breves）：
隣接する2つの椎骨を結ぶ

長回旋筋（M. rotatores longi）：3つの椎骨を結ぶ

背筋の機能
胸部椎骨周囲の筋群は、次のような非常に多くの機能を有する。
- 直立姿勢を維持する
- 体幹および頭部の運動
- 上腕運動時の肩甲をコントロール
- 呼吸支援

この筋群は線維小束の長さが異なるほか、水平に走行したり傾斜したりすることで各部位を適切に固定する。肩甲を胸郭に固定する筋群は、背筋群の機能を補助し、たとえば、僧帽筋中部、前鋸筋、菱形筋を補助して直立しやすくする。

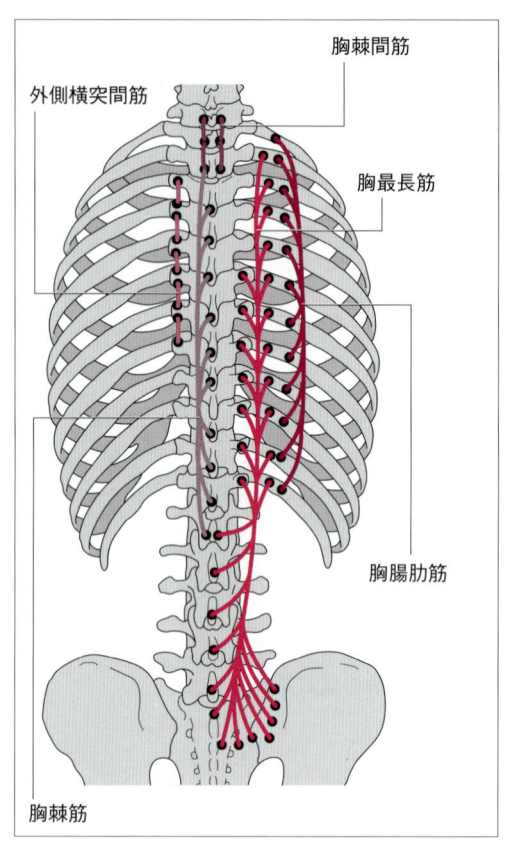

図 3.**34** 胸椎の筋：仙棘筋系、横突間筋系、棘筋系

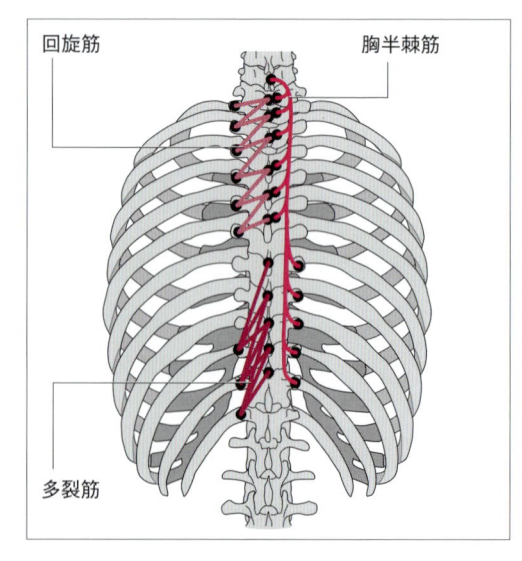

図 3.**35** 胸椎の筋：横突棘筋系

内臓と椎骨の相関関係

多くの内臓は、胸郭部と神経生理学的に関連している。この関連性は胚発生過程で生まれ、両者は胚発生過程で形成される脊髄神経支配領域に属する。また内臓は主として胸部脊髄分節の神経に支配されている。

> ■ **実践のヒント**　胃疾患のあるときは、次の異常も現れると考えられる。
> - 前後胸郭左半分の肩甲下4分の1からTh10の高さまで平面状に広がる放射痛、左側の肩-頸部線状、左肩峰上、上肩甲骨上角上方にある小さな疼痛域
> - 平面状の放散痛とほぼ同じ領域にある痛覚過敏域
> - 胸最長筋、腹筋群、腸腰筋の緊張
> - 上述筋群のトリガーポイント
> - 左右の第4-5肋骨運動の制限
> - Th4、5、7、8の運動部の運動制限
>
> このように内臓と椎骨の病症は連鎖することがある。これは、筋緊張、トリガーポイントの発生、単一または複数の運動部とこれに属する肋骨関節部の機能障害があると、内蔵障害が発生する可能性があることを意味する。こうした関連性は、通常は既往症を見るとわかる。ただし、上述の機能障害を集中的に治療しても奏功しない場合は、無症状の内臓障害がある可能性もある。そのため急性の臓器疾患が発生したときには、集中的な椎骨肋骨関節モビライゼーション療法を行なうと反射的に内臓にも刺激が伝達されるため処置を中止する。疾患消失後も上述の機能障害が残っているときは、その障害に見合った治療法で処置する必要がある。■

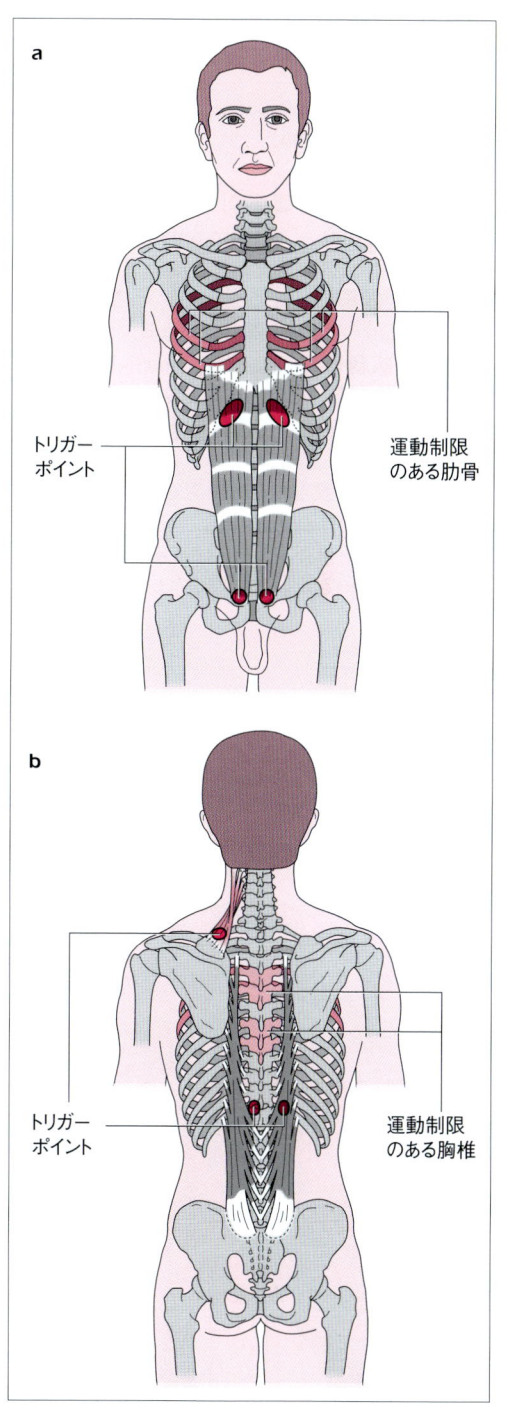

図 3.36　内臓と椎骨の相関関係：胃－胸椎部の機能障害
a 前面
b 後面

3.3.4 吸息筋

横隔膜（Diaphragma）

- 胸骨部、肋骨部、腰部に区分される
- 中心部（**腱中心**、Centrum tendineum）に大きな腱板
- 腰部は**右脚**（Crus dextrum）と**左脚**（Crus sinistrum）の 2 つの部分からなる
- **内側弓状靱帯**（Lig. arcuata mediale）および**外側弓状靱帯**（Lig. arcuata laterale）が腱様弓として大腰筋および腰方形筋上に伸びて、筋膜とこれらの筋を結ぶ
- 上側は横隔胸膜と結合し、線維性靱帯によって心膜壁側板と結合する
- 下側は腹膜と癒合。たとえば肝臓は横隔膜外側末端で左右の三角靱帯に固定されている。
- 開口部：上側にある食道が貫通する**食道裂孔**（Hiatus oesophageus）、その下側で腰部の左右脚間の L1 の高さにある大動脈が貫通する**大動脈裂孔**（Hiatus aorticus）、さらに下側で腱中心の前にある大静脈が貫通する**大静脈孔**（Foramen venae cavae）。胸骨部と肋骨部の間には**胸肋三角**（Trigonum sternocostale）があり、肋骨部と腰部の間には**腰肋三角**（Trigonum lumbocostale）がある。腰肋三角は結合組織で満たされ、血管は通っていない。

> **病理学** 横隔膜の弾性および位置が異常であると、臓器との結合部が狭小化するため、腎臓、肝臓または胃の機能に影響がおよぶおそれがある。また反対に、こうした臓器の障害によって横隔膜の活動が損なわれることもある。

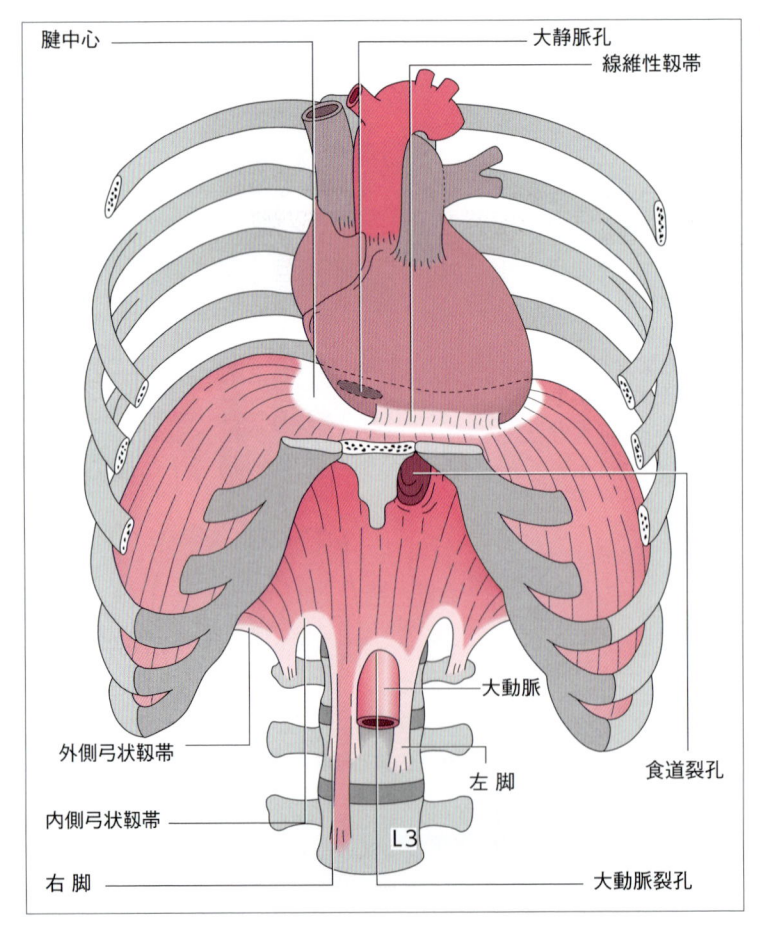

図 3.37 横隔膜

横隔膜の機能

腱中心は、吸気時に最大5cm下がり、これに伴い横隔膜頂部も下がり平坦になる。その結果、胸郭内腔が広がり空気が流入しやすくなる。

横隔膜が下がると腹部臓器が圧迫されるため、主に前方に、やや外側後方に移動する。

病理学 腹腔膿瘍や腹水、さらには鼓腸などの臓器腫大に伴う病的変性があると、横隔膜が下方に移動できなくなったり横隔膜の位置が高くなることがある。その結果、呼吸困難や場合によっては噴門異常が生じる。

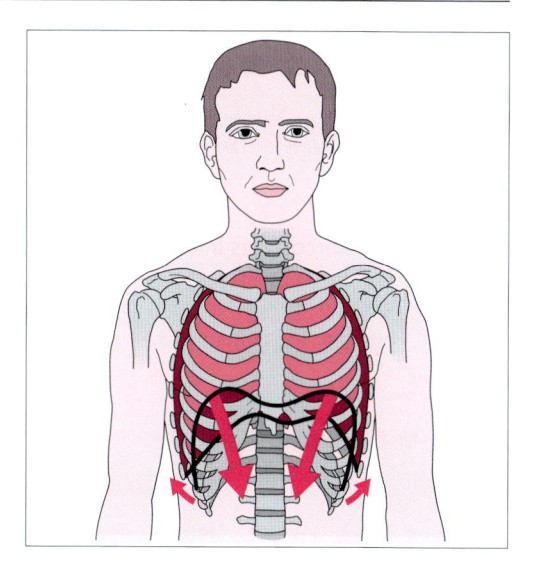

図 3.38　吸息時の横隔膜の移動

肋骨挙筋（M. levatores costarum）

肋骨挙筋は横突起と1つ下の肋骨とを結合し、肋骨を挙上する。

外肋間筋（M. intercostales externi）

- 外肋間筋は、後上方から前下方に斜めに走行し、肋骨を挙上する
- 骨と軟骨の境界から胸骨まで外肋間膜として伸びる。外肋間筋と同じ方向に走行する。
- 筋電図から、外肋間筋はまず伸展してから活動することがわかる

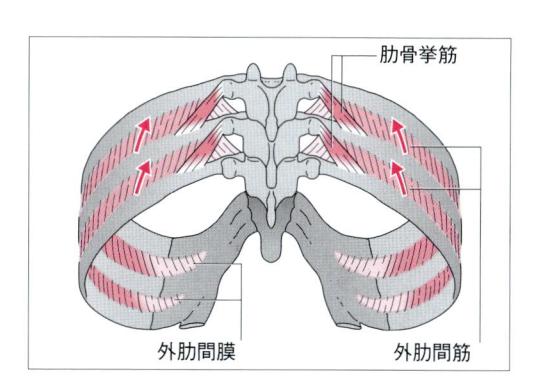

図 3.39　吸息筋：外肋間筋、肋骨挙筋

斜角筋（M. scaleni）

- 頸椎と第1肋骨を結ぶ
- 斜角筋は、頸椎部側が固定されていれば上位肋骨を挙上し、吸息を助ける。安静呼吸時だけではなく強制吸息時にも収縮する。

▶ 頸椎の項を参照

上後鋸筋（M. serratus posterior superior）

下位頸椎および上位胸椎を肋骨と結ぶ。

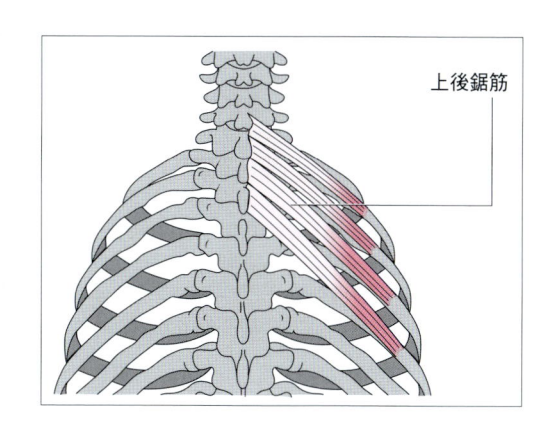

図 3.40　上後鋸筋

3.3.5 呼息筋

呼息は、主として他動的に起こる。

内肋間筋（M. intercostales interni）
- 後下方から前上方に走行し、肋骨を引き下げる
- 膜（外肋間膜）内を後方に伸びて、肋骨結節にいたる。内肋間筋と同じ方向に走行する。

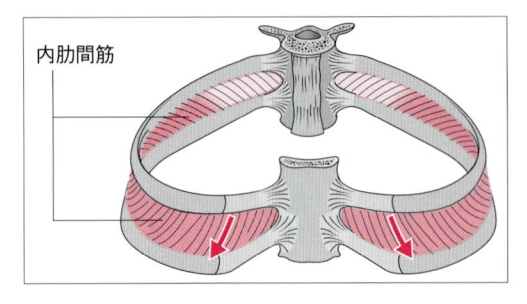

図 3.41　呼息筋：内肋間筋

胸横筋（M. transversus thoracis）
- 胸骨後方にあり、肋軟骨から下斜めに伸びて胸骨にいたる
- 収縮すると肋軟骨が下方に移動する（呼気時傾斜）

肋下筋（M. subcostales）
2-3 段の肋骨を互いに連結する筋で、内肋間筋の後方にある

下後鋸筋（M. serratus posterior inferior）
- 下位胸椎および上位腰椎の胸腰筋膜と肋骨を結ぶ
- 肋骨を引き下げて呼息を楽にする
- 下位肋骨を固定し、その結果、横隔膜肋骨部側が固定されるため吸息筋にも分類できる

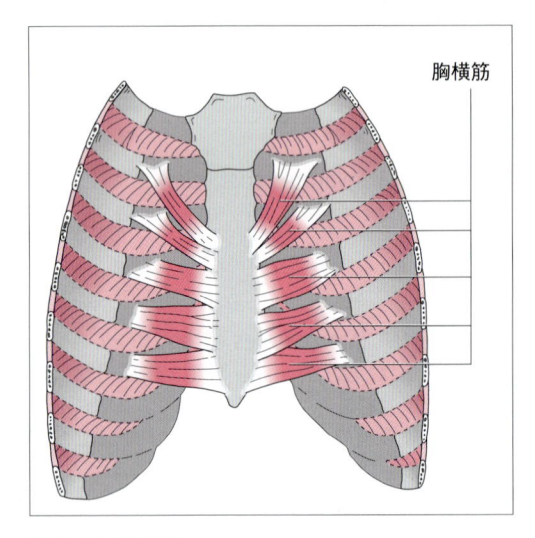

図 3.42　胸横筋

3.3.6 呼吸補助筋

呼吸補助筋群は、激しい身体活動の後や気道障害のあるときなどの深呼吸時にのみ活動する。吸気時には、脊柱から上肢に伸びる筋が、たとえば上腕で支えると遠位で固定される。その結果、こうした筋群（大胸筋および胸鎖乳突筋）は肋骨および胸骨を挙上できるようになる。呼息時には、腹筋が収縮すると臓器が横隔膜に近づき胸腔が狭小化する。いくつかの背筋、腸肋筋、最長筋も呼息を助ける。

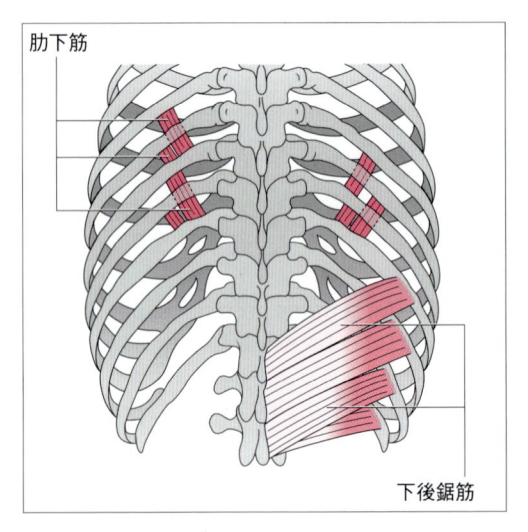

図 3.43　肋下筋、下後鋸筋

3.3.7 胸椎部神経の走行

肋間神経（N. intercostales）
- 脊髄神経前枝からなり、各肋間腔を走行する
- その運動線維は肋間筋群とともに上後鋸筋、肋下筋および胸横筋を支配する。このほか下位肋間神経は腹筋群も支配する。
- 感覚線維は横隔膜を牽引して、皮枝として胸部および腹部の前側を支配する

幹神経節（Ganglia trunci sympathici）
- 交感神経幹神経節とも呼ばれる
- C8-L2の肋骨頭直近を走行し、横隔膜腰部の間隙を貫通する
- 10-11個の1対の神経節からなり、節間枝によって相互に結合する
- 灰白交通枝および白交通枝を介して同じ高さの脊髄神経と結合
- 胸腔の臓器を支配する。たとえば、心臓神経は心臓および大動脈弓を支配し、内臓神経は腹部臓器を支配する。

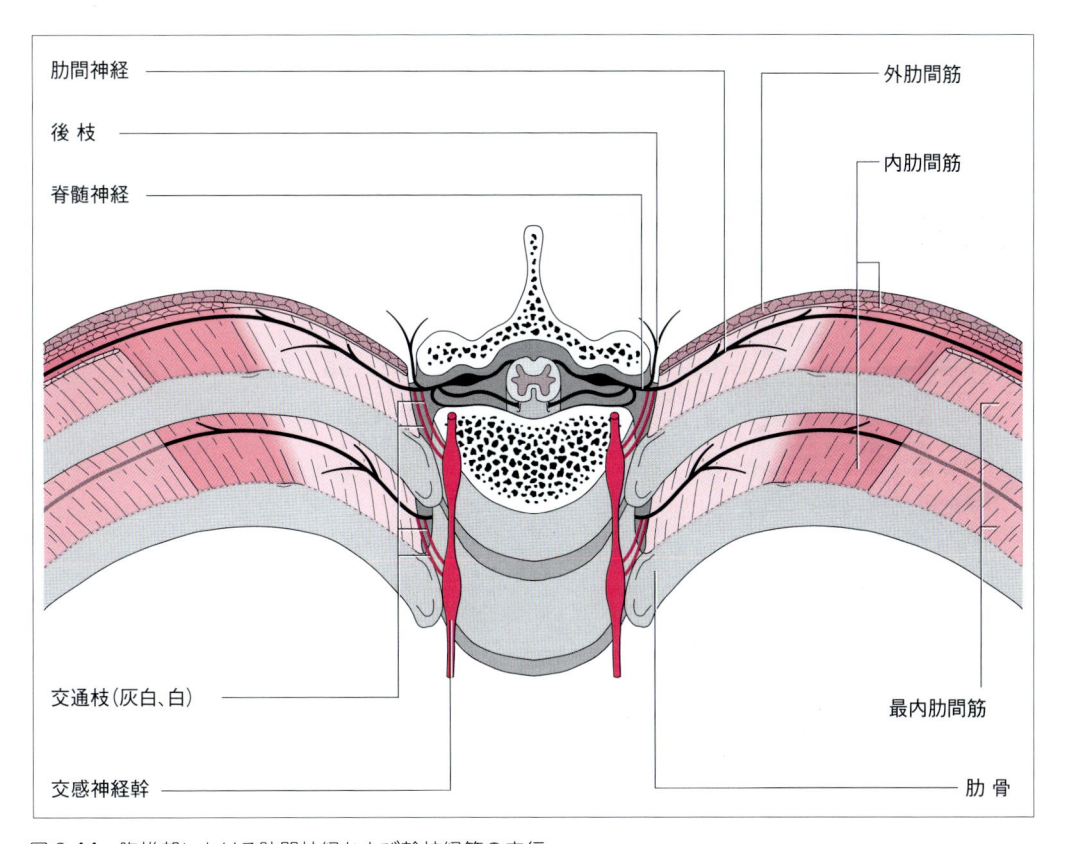

図 3.44　胸椎部における肋間神経および幹神経節の走行

横隔神経（N. phrenicus）

- 主に C4 から、部分的に C3 から起こるが、C5 から起こることもある
- 神経叢からきわめて近い部位で分岐し、後方から出て前斜角筋を通過したあと鎖骨下動脈と鎖骨下静脈の間を通り、下方に進んで前側部の縦隔胸膜および心膜の間にいたる。ここで線維性心膜および胸膜に枝を送る。横隔膜の上部は分岐して支配し、下側は1つの枝で腱中心を2分割して支配する。横隔腹枝として肝臓、胃および腎臓方向に進み、一部は感覚を支配する。
- 運動、感覚、交感神経の各線維を有する

病理学 左右両方の神経が刺激されることは非常にまれである。ただし左右どちらかの神経が分節 C4 の機能障害か、胸腺、心臓または肺由来の縦隔の狭小化によって圧縮されることはあり、この場合は吸息障害を伴う片側性横隔膜高位にいたることもある。

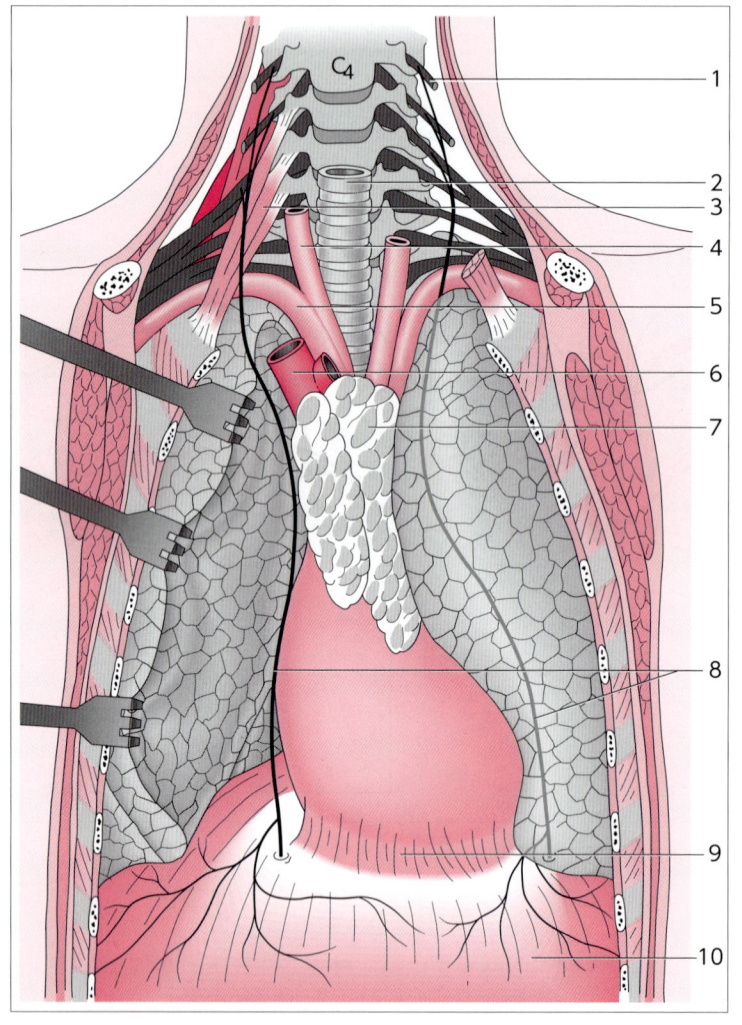

図 3-45　横隔神経の走行
1 前枝 C4
2 気管
3 前斜角筋
4 頸動脈
5 鎖骨下動脈
6 上大静脈
7 胸腺
8 横隔神経
9 線維靱帯
10 横隔膜

4

肩

4.1 　肩部の触診 ...90

4.2 　肩の機能解剖学 ...96

4.2.1 肩のX線画像 ...96

4.2.2 上腕の可動域と
　　　運動に関与する関節 ...97

4.2.3 肩甲上腕関節 ...98

4.2.4 肩峰下滑液包 ...103

4.2.5 肩甲胸郭結合 ...104

4.2.6 肩甲筋群 ...106

4.2.7 肩鎖関節 ...108

4.2.8 胸鎖関節 ...109

4.3 　上腕の運動 ...112

4.3.1 さまざまな運動：外転 ...112

4.3.2 内転 ...122

4.3.3 伸展 ...124

4.3.4 屈曲 ...125

4.3.5 回旋 ...126

4.4 　肩部の神経の走行 ...128

4.1 肩部の触診

肩　峰（Acromion）
　肩甲棘から外側に指を動かすと、角張った肩峰の後側縁が突出しているのが触知できる。そこから肩峰の外側縁を前側にたどり、やや丸い前縁を触診する。上腕を引くと、よりはっきりと触れることができる。

　肩峰は、さまざまな構造を見つけだすのに有用な目印である。

肩鎖関節
　前側の肩峰角からほぼ指幅1本分内側に入ったところに、小さなV字形に切痕した肩鎖関節腔を触知できる。これは肩鎖関節の前側である。正確な走行を確認するには、関節腔の後側も探る。肩甲棘の上側縁を指で外側にたどると、鎖骨にいたる。肩甲棘と鎖骨は三角形を形成する。その三角形の先端に前側に向かう小さなV字形の切痕を再び触知できる。関節の走行は、この2つの構造の結合状態で決まる。肩甲帯と胸椎が正常位置にあれば、肩鎖関節は後内側から前外側に走行する。

　肩甲帯を小さく回転運動できれば、定位であることを確認できる。

胸鎖関節
　鎖骨切痕から外側に指を動かすと、突出した胸骨と鎖骨の末端を触知できる。下内側縁には関節腔がある。通常はまったく問題なく触知できるが、肩甲帯を小さく回転運動させるとよりわかりやすくなることもある。

　関節腔は、上内側から下外側に走行する。

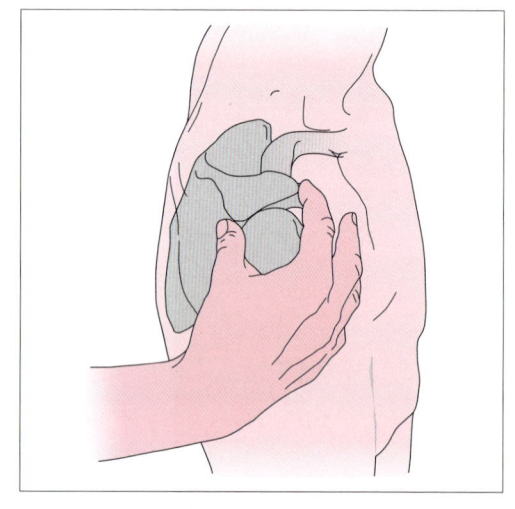

図 4.1　肩峰の触診

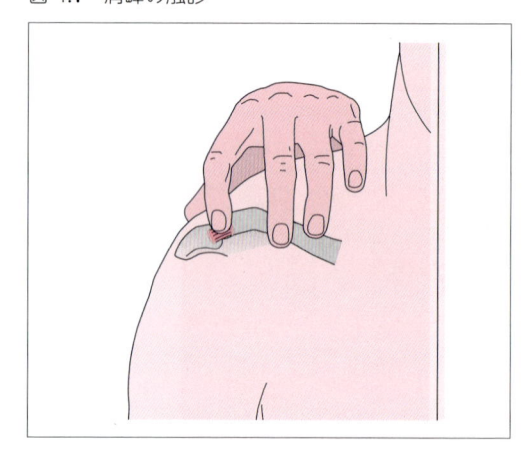

図 4.2　肩鎖関節の触診

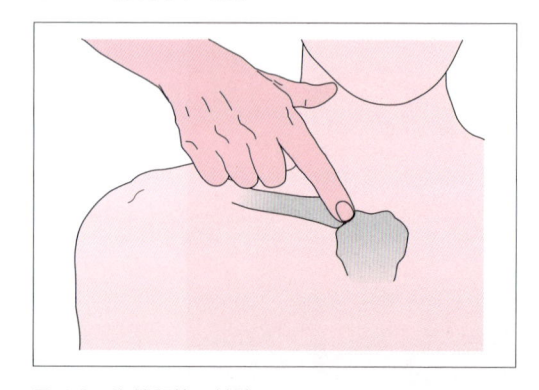

図 4.3　胸鎖関節の触診

烏口突起（Processus coracoideus）

鎖骨下窩に、太く隆起した烏口突起の外側先端を触知できる。

その先端から、**上腕二頭筋短頭**（M. biceps brachii, M. caput breve）および**烏口腕筋**（M. coracobrachialis）が下外方に伸びている。筋を横断して触診すると、烏口突起の先端真下に腱があるのがわかる。烏口腕筋は、部分的に二頭筋に覆われている。烏口腕筋が単関節筋であるため、二頭筋を肘屈曲方向に収縮させないとこの2つの筋は区別できない。

小胸筋（M. pectoralis minor）は下内側に始まり、突起内側縁にいたる。前方突出方向に等尺性収縮させると、小胸筋の位置がわかる。

烏口肩峰靱帯（Lig. coracoacromiale）は、烏口突起の外側縁から前側肩峰角に伸びる。触診では線維の方向と垂直に指を動かす。その際、上腕を下方に引くと触診しやすくなる。

小結節（Tuberculum minus）

前側肩峰角の真下で、烏口突起からほぼ1指幅分外側に小結節の内側縁がある。近位部はほぼ1-1.5指幅で、遠位に行くほど狭くなる。逆に立てた洋ナシの形をしており、長さはほぼ指2本幅である。

これとまったく同じ幅および長さを持つのが**肩甲下筋**（M. subscapularis）の停止である。腱は、弛緩時には線維の走行を横断し、収縮時には内旋方向に走るのが触診できる。上位線維は水平に走行し、下位線維は下側から斜め上に伸びる。

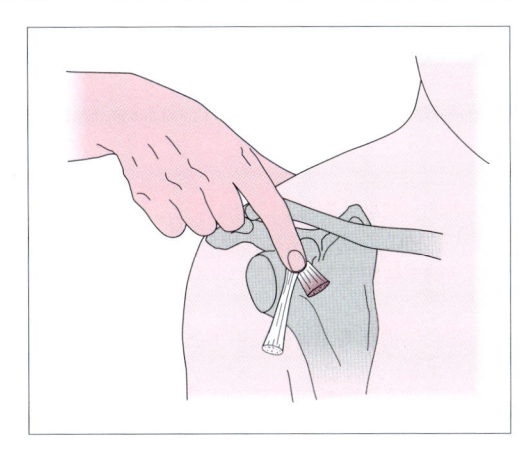

図 4.4 烏口突起

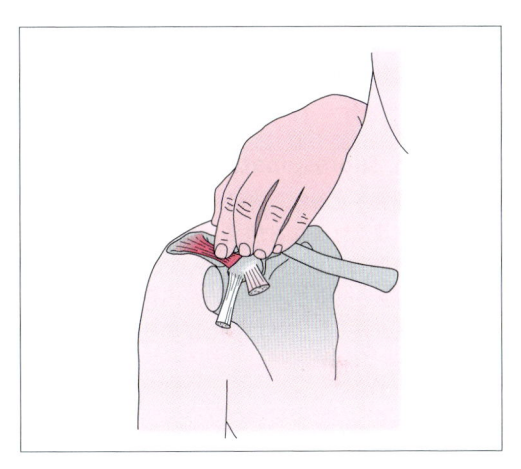

図 4.5 烏口肩峰靱帯の触診

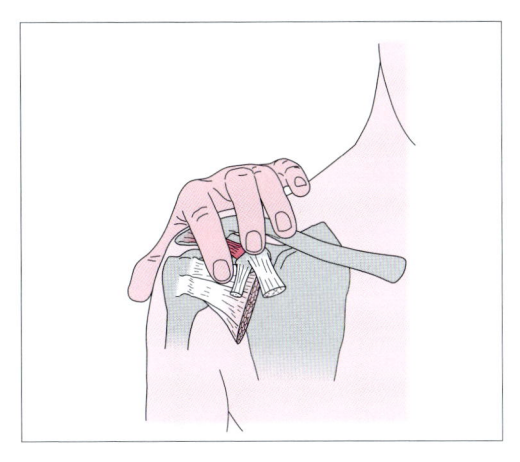

図 4.6 肩甲下筋の触診

結節間溝（Sulcus intertubercularis）

小結節のすぐ外側に結節間溝がある。この溝は二頭筋の腱で満たされているため、はっきりとは触知できない。

他動的に肩を外旋および内旋させると、小結節および大結節の辺縁とともに、両者の間を埋める上腕二頭筋腱を触知できる。

上部には横靱帯および肩甲下筋の腱部が溝の上を走行する。

大結節（Tuberculum majus）

溝の外側には大結節がある。その肩腱板の腱停止は、肩峰の前外側直近と外側直近にあるが、この位置は変性ではない。大結節に触れるためには、上腕の位置を変える必要がある。

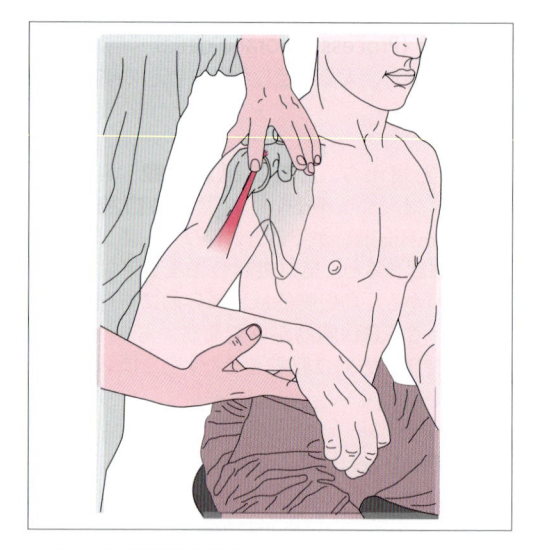

図 4.7　結節間溝の触診

棘上筋（M. supraspinatus）

上腕を伸展させると、結節の上面は前方に来る。棘上筋腱によく見られる病変部は、肩峰角の直前で、外転方向に収縮させると確認できる。さらに最大まで内旋させると、大結節が内側に転位する。停止部は幅、長さともにほぼ1cmである。

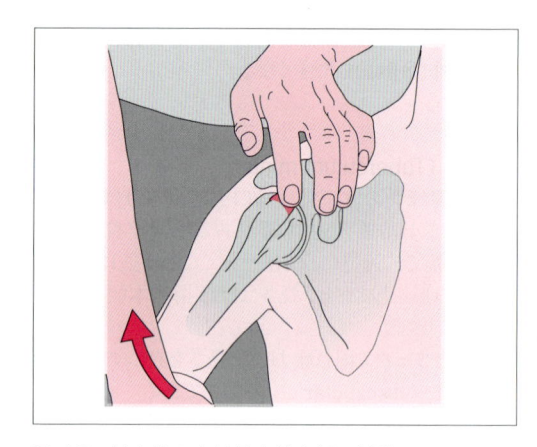

図 4.8　棘上筋の大結節上停止部の触診

棘下筋 (M. infraspinatus)

患者の手を反対側の肩上に置き、その姿勢を維持する。屈曲／内転／内旋させると、肩峰後角下の関節面中央部が下方および外方に来る。触診は肩峰後角から始める。ここからほぼ指2本幅分下方に指を動かすと、固い線維束の腱に触れる。腱はここから関節腔に伸びる。さらにほぼ指2本幅分外側に指を進めると、骨性構造および腱停止を触知できる。腱はここで外旋方向に引っ張られる。腱の幅はほぼ2-3cm。

小円筋 (M. teres minor)

棘下筋停止からやや下方に進むと、下小関節面に小円筋停止がある。両筋の境界は明瞭ではなく、癒合していることが多い。

病理学 最大1cmにおよぶ腫脹や顕著な疼痛があれば、腱損傷が疑われる。診断を確定するには、小円筋を収縮させたり伸張させて、腫脹や疼痛を誘発させてみる。

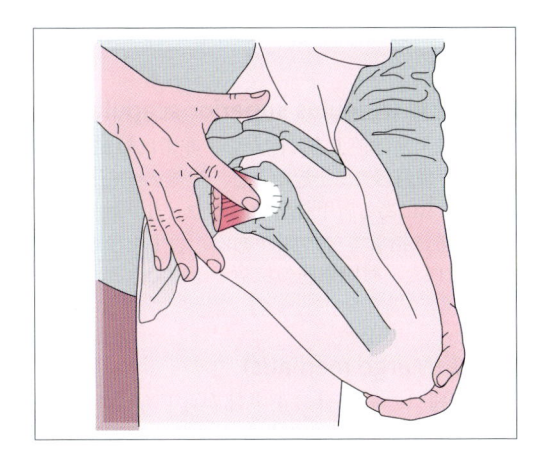

図 4.9 大結節にある棘下筋停止の触診

肩峰下滑液包

滑液包は、肩峰の外側では一部しか触知できない。患者の上腕を60°外転させて、指先を外側から肩峰下に移動させると、もっともうまく滑液包に触れることができる。

触診では、疼痛、腔の狭小化につながる腫脹、上腕運動時の滑動性を評価する。

病理学 滑液包部が粘着していると、肩峰下腔にある上腕骨頭の滑動能が制限される。

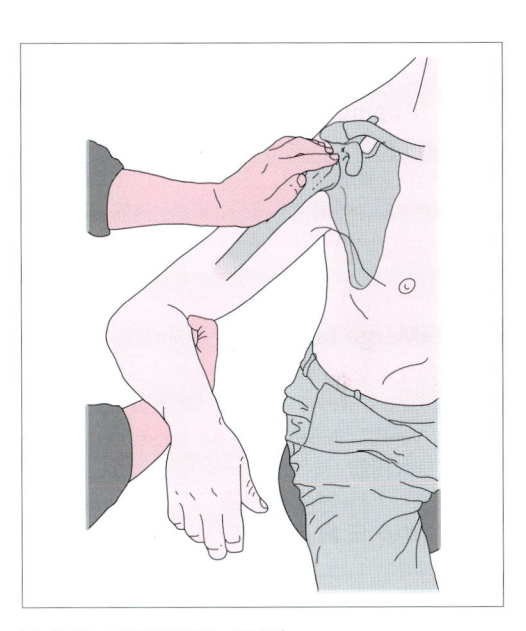

図 4.10 肩峰下滑液包の触診

三角筋粗面 (Tuberositas deltoidea)

肩峰からほぼ母指と示指を広げた幅分離れた上腕骨外側に三角筋停止がある。三角筋の線維はどれも粗面に向かって走行しているため、上腕を抵抗側に外転させれば、停止をうまく見つけることができる。小さな滑液包が1つあり、それが腫大することがある。

ここから指を動かすと、三角筋の起始である鎖骨、肩峰および肩甲棘まで触知できる。

肩甲骨

肩甲骨上角 (Angulus superior scapulae)

　肩甲骨上角は前上方に向かい、非常に触知しにくい。**肩甲挙筋**はここを起始とし、線維の走行を横断したところにある肩甲骨上角のやや上方で触知できる。停止は指2本分の幅がある。肩甲を後頭方向に高く引くと、肩甲挙筋の位置を確認できる。

内側縁 (Margo medialis)

　内側縁は、肩甲棘の正中部から下方に伸びる。内側縁では、僧帽筋の下で菱形筋停止が線維の走行方向に対して縦横に伸びて脊柱にいたるのが触知できる。反対側の耳方向に肩甲を収縮させると、筋走行がより強く緊張するのがわかる。

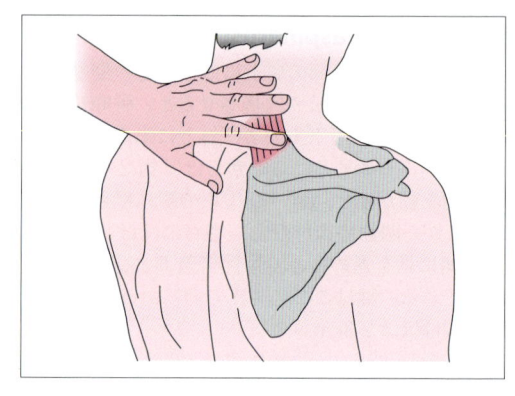

図 4.11　肩甲骨上角の触診

下　角 (Angulus inferior)

　肩甲の下先端には大円筋の起始があり、そこから外方に指を動かすと後腋窩方向に伸びているのが触知できる。伸展／内転方向に大円筋を収縮させると触診しやすい。

外側縁 (Margo lateralis)

　外側縁はいくつかの筋で覆われている。下側から上側に向かって触診できる筋は次のとおり。
- 背側の腋窩にある**広背筋**（M. latissimus dorsi）および**大円筋**（M. teres major）
- 棘下筋の下側にある**小円筋**（M. teres minor）
- 表在する**三角筋**棘部（M. deltoideus, Pars spinalis）

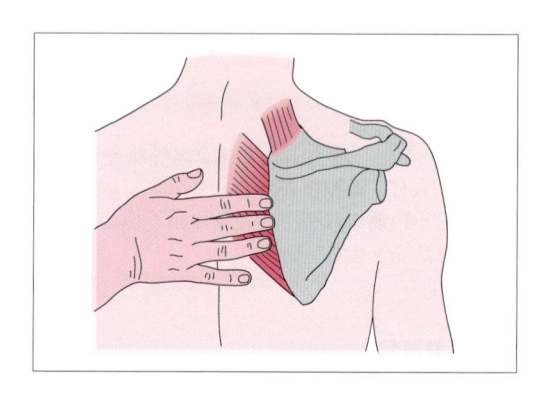

図 4.12　内側縁の触診

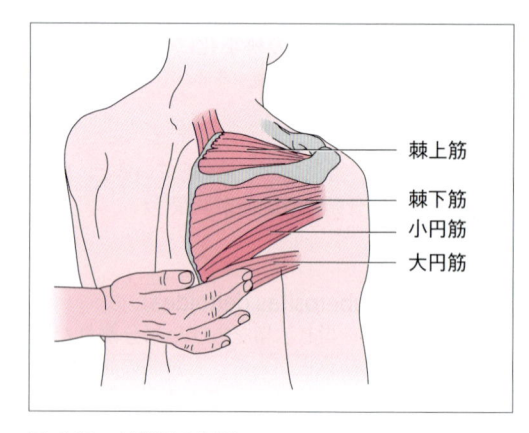

棘上筋
棘下筋
小円筋
大円筋

図 4.13　外側縁の触診

棘上窩 (Fossa supraspinata)

棘上筋は、僧帽筋を通して肩甲棘の上側にある棘上窩で触れることができる。筋から腱への移行部は、肩甲棘と鎖骨が形成する外側角にある。棘上筋を中間位（ゼロポジション）から外転方向に収縮させると、位置を確認しやすい。

棘下窩 (Fossa infraspinata)

棘下筋は、肩甲棘下の比較的大きな窩で触れることができる。外旋方向に収縮させると、棘下筋はこの部位でうまく表出する。

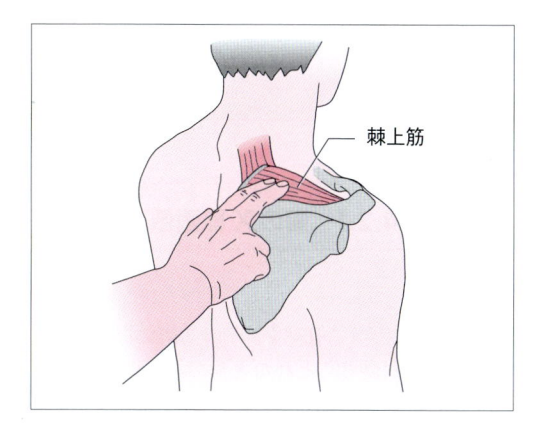

図 4.14 棘上窩の触診

肩甲骨の肋骨面 (Facies costalis scapulae)

最大に屈曲または外転させると、肋骨面の外側部に触れることができる。肋骨面は外方に移動し、胸郭から離れる。すると肩甲下筋の一部を触診できるようになる。

内側から肋骨面を探るには、指先を内側縁から肩甲骨に移動させる。その際には、上腕を内旋させておく。

腋窩前壁

腋窩前壁は、**大胸筋**（M. pectoralis major）によって形成される。上腕をやや外転させて、指を鎖骨および胸骨から大結節稜の方向に動かして筋を触知する。

上腕−肩−後頭下筋群はいずれも、起始、停止および走行のどの部分でも触知できる。

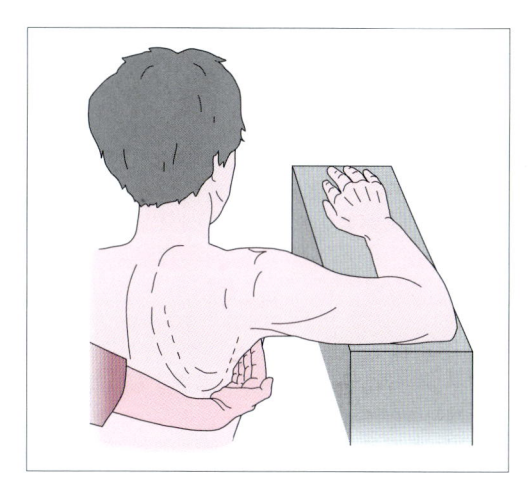

図 4.15 肩甲骨肋骨面の触診

上腕二頭筋（M. biceps brachii）
上腕三頭筋（M. triceps brachii）
僧帽筋（M. trapezius）
前鋸筋（M. serratus anterior）
胸鎖乳突筋（M. sternocleidomastoideus）
斜角筋（M. scaleni）
鎖骨下筋（M. subclavius）

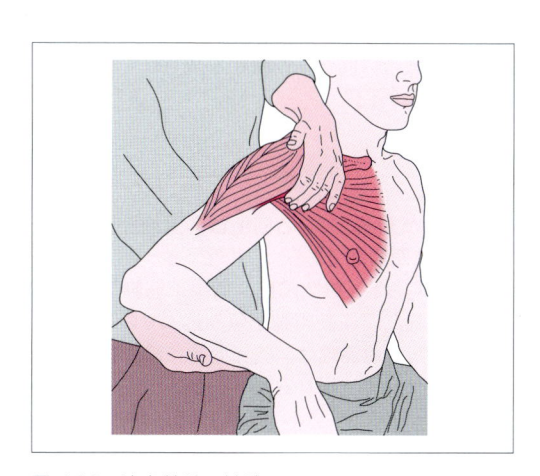

図 4.16 腋窩前壁の触診

4.2 肩の機能解剖学

4.2.1 肩のX線画像

前後像

肩関節に関係する骨部を評価する際には、たとえば上腕骨頭が調和のとれた丸形である、骨梁構造の配置が正常である、緻密骨厚が2-4mmであるなど、解剖学上の標準を基準とする。
次の関節測定値を評価する。
- 肩峰から上腕骨までの距離：およそ9mm
- 肩甲上腕関節関節腔の幅：4-6mm、肩鎖関節：2-4mm

病理学 棘上筋腱にはカルシウムが蓄積することが多い。これはX線前後像上で、肩峰と大結節の間の顕著な高濃度領域として認められる。

体軸横断像

肩を90°外転させて下方から撮影すると、関節窩と上腕骨頭の関係が見える。
肩甲上腕関節および肩鎖関節を見ると、狭小化や、骨棘形成がわかる。

病理学 肩関節炎があると、肩峰前縁に烏口肩峰靱帯に向かう骨棘が形成されて、肩峰下腔が狭小化する。

関節造影

造影剤が充満している箇所は、関節腔と、これに対応する関節窩である。
前後像を見ると、腋窩陥凹、肩甲下筋腱下包、滑液鞘が上腕二頭筋長頭腱を包み込んでいるのがわかる。上腕二頭筋腱は、結節間溝に映る2本の造影剤のラインとして現れる。

病理学 棘上筋腱が断裂すると、滑液包と関節腔がつながり造影剤が拡散する。

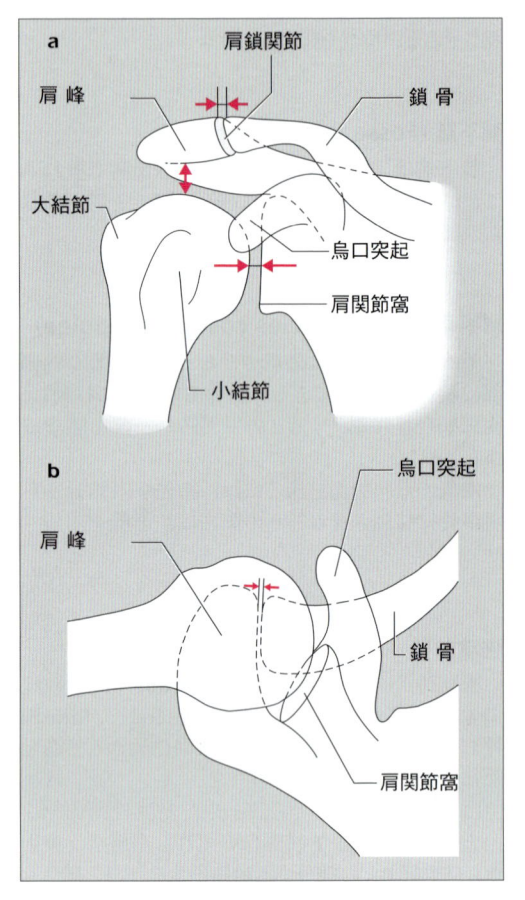

図 4.17　右肩部のX線画像：
a　前後像、b　体軸横断像

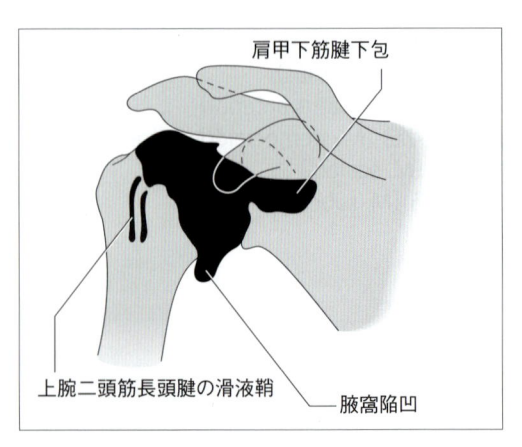

図 4.18　肩の関節造影

4.2.2 上腕の可動域と運動に関与する関節

　上腕が広範に運動するためには、複数の関節が協調しなければならない。体幹と上腕は、3つの解剖学的関節（解剖学的に「真の関節」）と2つの機能的関節（解剖学的に「正当ではない関節」）によって互いに結合している。

— *肩甲上腕関節*（解剖学的関節）および*肩峰下滑液包*
— *肩鎖関節*および*胸鎖関節*（解剖学的関節）ならびに*肩甲胸郭結合*
— 上腕をまっすぐに動かすためには、肩が様々な関節を有するほかにも、*肋骨の可動性、脊柱の直立性および運動性*なども重要な役割を担う。

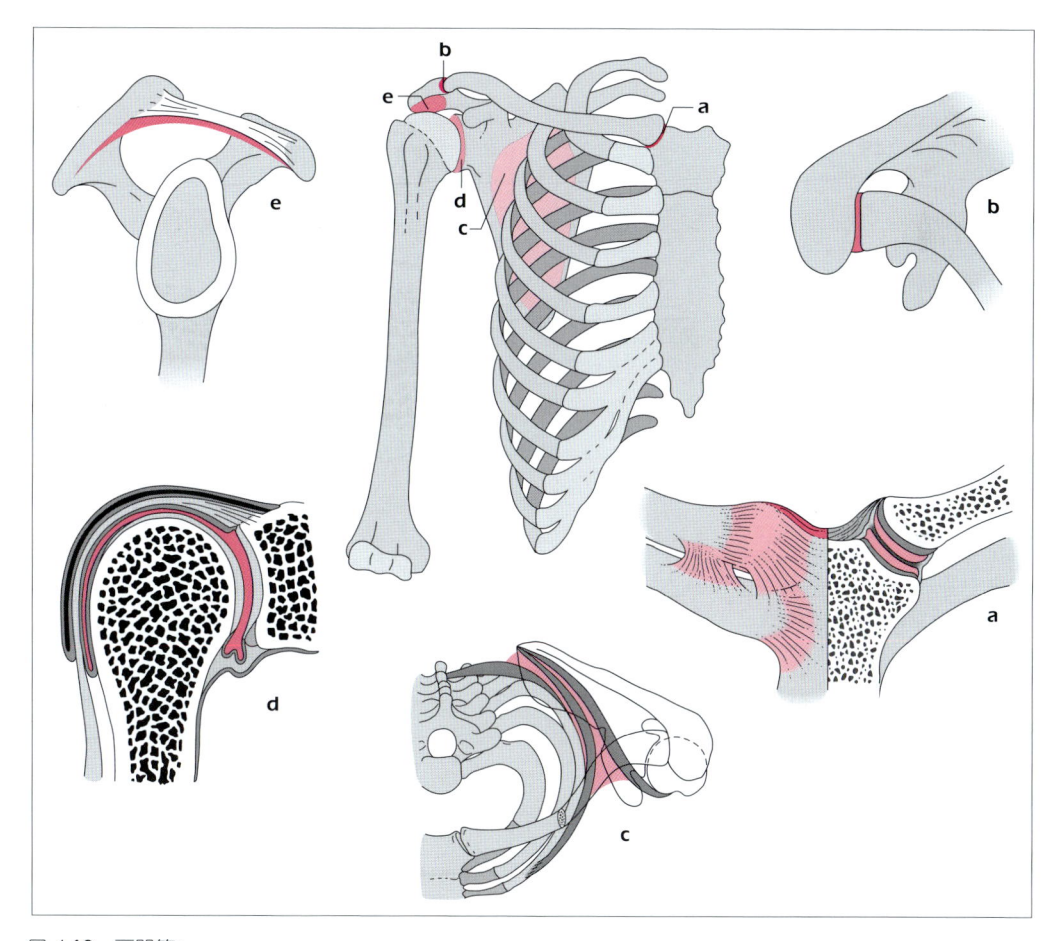

図 4.**19**　肩関節：
a　胸鎖関節
b　肩鎖関節
c　肩甲胸郭結合
d　肩甲上腕関節
e　肩峰下滑液包

4.2.3 肩甲上腕関節

肩甲上腕関節は、関節上に伸びる筋および靱帯構造の平衡をとりながら安定させるという力学上決定的な役割を担う関節である。

上腕骨頭（Caput humeri）
― 軟骨層は中心部で最も厚い
― 上腕骨体長軸に対する傾斜角は45°
― 遠位上腕骨の内外側上顆横軸に対する後傾角は40°

肩関節窩（Cavitas glenoidalis）
― 軟骨面は中心部で薄く、外側にいくほど厚い
― 肩関節唇が関節窩の骨性縁に固定され、関節面を拡大させている
― 垂直線に対する頭側への傾斜角は15°
― 10°後傾
― 面積は上腕骨関節面の4分の1

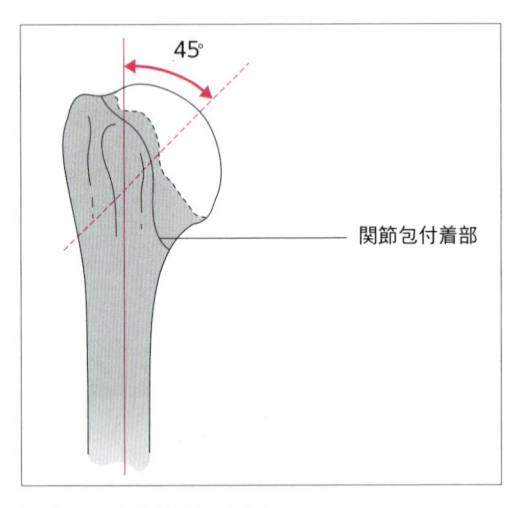

図 4.20　上腕骨頭の傾斜角

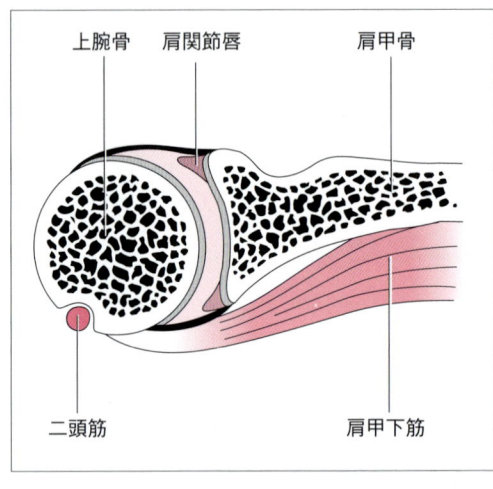

図 4.22　肩関節唇

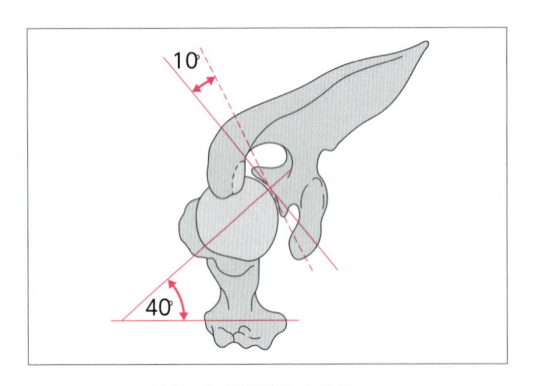

図 4.21　上腕骨および関節窩の後傾

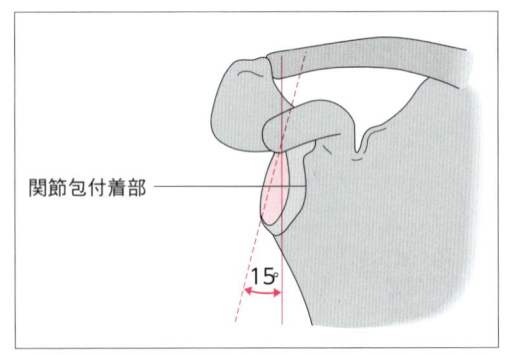

図 4.23　肩関節窩の傾斜角

関節包

　肩関節が大きく運動するためには、関節包が弛緩し、腋窩下部の伸展性があることが必要である。腋窩下部、すなわち肩甲下筋の下側にある、肩甲下筋腱下包は滑液嚢縁として肩甲下筋を覆い前側にある。肩甲下筋腱下包は烏口腕筋包と結合することが多い。

　関節包は、肩甲で肩関節唇と癒合している。そのうち滑膜層は肩関節唇の遊離縁で、線維層はその基底で癒合している。

　関節包は、上腕骨解剖頸に固定されており、前側は肩甲下筋腱と、上側は棘上筋腱と、後側は棘下筋腱および小円筋腱と癒合している。

- 中間位（ゼロポジション）では、上側の関節包部が緊張し、腋窩陥凹にヒダができる
- 約45°外転させると、上下両側の関節包部が弛緩する
- 90°外転させると、上側部は顕著に弛緩するが、下側は緊張する

■ 病理学　炎症がある場合や、長期にわたり上腕を保護姿勢で維持している場合は、腋窩陥凹が癒着することがある。屈曲および外転時には関節包が完全に伸張する必要があることから、腋窩陥凹が癒着しているとこうした運動が大きく制限される。　■

■ 実践のヒント　集中的に関節モビライゼーションを実施すれば、関節包の癒着部を解放できる。たとえば外転および屈曲を抑えて下方に関節モビライゼーションを行うとよい。　■

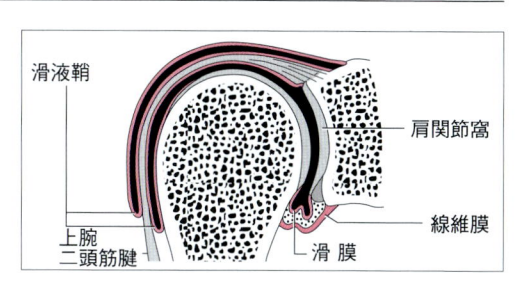

図 4.24　関節包

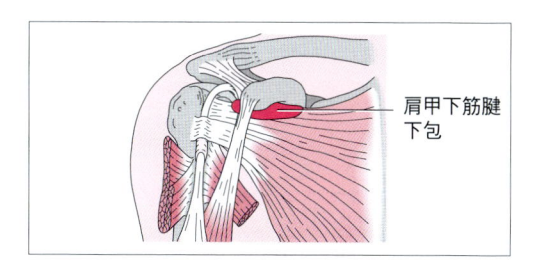

図 4.25　肩甲下筋腱下包

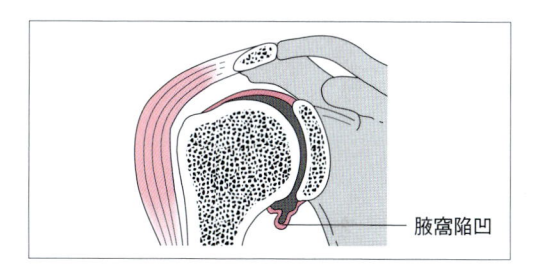

図 4.26　腋窩陥凹

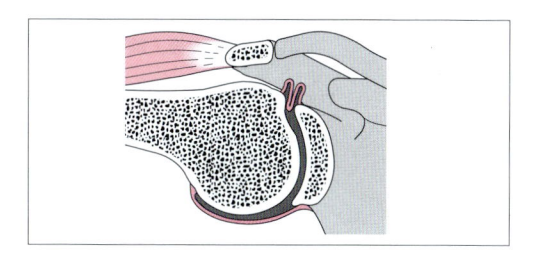

図 4.27　腋窩陥凹のヒダ伸張

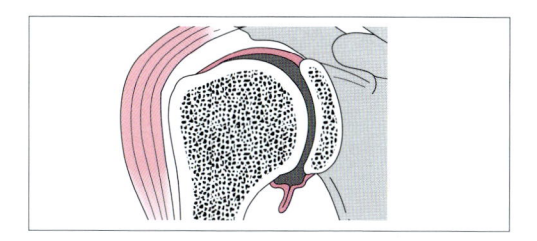

図 4.28　腋窩陥凹の癒着

栄養を供給する動脈

関節包に栄養を供給する動脈は、主に*後上腕回旋動脈*（A. circumflexae humeri posterior）および*前上腕回旋動脈*（A. circumflexae humeri anterior）である。両者は関節包のほか、肩腱板も栄養する。どちらの動脈も数多くの吻合を形成している。

神経支配

関節包ならびに周囲の腱および筋は、C5-C7 の神経根から出る神経線維のネットワークで支配されている。

主な神経は、**腋窩神経**（N. axillaris）および**肩甲上神経**（N. suprascapularis）である。前上方部には**筋皮神経**（N. musculocutaneus）が、関節包前方には**肩甲下神経**（N. subscapularis）が、それぞれ小さな神経枝を出している。

線維膜は数多くの受容器を有し、その主なものは機械的受容器と自由神経終末である。

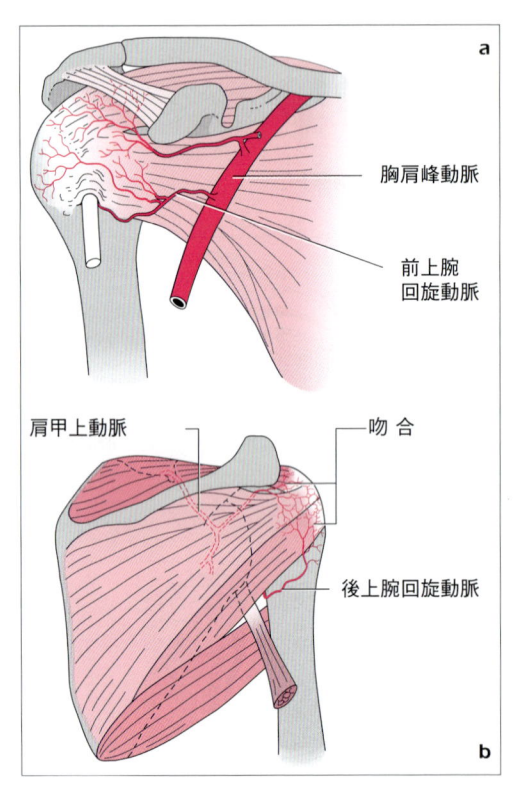

図 4.29　関節包およびその周囲に栄養を供給する動脈
a　前面
b　後面

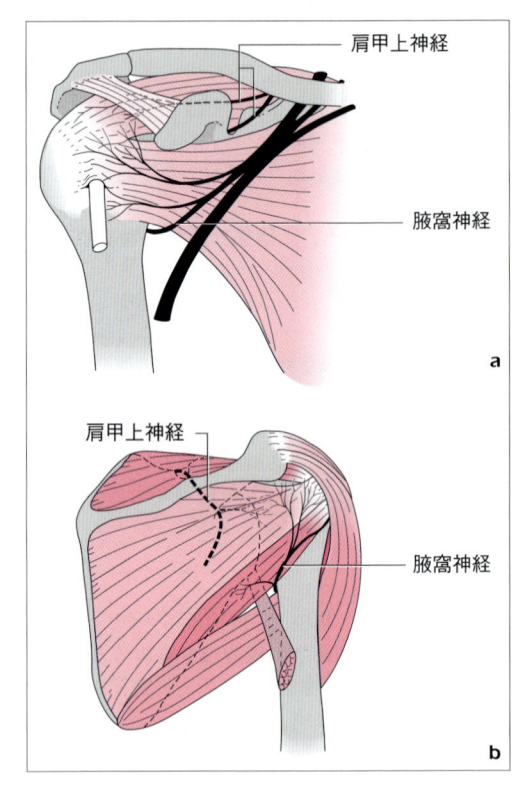

図 4.30　関節包の神経支配：
a　前部
b　後部

靱　帯

関節包の上側および前側は、線維膜と癒合した靱帯によって補強されている。

烏口上腕靱帯（Lig. coracohumerale）

烏口上腕靱帯は、2つの部分に区分できる。1つ目は、烏口突起基底の外側縁から出て小結節にいたる部分であり、2つ目は、大結節から出て、烏口肩峰靱帯にいたる部分である。両者は結節間溝の近位部を通過する際に交通する。

烏口上腕靱帯は、棘上筋と肩甲下筋の間にある関節包の間隙を閉じる。

機　能：烏口上腕靱帯は、関節包を安定させる機能を持ち、上腕を下ろしたときに上腕骨頭が関節窩から落ちないようにする。そのほか、屈曲と内転を制限すると共に、外旋時の内転角を90°に抑える。

関節上腕靱帯（Lig. glenohumerale）

関節上腕靱帯は非常に薄く、関節包と癒合している。この靱帯は次の3つの部分からなる。
- 上部は関節窩の骨と軟骨の境界から出て、上腕二頭筋長頭腱の直前を走行し、小結節の真上にある骨頭窩にいたる。肩甲下筋腱に覆われる。
- 中部は、通常は十分に発達しておらず、上部靱帯に隣接する関節唇から出て、肩甲下筋腱下の小結節内側にいたる
- 下部は中部靱帯の下側を走行し、肩甲下筋と上腕三頭筋の間にある関節包を補強する

機　能：関節上腕靱帯は、あらゆる靱帯部を緊張させて外旋を制限する。骨頭の下方への亜脱臼を防ぐ。下部靱帯は、特に外転および外旋時に前側を安定させる役割を担う。

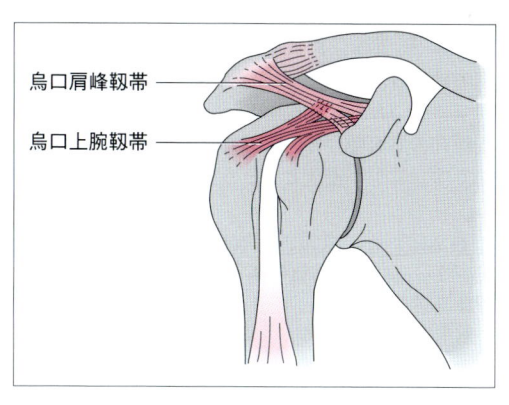

図 4.31　烏口上腕靱帯

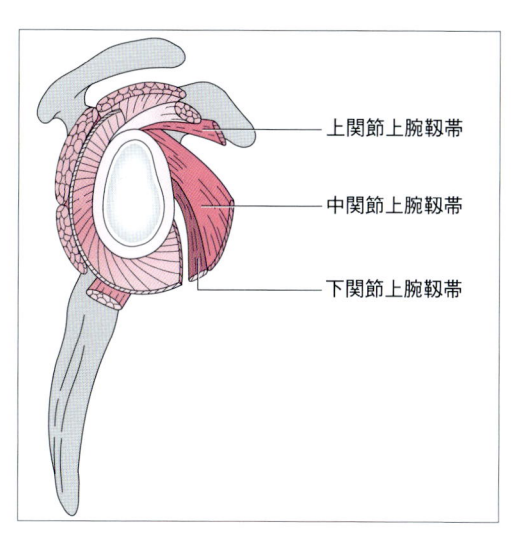

図 4.32　関節上腕靱帯

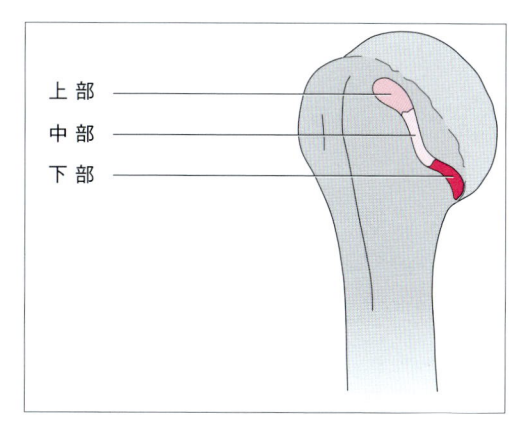

図 4.33　上腕骨にある関節上腕靱帯停止

病理学 関節包周囲の靱帯は、あまり強靭ではない。高齢者の標本を見ると、線維膜と区別できないものもある。こうしたことから、靱帯弛緩傾向のある場合や、投擲種目などある種のスポーツでは、肩が不安定となるのも理解できることである。

通常は、肩が習慣的に脱臼する場合、関節を安定させるために、前側の靱帯および腱を外科的に治療する必要がある。

実践のヒント 肩が不安定な場合は、肩関節を安定させるために、関節包靱帯部と直接結合する肩腱板を集中的に訓練する。

烏口肩峰靱帯 (Lig. coracoacromiale)

烏口肩峰靱帯は、烏口突起の外側面から出て肩峰角前方にいたるが、一部は肩峰下側に向かい肩鎖関節にいたる。烏口突起部は非常に幅広で、中央に小さな縦溝を有する。

二頭筋の短頭線維には、この靱帯まで伸びるものもある。

機能：肩峰の一部を形成し、烏口上腕靱帯と結合して下方への亜脱臼を防ぐ。

病理学 肩峰下腔が狭小化した慢性インピジメント症候群に対しては、肥厚した構造にスペースを与えるために、烏口肩峰靱帯を縦分割または切断する。

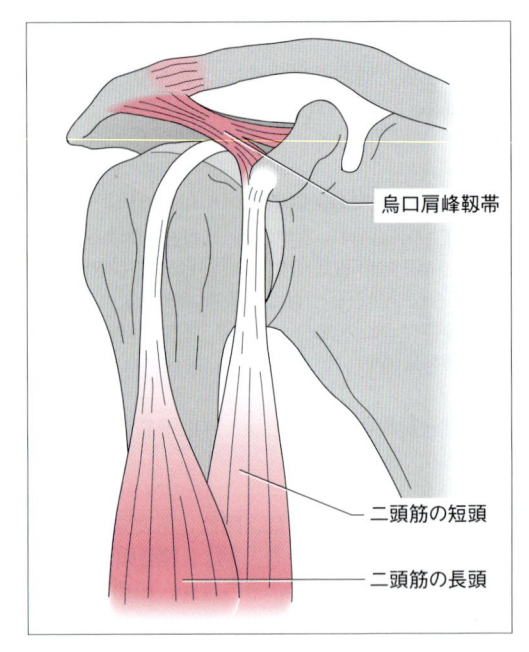

図 4.34　烏口肩峰靱帯

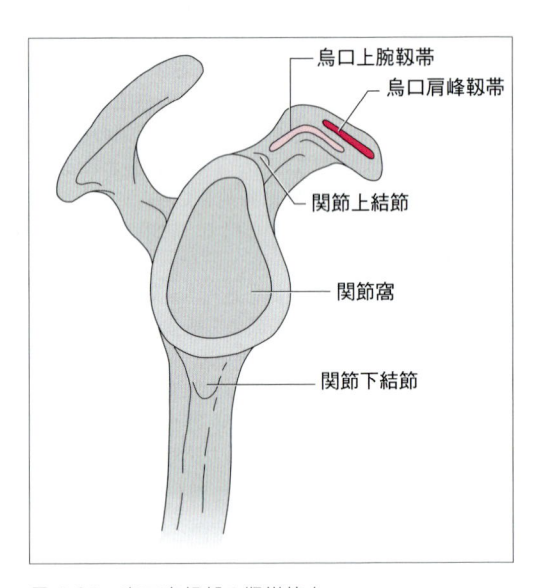

図 4.35　烏口突起部の靱帯停止

4.2.4 肩峰下滑液包

上腕骨頭と肩峰アーチの間は、本来の関節ではない。ただしこの部位では多くの変性過程が起こるという点で重要である。

肩峰アーチの構成は次のとおり。
- **肩　峰**（Acromion）
- **烏口突起**（Processus coracoideus）
- **烏口肩峰靱帯**（Lig. coracoacromiale）

肩峰下腔には、肩峰下滑液包、棘上筋腱、棘下筋腱の一部、上腕二頭筋長頭腱、関節包および靱帯の上側部がある。

肩峰下滑液包（Bursae subacromialis）と三角筋下滑液包（Bursae subdeltoidea）

肩峰下滑液包は、肩峰アーチの下にあり、肩鎖関節にいたる。

三角筋下滑液包は、上腕骨頭、三角筋および棘下筋と棘上筋の停止腱間に伸びている。この3者は互いに連結している。

滑液包の最も外側にある層は、外膜と称される。表層は上側で肩峰と癒合し、深層は肩腱板および上腕骨と癒合する。その間に薄い滑液膜が存在する。滑液包は、肩峰アーチと腱板間に発生する摩擦を防ぐ。上腕を動かすと表層は固定されたままで、下層が反対に移動する。

病理学　滑膜層が問題なく滑動することが運動の前提である。肩峰下腔が狭小化していると、運動によって滑膜包組織が圧迫されて微細外傷が発生する。滑液包が刺激され浮腫が形成されると、これに反応して肩峰下腔がさらに狭小化されるという悪循環が生まれる。滑液包の著しい肥厚は、肩峰下腔狭窄徴候の原因となるおそれがある。■

実践のヒント　下方に牽引すると、肩峰下構造への負荷が軽減されて疼痛を緩和できる。■

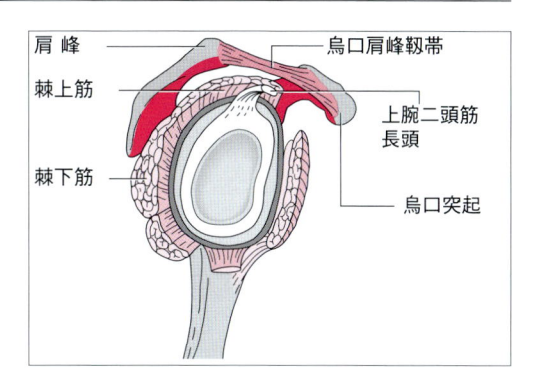

図 4.36　肩峰下滑液包

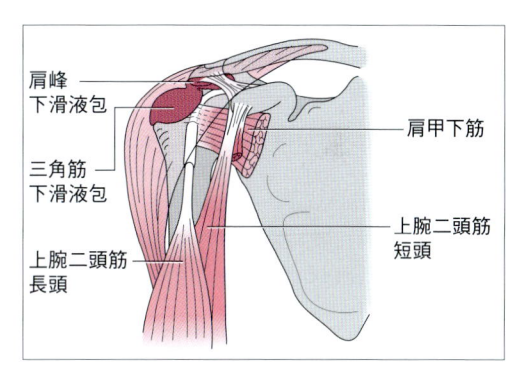

図 4.37　肩峰下部の滑液包

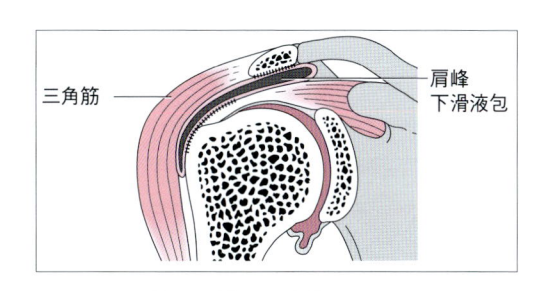

図 4.38　肩峰下滑液包の固定部

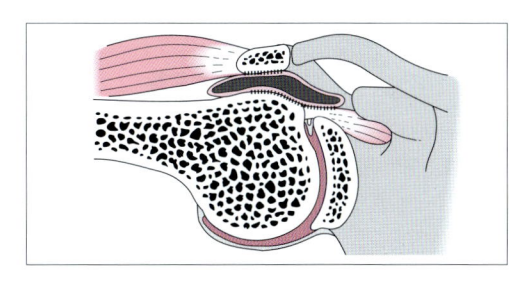

図 4.39　外転時の滑液包層の移動

4.2.5 肩甲胸郭結合

標準姿勢では、肩甲骨は第 2-7 肋骨に達し、肩甲棘は Th3 の高さにある。

後側から見ると、肩甲骨はやや外側に傾いている。内側縁は棘突起列に対して 3-5° の傾斜で走行する。

肩甲を静止した姿勢では、胸郭が原因で前方に向き、上から見たときの前面との傾斜角が 30° となる。鎖骨は、肩甲骨に対して 60° 傾斜している。

上から見た場合、肩甲骨は胸郭が原因で前方に 20° 傾いている。

病理学 肩甲帯の位置が変わると、傾斜角も変わる。たとえば、肩を前方に牽引すると、外側から見た肩甲傾斜角は 20° を超えて、下角は明らかに胸郭から離れる。これと同じく、鎖骨と肩甲の傾斜角も 60° を下回る。■

肩甲胸郭結合は、次の2つの**滑動部**に区分される。
− 肩甲下筋と前鋸筋の間の滑動部。この溝部は外側が開いている。
− 前鋸筋と胸部筋膜の間の滑動部。内側縁側は開いている。

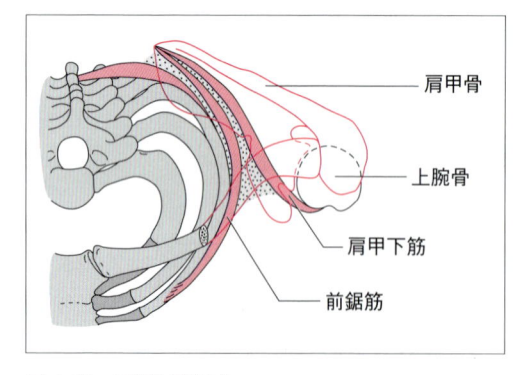

図 4.**41** 肩甲胸郭結合

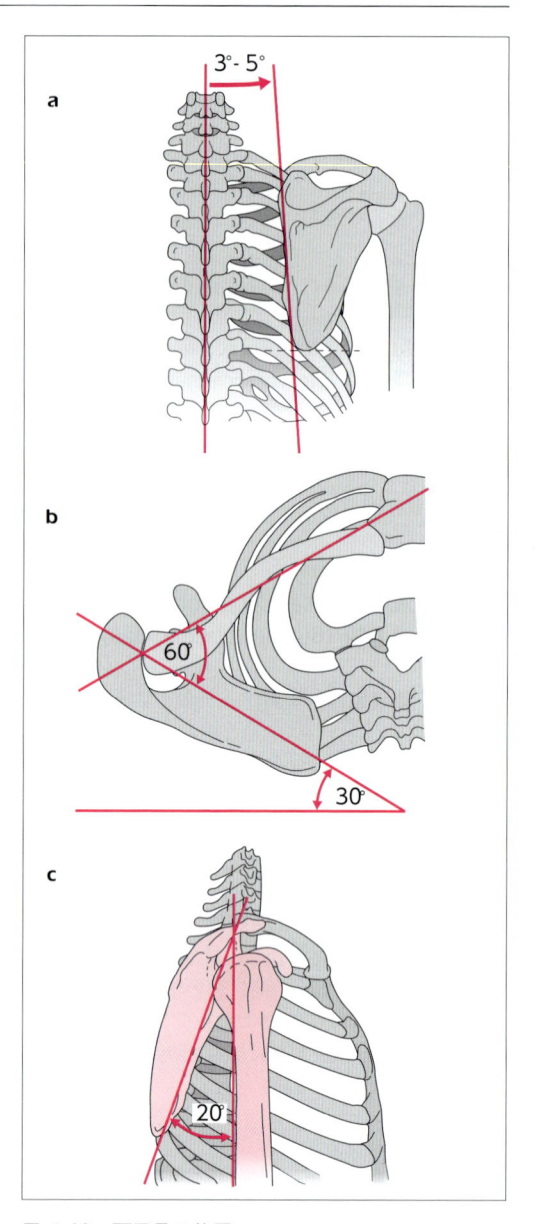

図 4.**40** 肩甲骨の位置
a 肋骨および胸椎との位置関係（後から見た図）
b 胸郭および鎖骨との位置関係（横断面）
c 胸郭との位置関係（外側から見た図）

肩甲骨の運動

上方回旋

上方回旋とは、肩甲骨が外側に旋回することをいう。回旋軸は、肩甲面に対して直角で、肩甲棘下部のほぼ中央に位置し、運動とともに下方に移動する。

回旋域は全体で60°。回旋時には下角がほぼ10cmほど外側に寄る。上角は、その4分の1ほど下内側に移動する。

上方回旋は非常に重要な肩甲骨の運動であり、上腕の外転時にも屈曲時にも同時に起こる。

挙上/下制

挙上方向への運動は上方への移動のことで、移動距離はほぼ10cmである。下制は、文字通り下方向への運動で、可動域はせいぜい3cmほどである。

内転/外転

内転時には、脊柱の内側縁が近寄る。この運動では、同時に肩甲帯が後退する。鎖骨と肩甲骨間の傾斜角は、ほとんど大きくならない。

肩甲骨が外転すると、肩甲帯が前方に牽引される。

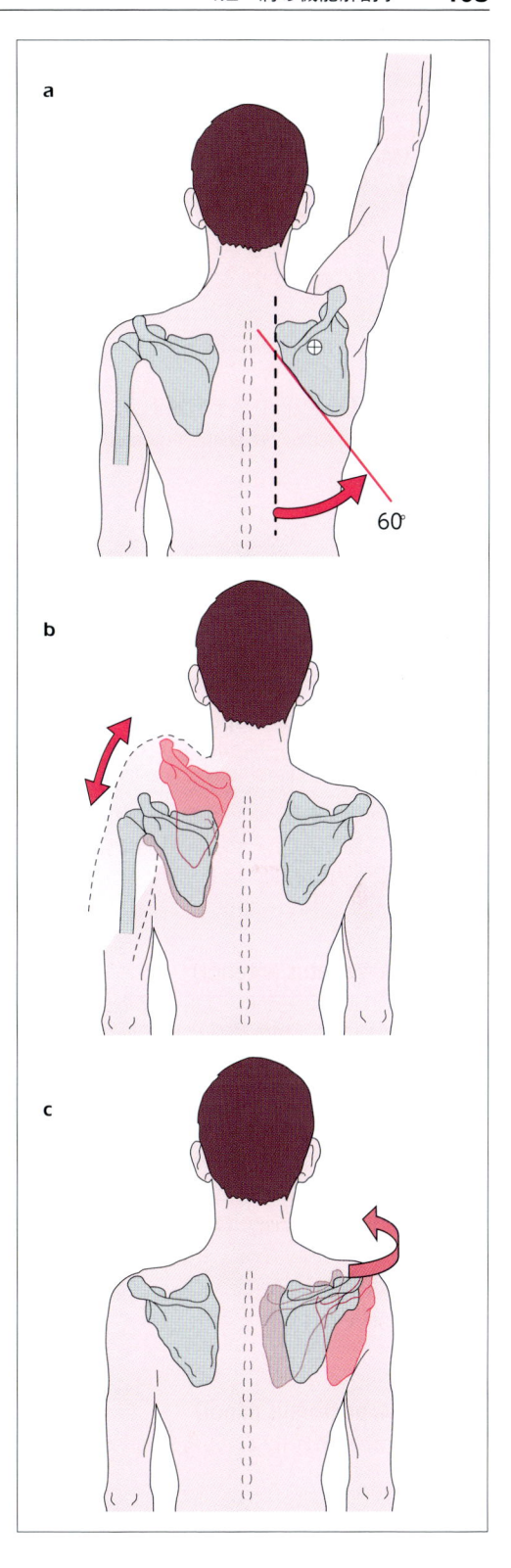

図4.42 肩甲骨の運動
a 上方回旋
b 挙上/下制
c 内転/外転

4.2.6 肩甲筋群

僧帽筋（M. trapezius）
- **上 部**：肩峰を内側上方に引いて、肩甲骨を外旋させ、関節窩を外側上方に移動させる
  頸椎部：肩甲帯が固定されているときは、伸展および同側へ側屈させ、頭部を対側に回転させる
- **中 部**：肩甲骨を胸郭に押さえつけて、内側縁を脊椎側に引く
- **下 部**：肩甲棘の正中部を内側下方に引き、この部位を外方向への旋回のための一種の固定端とする

菱形筋（M. rhomboidei）
大小の菱形筋は、肩甲骨を内側上方に引き、肩甲が胸郭に固定されやすいようにする。

肩甲挙筋（M. levator scapulae）
肩甲骨の中央部を上方に引く。肩甲骨が上方回旋するときには、反対に弛緩する必要があるが、これが大きな問題である。というのも、肩甲挙筋は短縮傾向のある筋であり、その上、外側に旋回しようとする肩甲骨を内旋方向に戻そうとするからである。

前鋸筋（M. serratus anterior）
- **上 部**（Pars superior）は前鋸筋の上半部で、上角まで伸びる。この部分は、平坦な下部とは異なり厚い筋腹で、肩甲を下方回旋させる作用を持つ。
- **中 部**（Pars medialis）は非常に幅広で、ほぼ水平に内側縁まで伸びる。肩甲骨を胸郭に固定する役割は、主にこの部位が担う。
- **下 部**（Pars inferior）は、斜めに上行して下角にいたる線維からなる。上部と拮抗的に作用して、肩甲骨を上方回旋させる。全部位が収縮すると、肩甲骨は外転する。

小胸筋（M. pectoralis minor）
肩甲骨を前下方に引いて、下角を胸郭から突出させる。

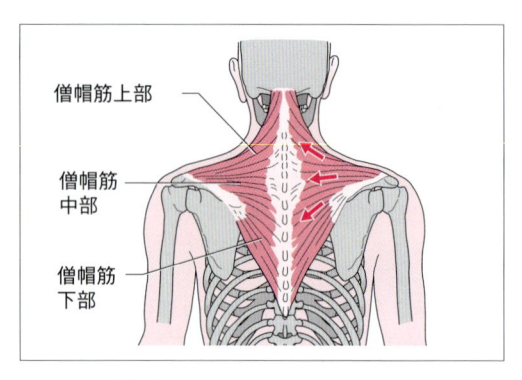

図 4.43　僧帽筋

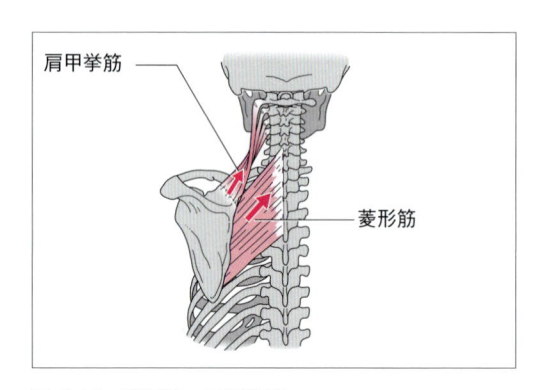

図 4.44　菱形筋、肩甲挙筋

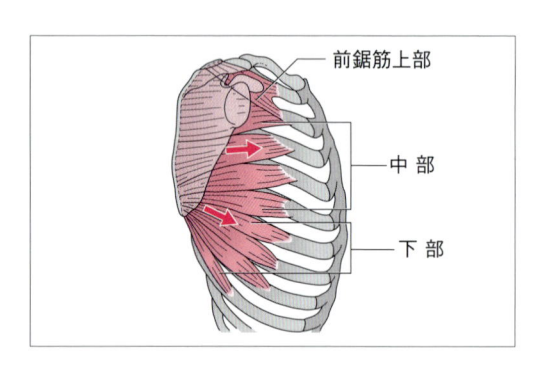

図 4.45　前鋸筋

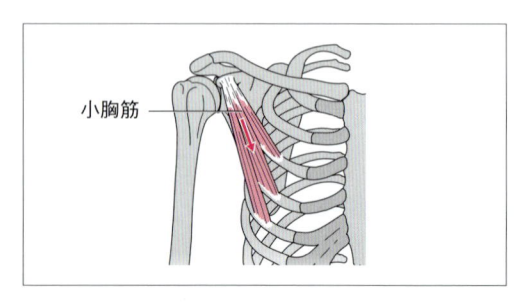

図 4.46　小胸筋

拮抗筋

　肩甲骨と体幹の間には8つの筋連結が存在し、肩甲骨の位置決定および肩甲骨運動の協調に重大な役割を担う。この8つの連結は拮抗する2つずつの筋群に区分され、**拮抗筋**と称される。一方の筋が収縮すると、もう一方の筋は弛緩できなければならない。
- 肩甲挙筋と僧帽筋下部は、挙上と下制で拮抗する。
- 前鋸筋上部および中部と僧帽筋中部は、外転と内転運動で拮抗する。
- 小胸筋と僧帽筋上部は、肩甲骨の前下方と後上方への移動で拮抗する。
- 菱形筋と前鋸筋下部は、肩甲骨の上方と下方回旋運動で拮抗する。

　こうした拮抗作用が平衡しており、双方に減弱も短縮傾向も見られなければ、肩甲骨は胸郭上の至適位置にあり、上腕と肩甲帯の運動も協調される。

実践のヒント　筋群が減弱していると、過度の拮抗を処理できなくなる。たとえば肩甲挙筋が過度に緊張している場合は、まずその緊張を解消してから相対する筋を訓練する。

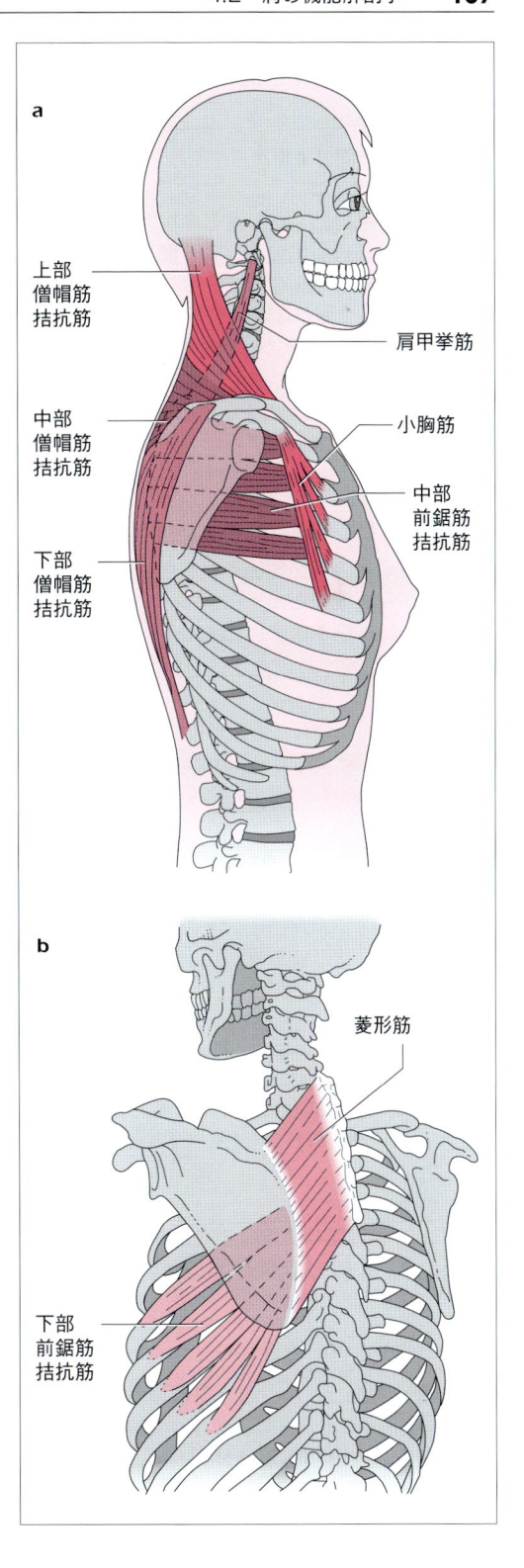

図 4.**47**　肩甲骨の拮抗筋：
a　肩甲挙筋－僧帽筋
　　小胸筋－僧帽筋
　　前鋸筋－僧帽筋
b　菱形筋－前鋸筋

4.2.7 肩鎖関節

- 肩峰の**関節面**は平坦からやや凸状であり、鎖骨の関節面も同じである
- 関節間の連結と圧力伝達をうまく行なえるよう、関節円板が付いている。この**関節円板**は不完全であることが多い。
- **関節腔**は、上面から見ると後内側から後前方に走行し、前側から見ると下内方に走行する。
- **関節包**は、下部まで厚くて固く、肩鎖靱帯と癒合している。三角筋および僧帽筋の一部線維が関節包に伸びている。

■ 実践のヒント　円背になると肩甲骨が外転方向に移動するため、肩鎖関節が矢状面に向くようになる。したがって、関節モビライゼーション施行前には、現状の関節の向きを確認しておくこと。■

靱帯

肩鎖靱帯（Lig. acromioclaviculare）は、鎖骨と肩峰を結合する。

烏口鎖骨靱帯（Lig. coracoclaviculare）は、鎖骨の下縁に起始し、烏口突起の基底に停止する。2つの部位に区分できる。
- *円錐靱帯*（Lig. conoideum）は、烏口突起の後内側に固定され、隆起する円錐靱帯結節に近づき鎖骨に停止する。
- *菱形靱帯*（Lig. trapezoideum）は、烏口突起内側にある円錐靱帯の前側から前外方に走行して、鎖骨下側の線状隆起である菱形靱帯線にいたる。菱形靱帯は、円錐靱帯よりも長く強靱である。

この2つの靱帯は、鎖骨を安定させて肩甲骨に押さえつけ、前方および横方向に移動するのを防ぐ。

運動

肩甲帯の運動は、烏口鎖骨靱帯および肩鎖靱帯によって制限される。運動には3つの軸がある。
- 前後運動：肩甲帯の前進および後退
- 上下運動：挙上および下制（この運動はあまり顕著ではない）
- 肩甲骨の縦軸の周りの回旋

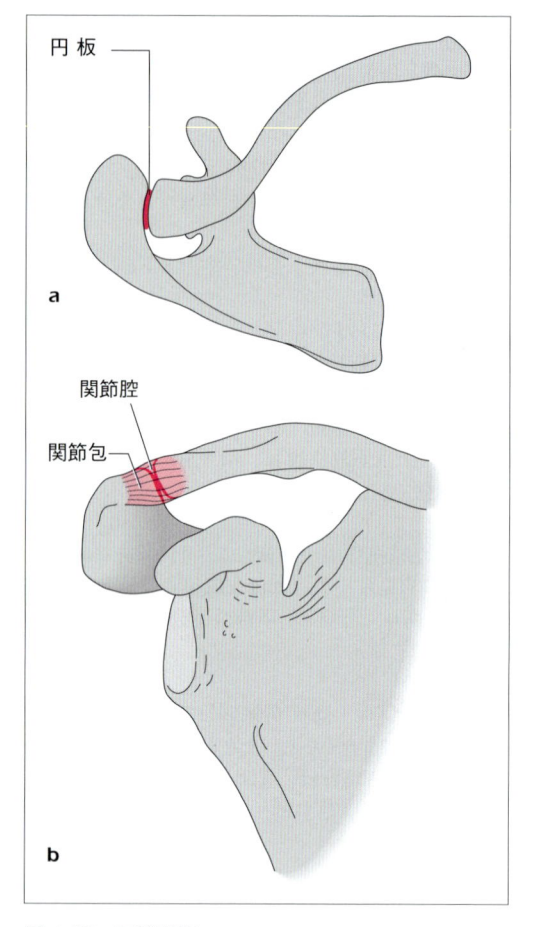

図 4.48　肩鎖関節
a　上面
b　前面

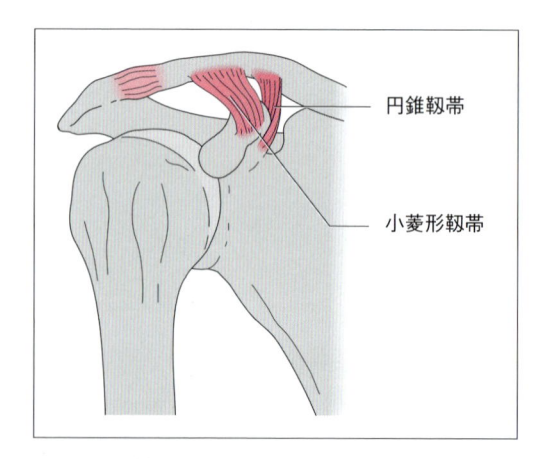

図 4.49　外側鎖骨部を結合する靱帯群

4.2.8 胸鎖関節

- **関節面**：鎖骨の胸骨端は鞍状で、長い軸が上下方向に、短い軸が前側から後方に伸びており、これと一致する関節面が胸骨に見られる。このほかに鎖骨下側縁には第1肋骨に向いた小さな関節面がある。
- **関節円板**：周囲が関節包と癒合している。関節自体の軸周囲を回旋運動できるように、形の不一致を均す。
- **関節の位置方向**：水平面に対してほぼ40°傾斜し、後方にやや（約20°）傾いている。後上内側から前下外側に伸びている。

靱帯
- **前胸鎖靱帯**（Lig. sternoclavicularis anterior）および**後胸鎖靱帯**（Lig. sternoclavicularis posterior）は、関節包の前側および後側を補強しており、前側の靱帯の方が強靱である。
- **肋鎖靱帯**（Lig. costoclavicularis）は第1肋骨の関節腔外側に起始し、鎖骨下側に停止する。肋鎖靱帯の後側の線維は、後胸鎖靱帯と結合する。挙上を制限する。
- **鎖骨間靱帯**は、胸骨の上側で左右の鎖骨を結合している。

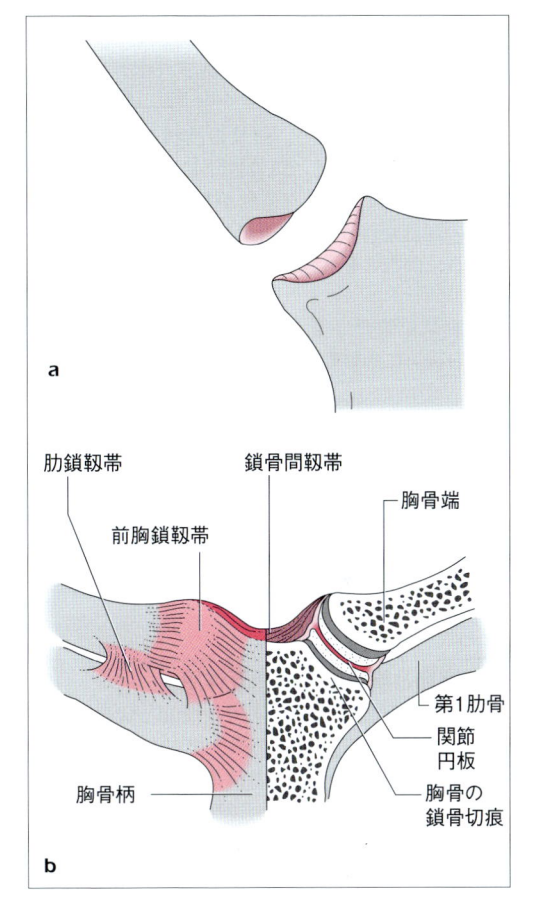

図 4.50　胸鎖関節
a　関節面の形状
b　関節切断図、前面

運動

前面

　肩甲帯を挙上すると、鎖骨の凸状端が下方に滑動する。この運動は、鎖骨直下にある第1肋骨によって制限される。この運動が起こると、必ず縦軸周囲の回旋が伴う上、鎖骨の幅が高さを上回っているため、前方にも滑動することになる。

　下制時に鎖骨は上方に滑動し、わずかに回旋しながら後方にも移動する。

横断面

　肩を後退させると、凹状の胸骨端が後方に滑動する。

　前方に牽引させると、鎖骨が前方に滑動する。

肩鎖関節と胸鎖関節の相互作用

　肩甲帯の運動には、必ず肩鎖関節と胸鎖関節が協同で関与する。肩甲帯を最大可動域まで運動させたときの鎖骨の肩峰端の位置を記録し、それをつなげると楕円形になる。この高さが幅を上回る楕円形を見ると、約60°の挙上運動、5°の下制運動、各30°の後退運動であることがわかる。

　鎖骨を運動させると、肩甲骨が必ずついてくる。

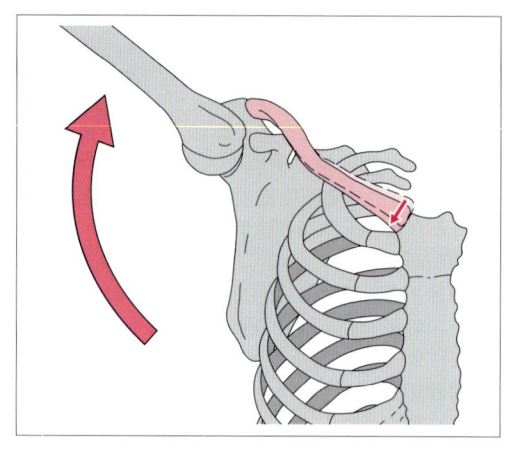

図 4.51　挙上時の鎖骨の滑動運動

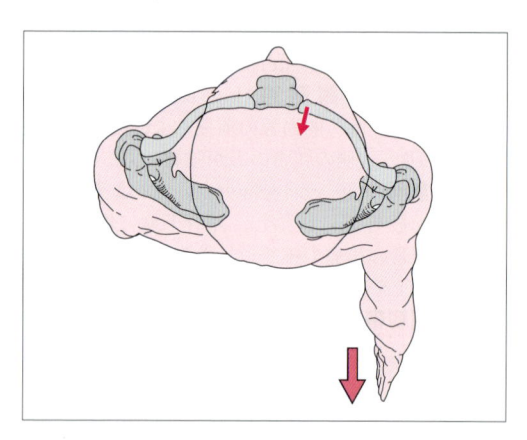

図 4.52　後退時の鎖骨の滑動運動

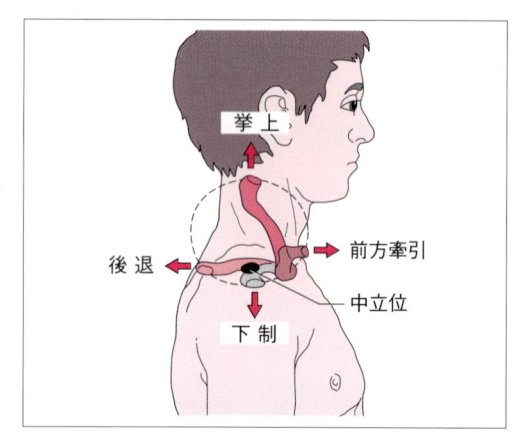

図 4.53　鎖骨の運動方向および可動域（側面）

外転および屈曲時の鎖骨の複合運動

上腕を屈曲および外転させると、肩甲帯では次のことが起こる。
- 肩甲骨が上方回旋し、肩関節窩は上外側に回転
- 鎖骨は頭側に約30°上がる（挙上）
- 鎖骨がさらに挙上するためには、鎖骨自体の軸の周囲を回転しなければならない。この回転のほか、そのS字形に起因して肩峰端がさらに高く上がり、挙上範囲が30°増えて60°になる。

この回旋は、挙上範囲が30°になってから始まるのではなく、それよりももっと早いときに開始する。運動協調が多くあるように、ここでも個人差がある。鎖骨の回旋可動域は、正確には特定できないが、45°を超えることはないと考えられる。

次のような鎖骨を起始とする筋は、肩甲帯の位置を変える可能性がある。
- 僧帽筋上部
- 三角筋鎖骨部
- 胸筋鎖骨部
- 鎖骨下筋

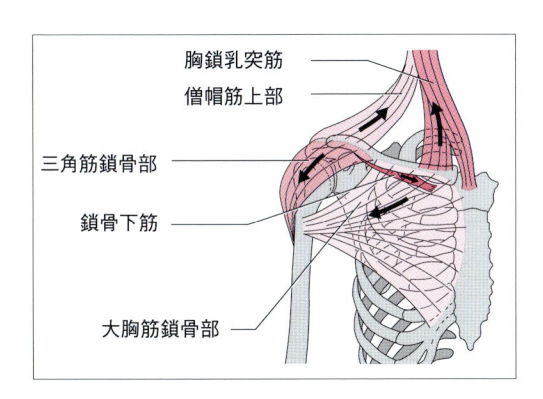

図 4.55　鎖骨を起始とする筋

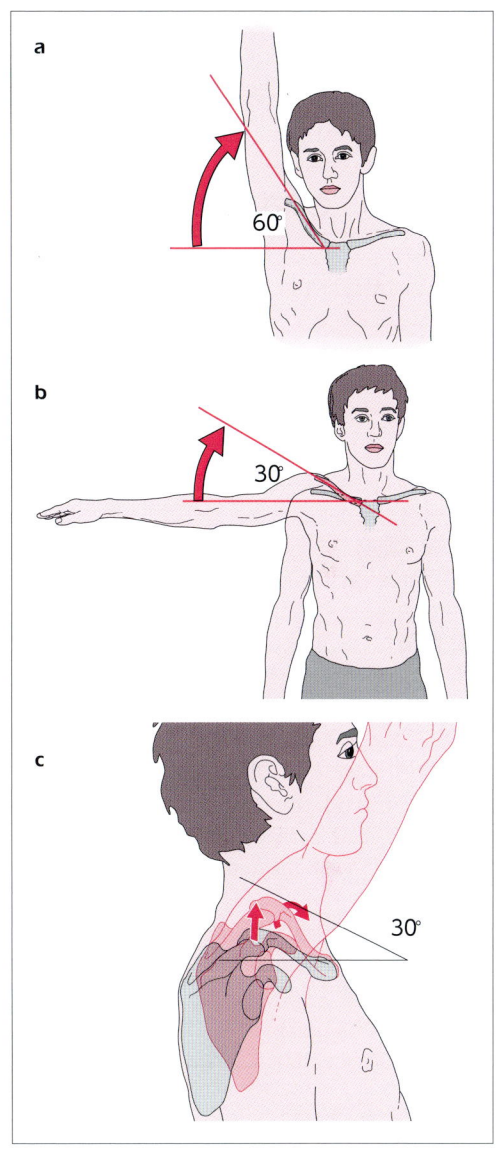

図 4.54
a　最大外転時または最大屈曲時の鎖骨端の位置
b　鎖骨の挙上
c　鎖骨の回旋

4.3 上腕の運動

4.3.1 さまざまな運動：外転

外転の可動域は180°で、次の3段階に区分される。

第1段階： 上腕は肩甲上腕関節で外側に回転する。その際には、上腕から肩甲に伸びる次の筋が作用する。
- 棘上筋（M. supraspinatus）
- 三角筋（M. deltoideus）
- 上腕二頭筋（M. biceps brachii）
- 烏口腕筋（M. coracobrachialis）

第2段階： 外転が30-50°に達すると肩甲骨も動き出す。この傾斜角には個人差があるため、患者の健常な側の肩甲骨を標準とする。肩甲骨が動くと、必ず肩鎖関節および胸鎖関節が運動する。下記の筋は、肩甲帯筋とともに動く。
- 僧帽筋上部（M. trapezius, Pars descendens）
- 僧帽筋下部（M. trapezius, Pars ascendens）
- 前鋸筋（M. serratus anterior）

第3段階： 最後の20°は、脊柱が担う。この段階の運動では、主に両側へ外転しながら伸展し、その後さらに片側へ外転しながら同側に回旋し、反対側に側屈する。運動と同時に肋骨が挙上するが、肋骨は、運動域が160°に達するかなり前に運動しはじめる。

第3段階では、上述の筋に加えて次の筋も働く。
- 脊柱起立筋（M. erector spinae）

最大可動域まで運動するための条件

最大可動域まで外転するには、次に詳述するいくつかの因子が関係してくる。
- 1. 関節包のヒダ伸張能および肩峰下の滑動能
- 2. 肩腱板と三角筋との機能協調性
- 3. 上腕肩甲リズム、肩鎖関節および胸鎖関節の可動性
- 4. 上腕骨の自動外旋運動
- 5. 脊柱の可動性

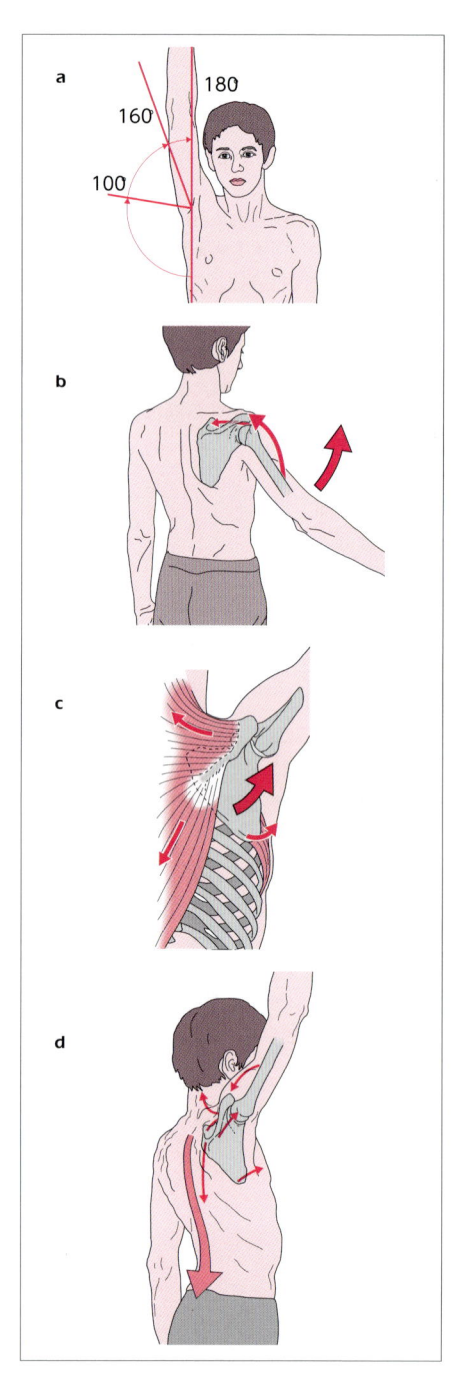

図 4.56 外転：**a** 可動域、**b** 運動の第1段階、**c** 運動の第2段階、**d** 運動の第3段階

4.3 上腕の運動

回旋筋腱板

肩関節は主に筋群によって固定される。その際に重要な役割を担うのが回旋筋腱板であり、次の筋が属する。
- 前側：肩甲下筋（M. subscapularis）
- 後側：棘下筋（M. infraspinatus）および小円筋（M. teres minor）
- 上側：棘上筋（M. supraspinatus）

これらの筋の腱は幅が広く平坦で、関節包靱帯の真上にあり、関節包と癒合している。回旋筋の筋膜は、1つの固い結合組織板である三角筋下の筋膜を形成する。この筋膜は、肩甲棘、肩峰および烏口突起下縁に固定され、三角筋粗面まで伸びている。

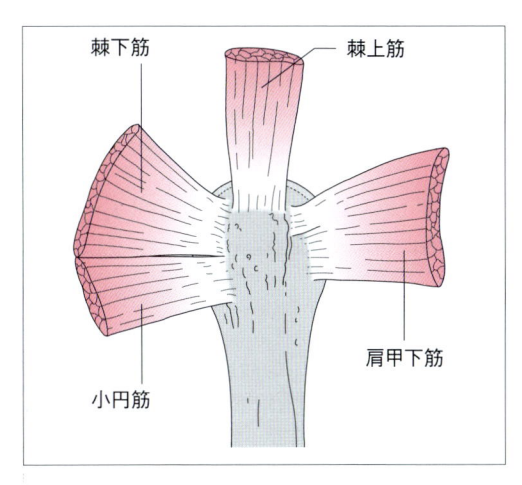

図 4.57　肩腱板

肩甲下筋（M. subscapularis）
- 肩を内旋させる
- 上側の水平に伸びた線維は外転を支援し、下側斜めに伸びた線維は内転を支援する
- 肩甲下筋の腱は、中間位（ゼロポジション）のとき上腕骨頭の大半を覆い、前方脱臼が起こらないように安定させる重要な役割を担う
- 肩甲下筋は、上腕骨頭のアラインメントを支援する。90°外転時には上腕骨頭の下側を解放する。肩甲下筋は、この姿勢ではほとんど機能しなくなり、関節を安定させることはできない。
- 上腕側で固定されたときは、肩甲骨を外側に牽引する

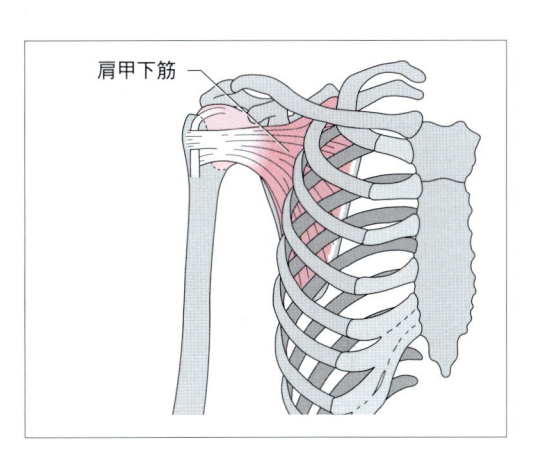

図 4.58　肩甲下筋

棘下筋（M. infraspinatus）
- 非常に重要な上方回旋筋であり、全上方回旋力の90%を担う
- 肩を伸展させる
- 骨頭のアラインメントを補助する
- 棘下窩に幅広の起始部を有し、上側を水平に走行する線維と、下側に起始し斜めに走行する線維とを区別できる。上側の線維は上腕の外転を補助し、下側の線維は上腕の内転を補助する。

小円筋（M. teres minor）
- 肩を上方回旋および伸展させる

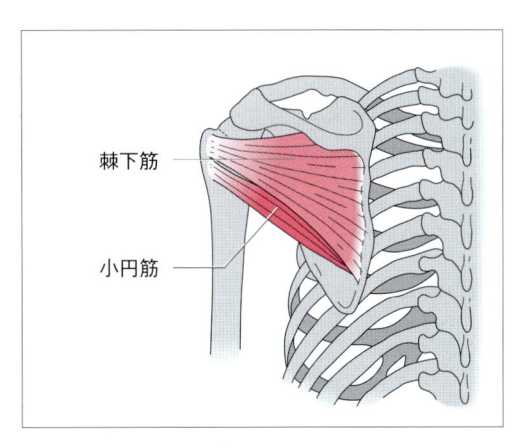

図 4.59　棘下筋および小円筋

棘上筋 (M. supraspinatus)

棘上筋の腱は、長さと幅がどちらも約2cmで、厚さが約3mmである。上腕運動時に棘上窩内を滑動し、棘上窩と肩峰に挟まれた状態になる。

大結節に停止するほか、結節間の溝をわたって小結節に停止することもある。

血流

腱は、遠位からは上腕回旋動脈枝によって、近位からは肩甲上および肩甲下動脈によって栄養される。どれも動脈の終枝で、腱停止部の直前で吻合するため、この部位には血管が少ない。

上腕を軽く外転させると、血管内に十分な血量がいきわたる。

機能

棘上筋は、上腕骨頭の真上を外側に向かって走行するため、中間位（ゼロポジション）のときには上腕骨頭を押さえつけて、関節窩方向にアラインメントする。そのほか外転にも作用する。外転度が大きくなるに従い、骨頭を押さえつける作用を失うが、アラインメント機能および外転機能は維持される。

病理学 **腱鞘炎：** 炎症や瘢痕化によって腱が肥厚すると（最大1cm腫脹）狭小化する。それでも運動を続けると、腱が突然この結節間腔に入り込む。

血流不良： 重たい物を持ち上げるなどして棘上筋が強く牽引されると、血流に悪い影響がおよぶ。すると血液による栄養供給が止まる。このことは水泳時など突然に棘上筋を内転させた場合にも起こる。

石灰化や断裂など、ほとんどの変性は、血流が低下した部位で起こる。

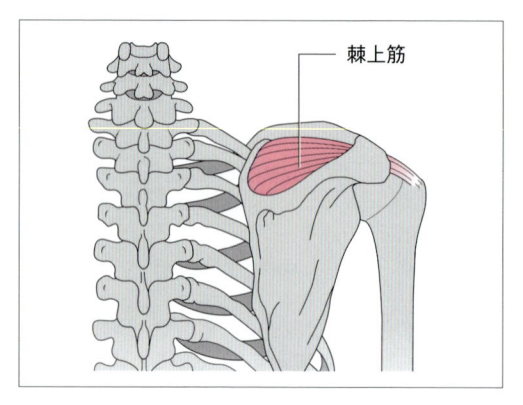

図 4.60　棘上筋

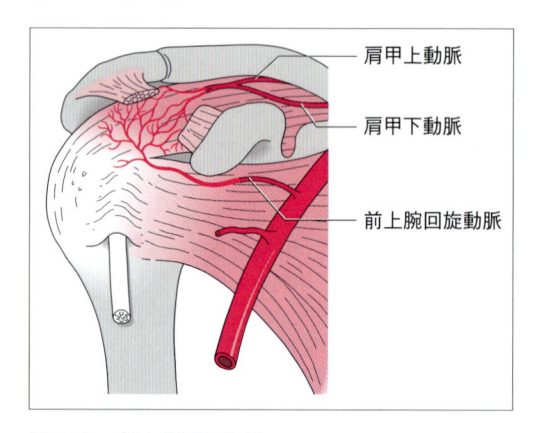

図 4.61　棘上筋腱の血流

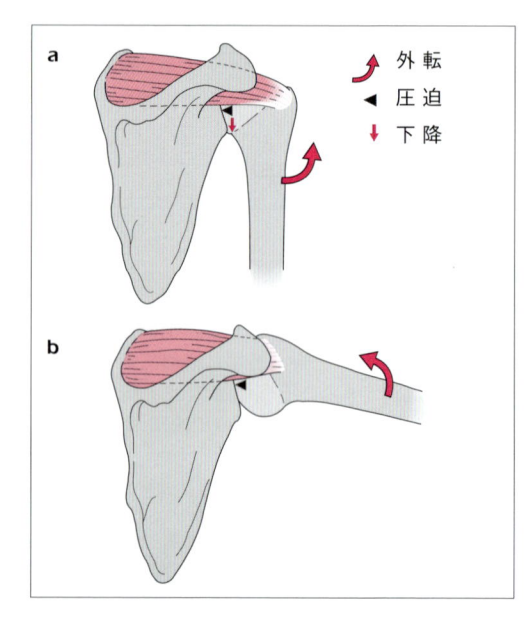

図 4.62　棘上筋の機能：
a　中間位（ゼロポジション）
b　外転位

棘上筋腱の断裂：小さな断裂があっても、腱の側面が損なわれていなければ、この断裂は治癒し、上腕の外転には支障はないが、持続的な運動はできなくなる。

側部も全面的に損なわれた完全断裂では、屈曲方向への運動など回避運動をしなければ外転できない。滑液包が裂傷していなければ、完全断裂も治癒できる。滑液包も裂傷している場合は、滑液が滑液包と関節間を常に移動するため、腱は治癒できない。場合によってはこの断裂が拡大して、肩甲下筋または棘下筋の上部におよび、その結果、この筋群がそのアラインメント機能を失うこともある。

実践のヒント　変性組織が断裂している場合は、治癒可能性はほとんどないといえる。上腕を挙上する際に、外転ではなく屈曲運動を介するなどして完全断裂を回避するよう訓練することが重要な治療方針となる。このほか、上腕を挙上する前に肩甲骨を下方回旋するよう訓練して、三角筋が外転機能を完全に担うように訓練するのも一考する価値がある。このように運動すれば、上腕がわずかに外転したところで、三角筋がよりうまく外転方向に力を展開できるようになる。■

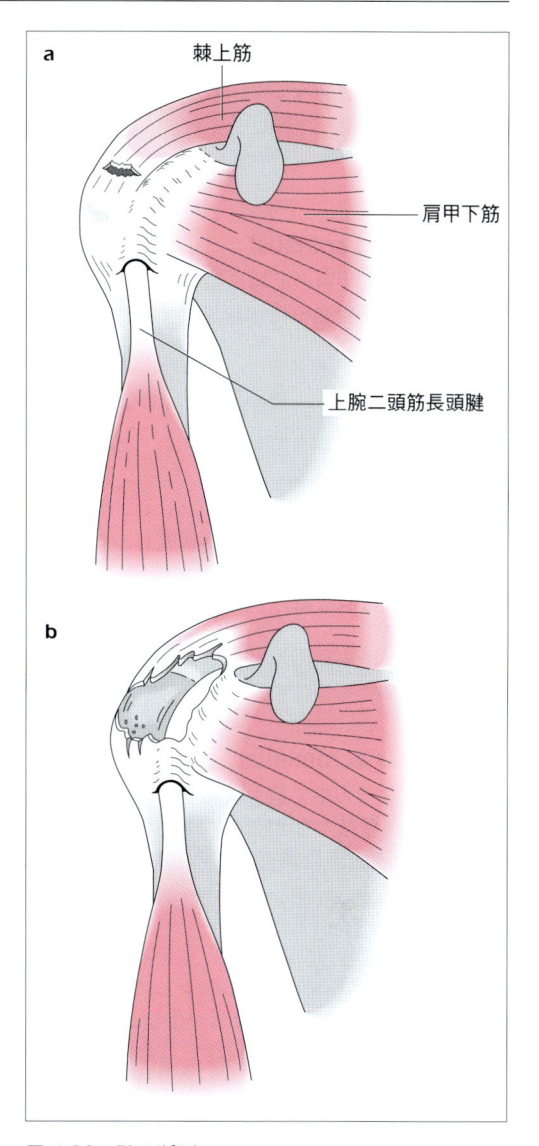

図 4.**63**　腱の断裂：
a　棘上筋腱の部分断裂
b　棘上筋腱および肩甲下筋腱部の完全断裂

三角筋（M. deltoideus）

　三角筋は肩の丸みを形成し、萎縮したときに肩が角張って現れる。三角筋は3つの部分からなり、それぞれ起始を名称とする。

肩甲棘部（Pars spinalis）

　肩甲棘部は肩甲棘の上縁に起始し、線維は斜めに下降し三角筋粗面の後縁に停止する。線維は非常に長く並行する。

機 能：伸展／上方回旋／内転

鎖骨部（Pars clavicularis）

　上腕の大半の活動は体幹の前側で行われることから、鎖骨部は最も重要な機能を持つ部である。この部の線維は肩峰部の下側に停止する。

機 能：屈曲／下方回旋／内転

肩峰部（Pars acromialis）

　この部は3つの中で最も強靭である。肩峰の外縁に起始し、多数の中隔によって長さの異なる線維を有する数多くの筋線維束に分割されている。

機 能：外転

筋力要素：中間位（ゼロポジション）のときは、肩峰部には2つの異なる筋力要素が生じる。1つ目は上向きにかかる非常に大きな力で、これは上腕骨頭を肩峰アーチに押し付ける。2つ目は外向きにかかる外転作用を持つ力要素で、上向きの力よりもはるかに小さい。図中の矢印は、力の大きさを示す。
　外転位のときは、上向きの力よりも外転力の方が優勢となる。

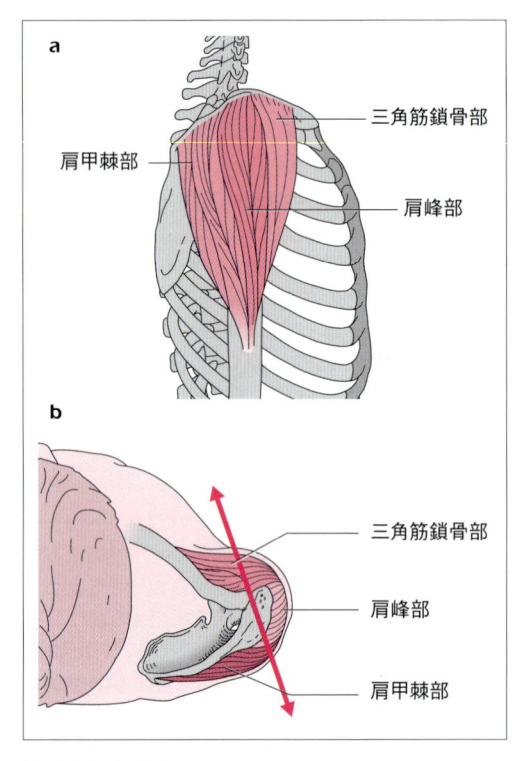

図 4.64　三角筋
a　側面、b　上面

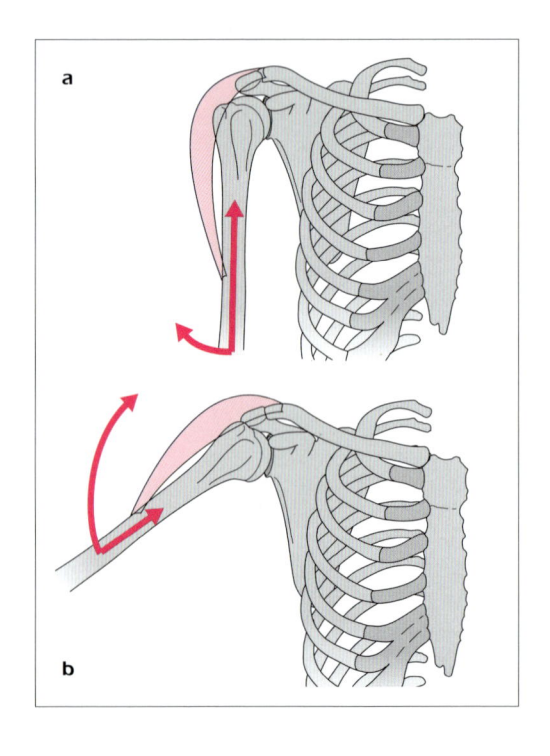

図 4.65　三角筋の筋力要素：
a　中間位（ゼロポジション）
b　外転位

上腕二頭筋 (M. biceps brachii)

短　頭 (Caput breve)
　線維は烏口突起に起始するほか、烏口肩峰靱帯にも結合する。

肩での機能：屈曲 / 内転 / 下方回旋

長　頭 (Caput longum)
- 関節腔内で関節上結節に起始し、線維の一部は関節唇まで走行する
- 関節部では水平に走行し、ほぼ直角に屈曲して結節間溝に入る
- 溝は30°で傾斜して、矢状面で上腕骨体および骨頭の中央部を通る直線をなす
- *上腕骨横靱帯*は、横断する関節包線維部と上側の肩甲下筋繊維からなり、溝に長頭腱を固定する
- 関節上結節固定部から結節間溝開始部までの距離は、上腕を垂らした状態で5cm、外転した状態で1.5cmとなる。長頭筋腱はしっかりと固定されているため、上腕二頭筋腱に接する上腕骨が移動する。
- 上腕二頭筋長頭腱は、さらに広背筋と大胸筋の間を走行する。この2つの筋は、この高さにある腱および筋から腱への移行部を圧迫する。

肩での機能
- 外転 / 屈曲 / 下方回旋
- 長頭は上腕骨頭上を通り、肩腱板を補助して骨頭を圧迫する

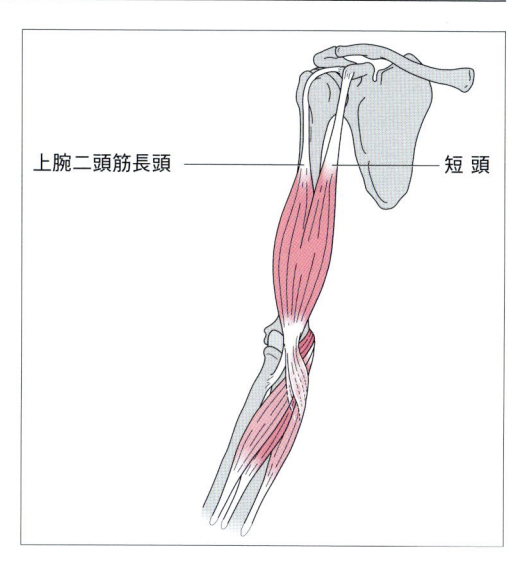

図 4.66　上腕二頭筋

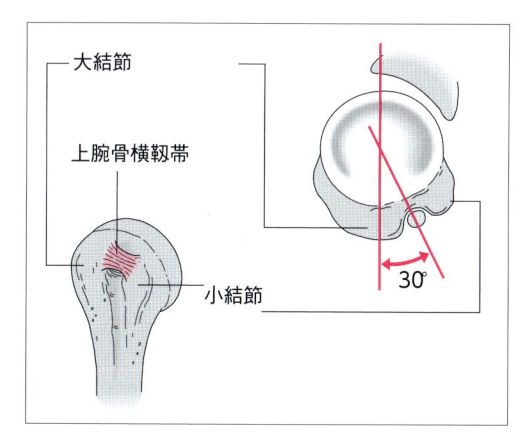

図 4.67　矢状面の結節間溝の位置
図 4.68　上腕骨横靱帯

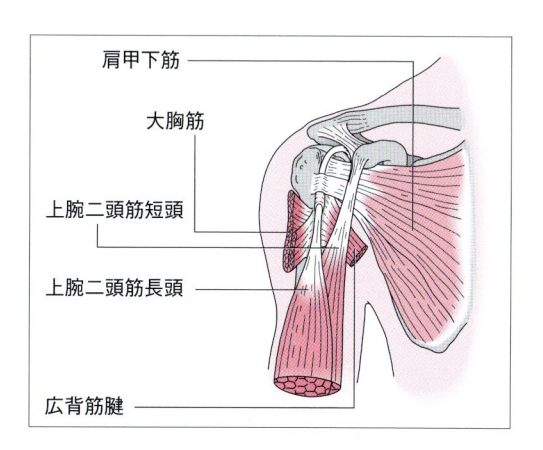

図 4.69　上腕二頭筋長頭腱の走行

| 病理学 | **上腕二頭筋長頭腱の腱病変**：ハンドボールなど投げる動作によって起こる上腕の障害で（野球肩とも呼ばれる）、上腕の水平方向への伸展動作によって、関節包前側および上腕二頭筋長頭腱が過剰に伸張して起こる。これが持続すると、腱疾患となったり、結節間溝から腱が外れる腱亜脱臼にいたることもある。

断　裂：長頭の屈折部位には屈曲時に負担がかかり、その結果、腱への負担は高く、石灰化や断裂などの変性が起こりやすい。

多くの場合、腱は断裂する前に、線維を増殖して新たに骨膜に固定しようとする。これは、結節間溝開始部であったり、その奥であったりと様々な部位で起こる。この線維増殖は、筋腹の高さを見ればわかり、断裂があった場合は筋腹は遠位方向に移動している。

完全断裂では、最終的に外転力が約20％低下すると想定されるが、早期にもう一方の外転筋を訓練することで相殺できる。

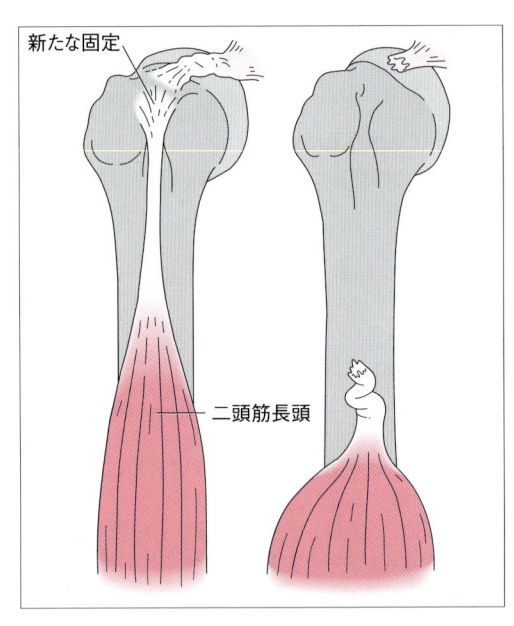

図 **4.70**　上腕二頭筋長頭腱断裂

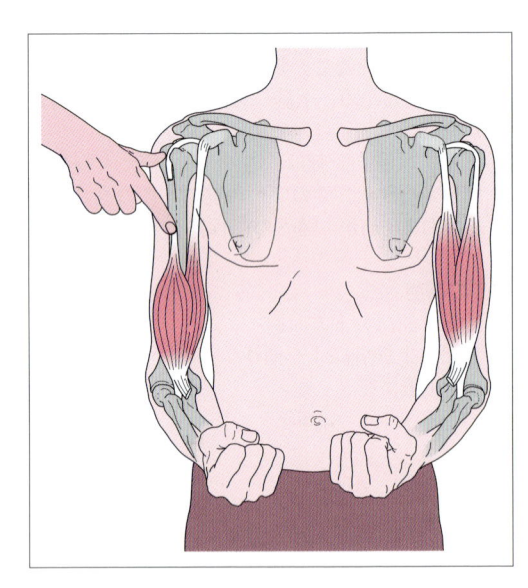

図 **4.71**　断裂した二頭筋の比較触診

肩腱板と三角筋間の機能的協調

外転では三角筋が主に作用する。三角筋は特に上方向への力要素を有するため、外転開始時には肩腱板との相互作用が必要となる。というのも、肩腱板は三角筋の上方向への力に対抗し、肩峰アーチに圧力がかかるのを防ぐからである。外転が開始すると、肩の腱板は収縮して関節窩内での骨頭の位置を整合し、わずかに下方向に圧力をかけて、三角筋の上方向への力要素を拮抗する。

肩の腱板と三角筋の持つ肩安定作用は、関節応力を決定する。中間位（ゼロポジション）で三角筋のみが作用した状態では、（力の平行四辺形で予測された）関節内の合力は関節窩にはかからず、上方向にかかる。

肩腱板が同時に作用すると、関節内の合力の方向が変わり、下方および関節窩にかかるようになる。

図に示すような約120°の外転位では、関節内の合力は関節窩に対してほぼ直角となる。

上腕骨頭の真上を走行する上腕二頭筋の長頭は、骨頭を下方に抑える際に補助的役割を担う。

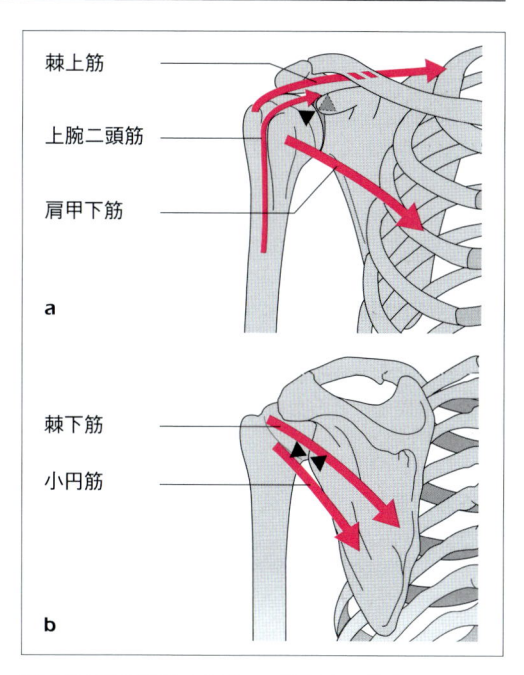

図 4.72 肩の腱板の作用 **a** 前面、**b** 後面

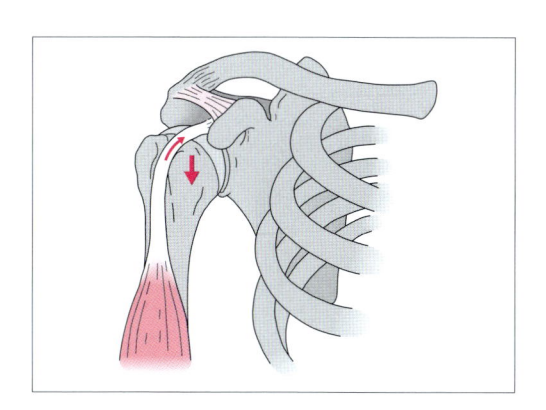

図 4.74 上腕二頭筋長頭腱の圧迫作用

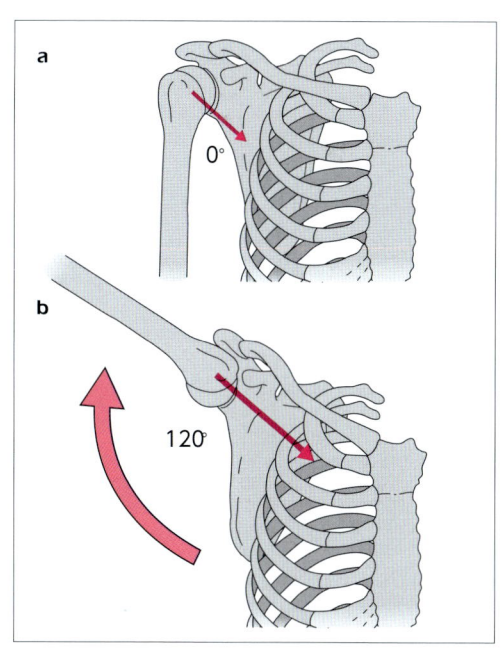

図 4.73 肩甲上腕関節内の合力の方向および大きさ
a 中間位（ゼロポジション）、**b** 約120°外転

外転時の自動上方回旋

上腕を外転しながら挙上した後、体幹横に戻すと、必ず上方回旋位にある。この運動はコッドマンの逆説と称される。この現象は、肩峰アーチに対する大結節の圧迫を防ぐために不随意的に生じる運動である。ここでも上方回旋開始時点および回旋度などは個人差があり、30-50°の可動域で起こる。

回旋度ゼロ位からは80-90°外転できる。上腕が最大まで上方回旋すれば、大結節が後方に滑動して肩峰アーチ下に向かい、その結果、肩峰下の滑液包に空間ができるため、さらに20-30°外転できるようになる。

下方回旋位にある上腕を外転させると、可動域はわずか60°である。これは大結節が肩峰下の滑液包内にある構造を肩峰アーチに押し付けて、これ以上の外転を妨げるためである。

実践のヒント 上方回旋方向への運動が制限されれば、最大限までの外転は期待できない。したがって、この場合は外転域を広げるために、上方回旋運動を改善する必要がある。

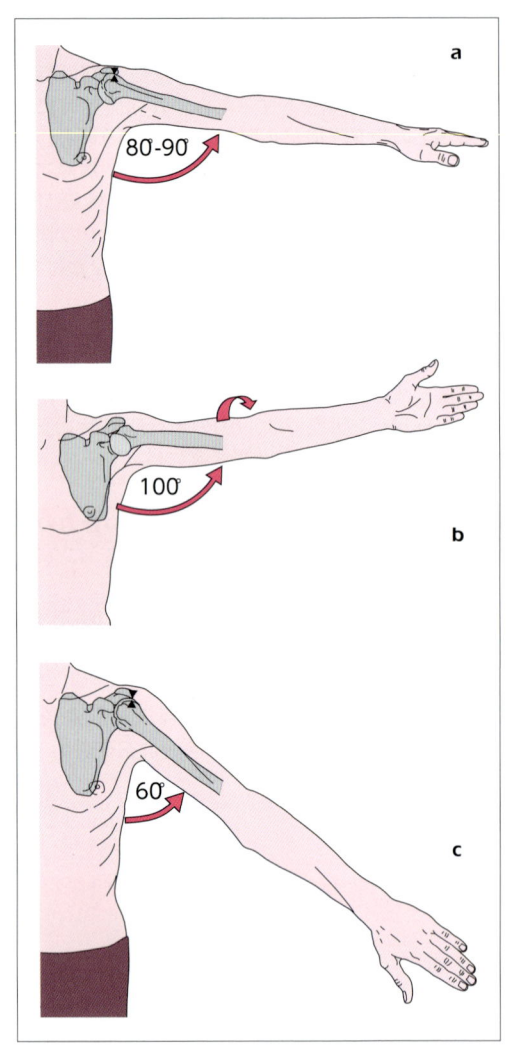

図 4.75 外転:
a 回旋度ゼロ位
b 上方回旋が付随
c 下方回旋が付随

肩甲上腕リズム

　上腕と肩甲骨は、外転時に2対1の割合で連動する。たとえば上腕が60°外転するときには、肩甲上腕関節が40°運動し、肩甲骨が20°上方回旋する。このリズムは、外転運動時に肩甲骨が連動してはじめて開始する。外転運動域が小さければ、このリズムは感覚できない。

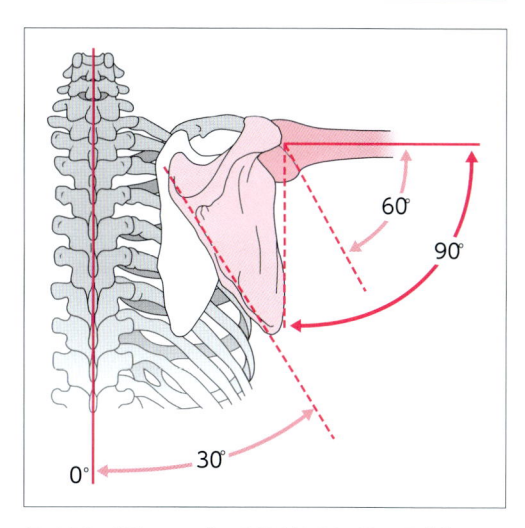

■ **実践のヒント**　肩甲上腕リズムは、肩甲帯に疾患があれば生じない。多くの場合、この運動比率は反対になり、さらに肩甲帯が挙上方向に動くなど、肩甲帯に外転運動を回避するような運動が見られるようになる。そのほか、肩甲骨が早く運動し始め、ほとんどの場合は、上腕が動き出すと同時に連動する。原因としては、後側腋窩の内転筋が緊張していること、腋窩陥凹のヒダが十分に伸張していないことなどが挙げられる。また外転筋が著しく虚弱していれば、肩甲上腕リズムも変化することがある。■

図 4.76　外転90°時の上腕骨と肩甲骨の運動範囲

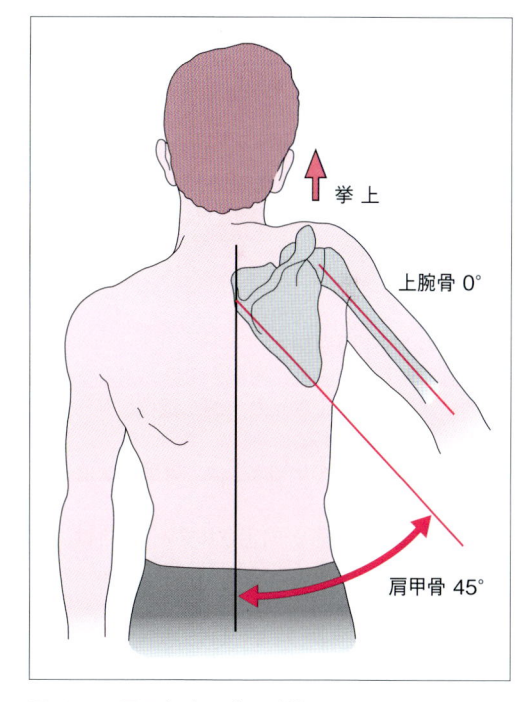

図 4.77　肩甲上腕リズムが損なわれたときの外転回避運動

4.3.2 内転

内転の*可動域*はほぼ 40-50°である。上腕が中間位（ゼロポジション）にあるときは、体幹が邪魔をするため上腕は内転できない。したがって、標準可動域は腹部の大きさに応じて上腕を 40°または 90°に屈曲させて（水平内転）体の正面で測定する。

前側の内転に関与する筋
- 大胸筋（M. pectoralis major）
- 肩甲下筋（M. subscapularis）
- 烏口腕筋（M. coracobrachialis）
- 上腕二頭筋短頭
  （M. biceps brachii, Caput breve）
- 三角筋鎖骨部
  （M. deltoideus, Pars clavicularis）

大胸筋（M. pectoralis major）
- この筋は、鎖骨部、胸肋部、腹部という3つに区分できる
- 前腋窩ヒダを形成する
- 大胸筋の線維は前腋窩部で180°ねじれて、大結節稜で腹部が上後方に走行し、鎖骨部が下前方に走行する

機 能
- 内転および下方回旋
- 鎖骨部が屈曲すると、腹部がこれに対して拮抗的に作用し、挙上させた上腕を抵抗に逆らいながら下方に牽引する
- 上腕が固定されているときは、肩甲帯を前下方に引く
- 上腕および肩甲帯が固定されているときは、吸気時に胸肋部および腹部を補助する

烏口腕筋（M. coracobrachialis）
起始部から続いて上腕二頭筋短頭の下を走行するため、肩関節と同じく内転、屈曲、下方回旋といった機能を有する。

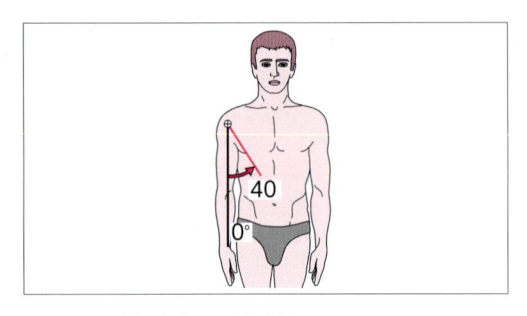

図 4.78　内転方向への可動域

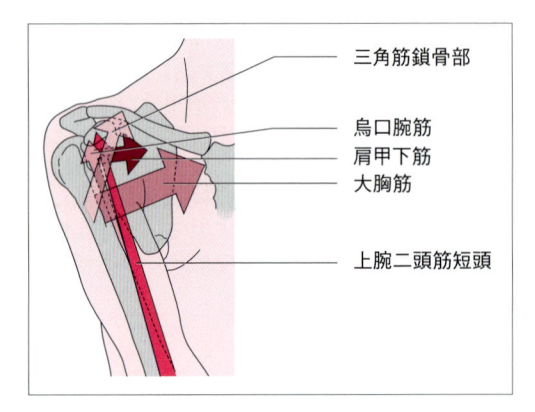

図 4.79　内転筋

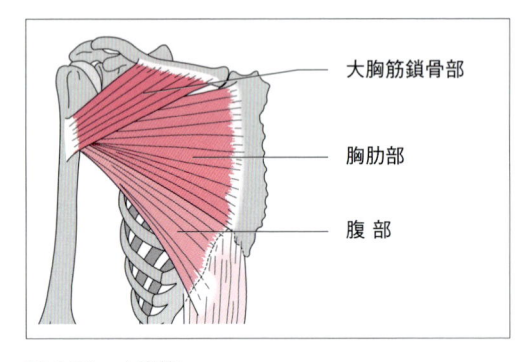

図 4.80　大胸筋

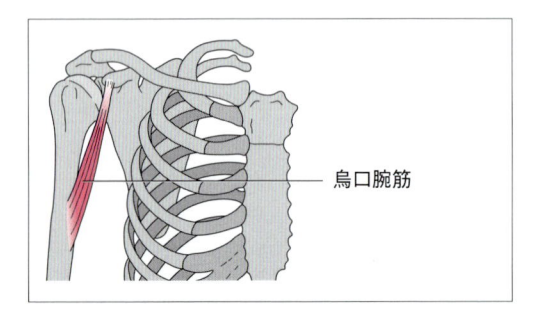

図 4.81　烏口腕筋

後側への内転には次の筋が関与する。
- 大円筋（M. teres major）
- 広背筋（M. latissimus dorsi）
- 小円筋（M. teres minor）
- 棘下筋（M. infraspinatus）
- 上腕三頭筋長頭（M. triceps, Caput longum）
- 三角筋肩甲棘部（M. deltoideus, Pars spinalis）
- 菱形筋（M. rhomboidei）

大円筋（M. teres major）
- 広背筋と同じように停止部でねじれる
- 広背筋の真後ろの小結節稜部で停止する

機 能
- 内転／伸展／下方回旋
- 上腕側に固定されているとき：肩甲骨の上方回旋

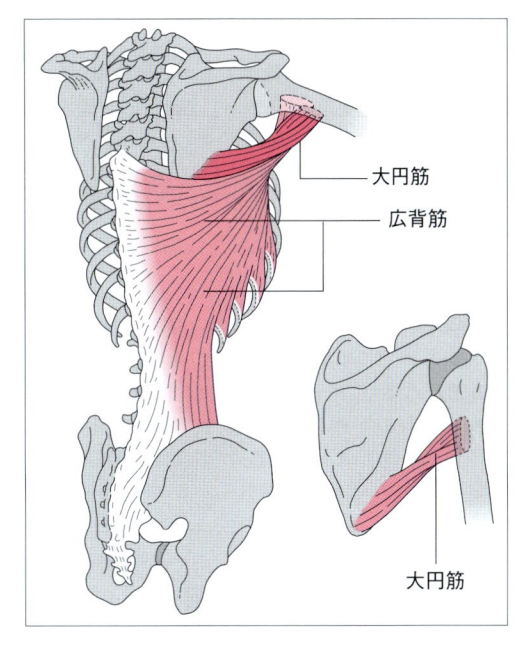

図 4.82　大円筋および広背筋

広背筋（M. latissimus dorsi）
- 肩甲骨部、椎骨部、肋骨部、腸骨部の4つに区分できる
- 一部の線維が停止部で結節間溝まで伸びる
- 後腋窩ヒダを形成する
- 停止直前に 180°ねじれて、腸骨部が最も前上側に停止する

機 能
- 内転／伸展／下方回旋
- 上腕骨に固定されているときは、肩甲骨を上方回旋させて、肋骨部を補助して吸息しやすくする。咳嗽時には、肋骨が固定される（横隔膜固定）。

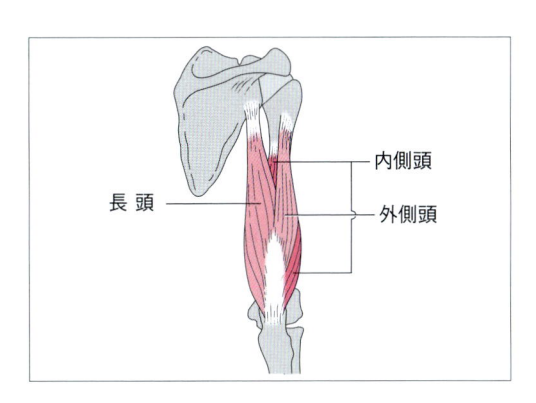

図 4.83　上腕三頭筋

上腕三頭筋長頭
（M. triceps brachii, Caput longum）
- 起始は、関節腔内ではなく関節下結節
- 一部の線維が関節包に伸びる
- 後腋窩で、前側は広背筋および大円筋と交通し、後側は小円筋と交通する

肩での*機 能*：内転／伸展

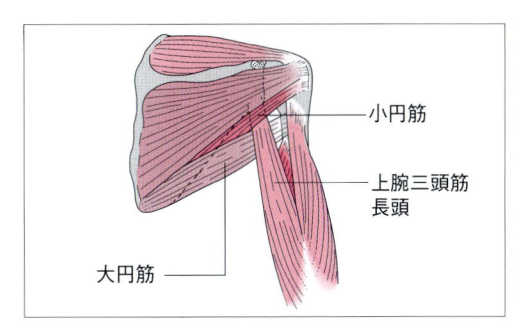

図 4.84　腋窩内の三頭筋長頭腱の走行

三頭筋と広背筋の協力作用

　上腕三頭筋長頭が収縮すると、上腕骨頭が肩峰アーチに向かって上方に押し付けられる。こうして骨頭が圧迫されると、広背筋はこれに拮抗的に作用し、上腕骨頭を下方に牽引する。このように、この2つの筋は、それぞれの肩部の機能を果たす上で重要な協力筋であるといえる。

実践のヒント　インピジメント症候群では、肘伸展方向への等尺性収縮が起こると肩峰下腔が圧縮されるため痛むことがある。肩部に伸展および内転方向への収縮が起こった場合は、同時に広背筋が作用し上腕骨頭が下方に牽引されるため痛むことはない。

4.3.3　伸　展

　伸展*可動域*は 40-50°である。

伸展には次の筋が関与する
- 広背筋（M. latissimus dorsi）
- 大円筋（M. teres major）
- 小円筋（M. teres minor）
- 三角筋肩甲棘部（M. deltoideus, Pars spinalis）
- 上腕三頭筋長頭
　（M. triceps brachii, Caput longum）
- 僧帽筋下部および中部
　（M. trapezius, Pars ascendens, Pars transversa）
- 菱形筋（M. rhomboidei）

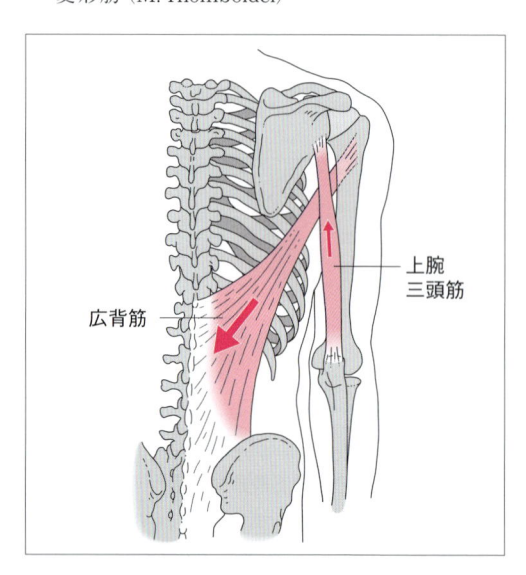

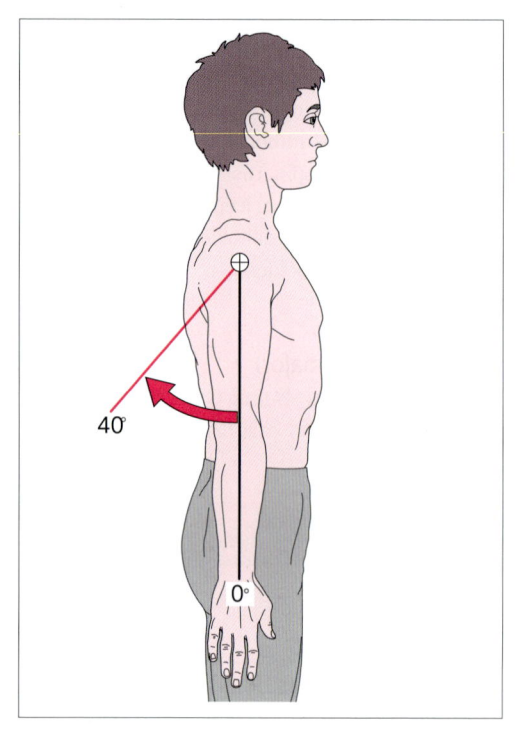

図 4.86　伸展方向への可動域

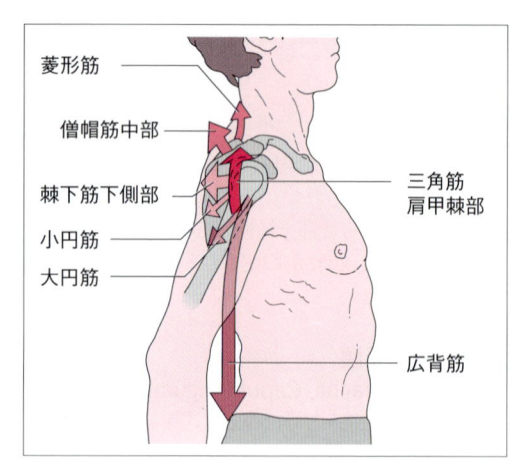

図 4.87　伸筋

図 4.85　上腕三頭筋と広背筋の協力作用

4.3.4 屈曲

屈曲**可動域**は 180°である。

外転と同じように、屈曲は 3 つの段階に区分できる。ただしこの段階は明確ではなく、外転時よりもかなり早期に移行する。肩甲骨は即時に連動し、屈曲が 100°になると肋骨および胸椎が運動するのがわかる。

肩甲骨が固定されていると、屈曲は 100-110°で止まり、脊柱で運動が制限されていると、屈曲は 160°で止まる。

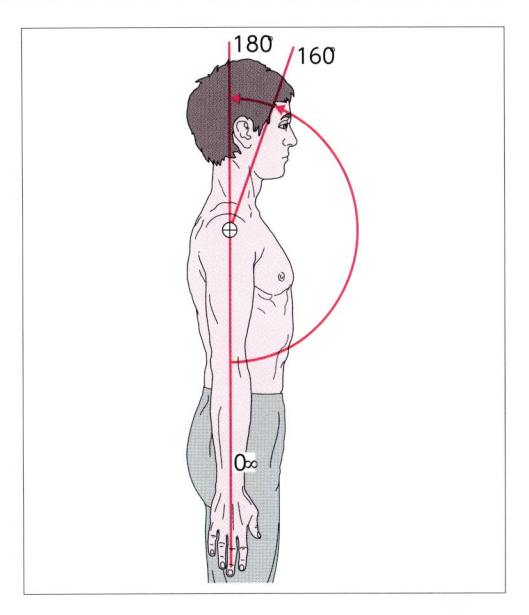

図 4.**88** 屈曲方向への可動域

上腕を動かす筋群　a	肩甲帯を動かす筋群　b	脊柱を動かす筋群　c
三角筋鎖骨部 大胸筋鎖骨部 上腕二頭筋 烏口腕筋	僧帽筋上部および下部 前鋸筋	脊柱起立筋

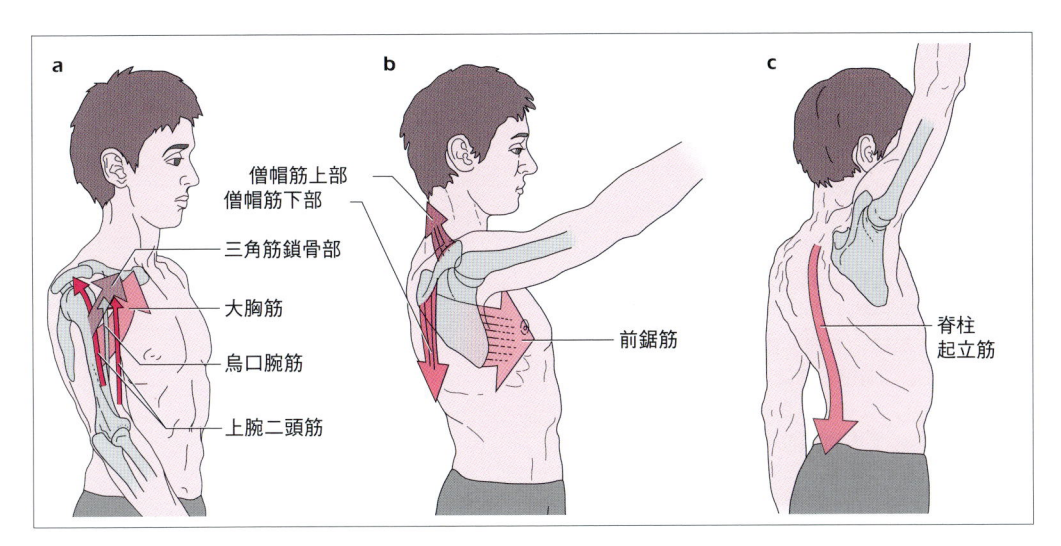

図 4.**89**　**a**　肩甲上腕関節の運動を介した屈曲、**b**　肩甲骨外旋を介した屈曲、**c**　脊柱運動を介した屈曲

4.3.5　回旋

中間位（ゼロポジション）からの回旋運動の*可動域*は、上方回旋が60°、下方回旋が95°である（60/0/95）。

前腕を背の後に置くと、下方回旋域は95°となる。

関節包靱帯の構造が弛緩または収縮すると回旋可動域も変わり、上腕が外転位から90°回旋した場合には、上方回旋は90°、下方回旋は60°（90/0/60）となる。

回旋軸は、上腕骨体の骨髄腔を通る軸である。

上方回旋筋
- 棘下筋（M. infraspinatus）
- 小円筋（M. teres minor）
- 三角筋肩甲棘部（M. deltoideus, Pars spinalis）
- 上腕三頭筋長頭
  （M. triceps brachii, Caput longum）

下方回旋筋
- 肩甲下筋（M. subscapularis）
- 広背筋（M. latissimus dorsi）
- 大円筋（M. teres major）
- 大胸筋（M. pectoralis major）
- 上腕二頭筋（M. biceps brachii）
- 烏口腕筋（M. coracobrachialis）
- 三角筋鎖骨部
  （M. deltoideus, Pars clavicularis）

病理学　五十肩のときは、上方回旋運動がもっとも影響を受けやすく、かなり早く限界域に達する。その際に、上腕を体幹側に内旋させて保護姿勢をとると、肩甲下筋腱下包のヒダがそれ以上伸張しなくなり、癒着するおそれがある。また上方回旋筋に比べて下方回旋筋が優勢であることも原因の1つである。

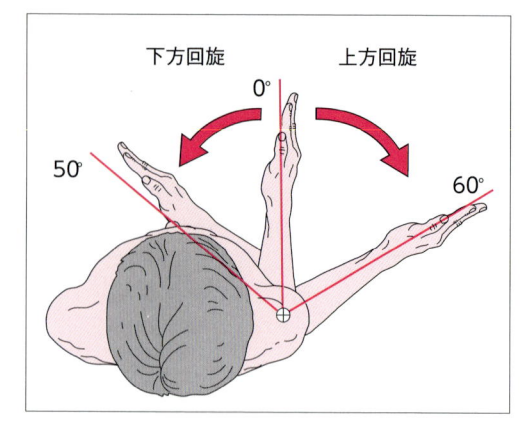

図 4.**90**　上方回旋および下方回旋方向の可動域

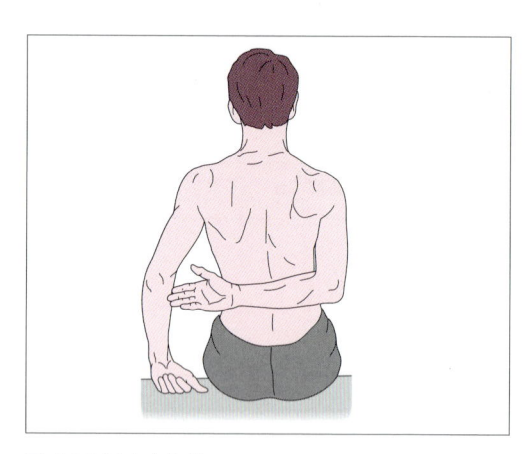

図 4.**91**　最大内旋域

4.3 上腕の運動

図 4.92 上方回旋筋

棘上筋の後側部

小円筋

棘下筋
三角筋肩甲棘部

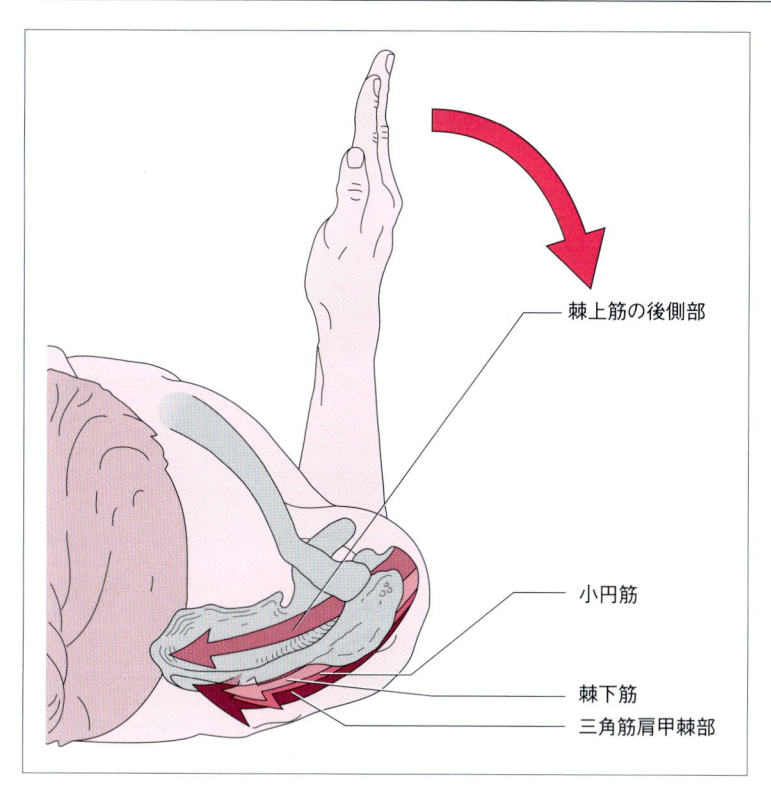

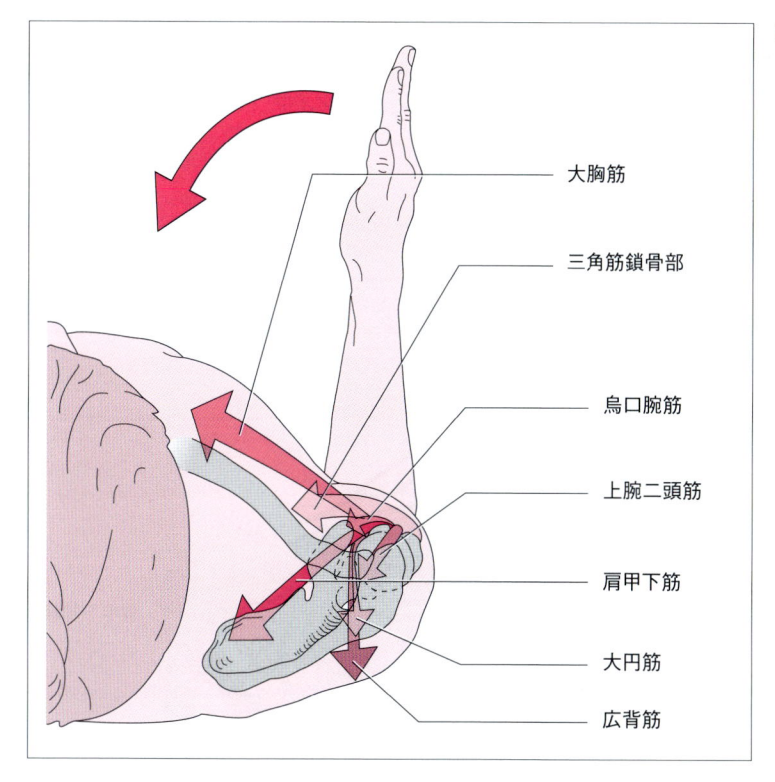

図 4.93 下方回旋筋

大胸筋

三角筋鎖骨部

烏口腕筋

上腕二頭筋

肩甲下筋

大円筋

広背筋

4.4 肩部の神経の走行

肩甲背神経（N. dorsalis scapulae）（C3-5）
— 中斜角筋の中を通り抜けて、肩甲挙筋および内側縁に沿って菱形筋の下にいたる
— 肩甲挙筋および菱形筋を支配する

肩甲上神経（N. suprascapularis）（C4-6）
— 斜角筋隙の高さで分岐し、上肩甲横靱帯下の肩甲切痕を通り棘上窩に入って、肩甲棘基底で外側に屈曲して棘下窩にいたる
— 棘上筋および棘下筋を支配する

病理学 肩甲上神経は、重いリュックサックのショルダーベルトなどで圧迫されると損傷することがある。損傷すると、後肩甲骨方向への放射痛が現れたり、支配筋群がうまく機能しなくなる。■

胸背神経（N. thoracodorsalis）（C6-8）
— 肩甲骨から出て腋窩に向かい、前側の広背筋縁で下行する
— 広背筋と、場合によっては大円筋も支配する

肩甲下神経（N. subscapularis）（C5-6）
— 後側神経束から2つに分かれた枝が、肩甲骨の胸面方向に分枝している
— 肩甲下筋および大円筋を支配する

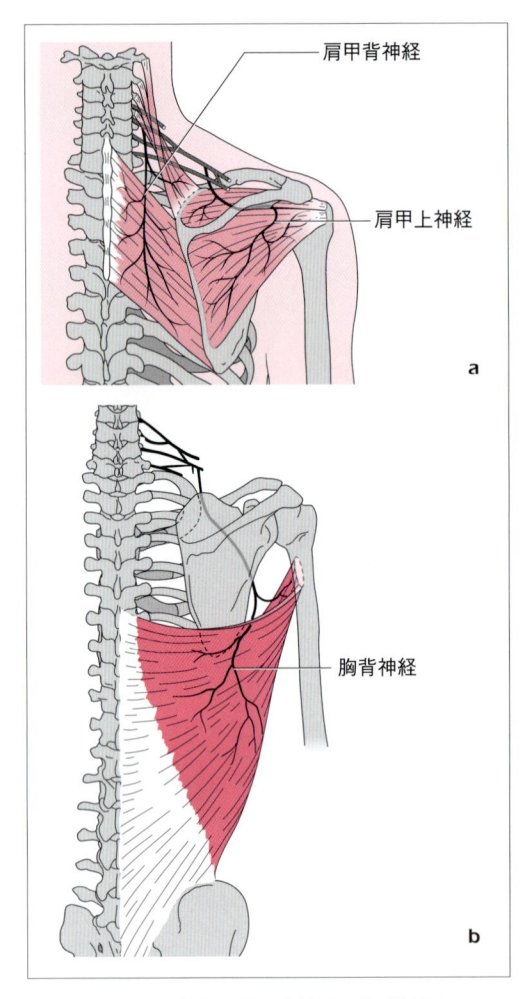

図 4.94　肩甲背神経、肩甲上神経、胸背神経

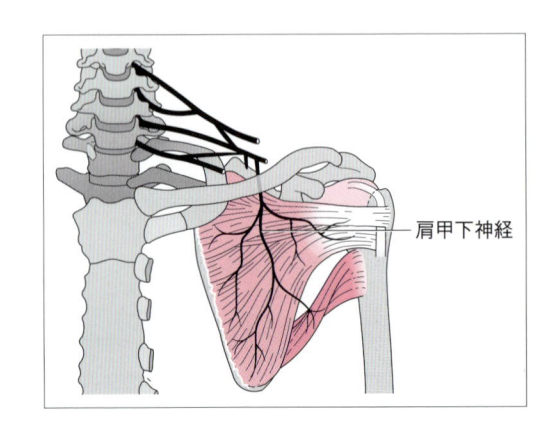

図 4.95　肩甲下神経

長胸神経（N. thoracicus longus）（C5-7）
- 腕神経叢の後側を走行し、中斜角筋を通り抜けて、急下行して外側肋骨にいたる
- 前鋸筋を支配する

病理学 長胸神経は、重量挙げや背泳など多大な力と速さが必要な活動で、肩を上方回旋しながら最大域まで屈曲すると損傷することがある。

内側胸筋神経および外側胸筋神経
（Nn. pectorales medialis et lateralis）（C5-Th1）
- 外側および内側神経束から出て、鎖骨下動脈および静脈を超えて前腋窩にいたる
- 胸筋を支配する

腋窩神経（N. axillaris）（C5-7）
- 後上腕回旋動脈と共に外側腋窩隙を通って後方に進み、外科頸に沿って三角筋方向に伸びる
- 分枝：
  - 肩関節への関節枝
  - 上外側上腕皮神経は、三角筋と三頭筋長頭の間を通って外側に進み、三角筋および上腕外側領域を支配する
- 小円筋および三角筋を支配する

病理学 骨頭下の上腕骨骨折では、骨折部の転位によって神経が損なわれ、場合によっては神経断裂にいたることもある。

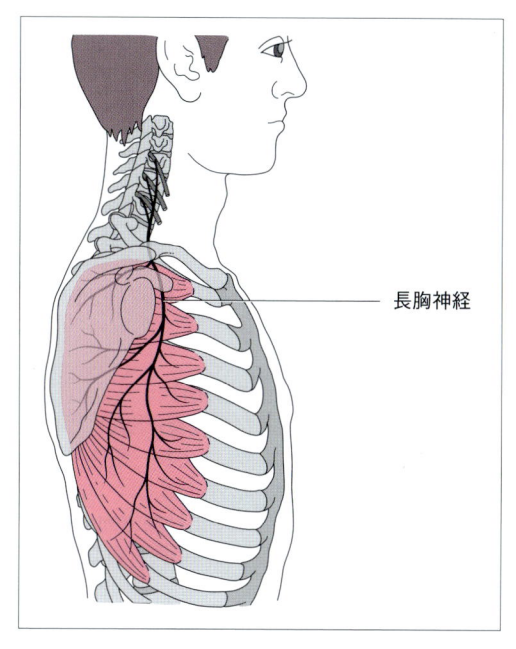

図 4.96　長胸神経

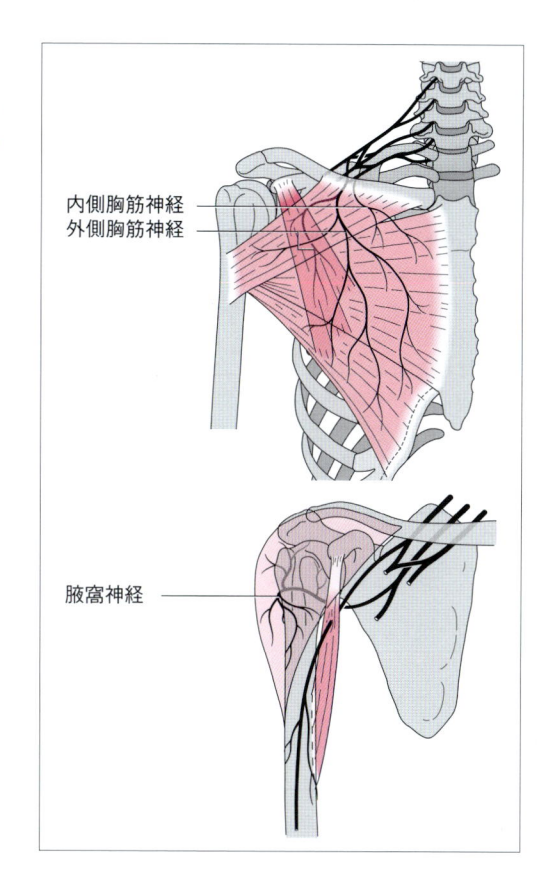

図 4.97　内側胸筋神経、外側胸筋神経、腋窩神経

筋皮神経（N. musculocutaneus）（C5-7）

- 小胸筋外側縁の高さで外側神経束を出て、前側の腋窩を通り烏口腕筋を貫通する。その後、上腕二頭筋と上腕筋の間を遠位方向に走行する。
- 分枝：
  - 外側前腕皮神経は、上腕二頭筋の筋腱移行部の高さから筋膜を貫いて伸び、前腕の橈側の皮膚を支配する
- 烏口腕筋、上腕二頭筋および上腕筋を支配する

橈骨神経（N. radialis）（C5-Th1）

- 腋窩動脈の後方にある後神経束を出て、この動脈と上腕後側方向に伴行し、上腕三頭筋の長頭と内側頭の間を遠位方向に走行する
- その後は、上腕骨に沿って後外側方向に進み、上腕三頭筋の内側頭と外側頭の間にある橈骨神経溝を通って屈側に出る
- 分枝：
  - 後上腕皮神経は腋窩ヒダ方向に伸びて、上腕部背側から肘頭の皮膚までを支配する
  - 後前腕皮神経は橈骨神経溝で橈骨神経から分かれ、前腕背側の皮膚を支配する
- 上腕三頭筋、肘筋、腕橈骨筋および手根伸筋を支配する

病理学 腋窩では後上腕皮神経が損傷することがあり、それとともに感覚消失が認められる。橈骨神経が最初に支配する上腕三頭筋が麻痺することもある。非常によく見られる原因は、外傷や松葉杖の使用である。

骨幹部骨折時には合併症として上腕の圧迫麻痺が発現するおそれがある。公園のベンチの背もたれに長く上腕を置き続けると、圧迫麻痺が生じる。最も近位で発生する不全麻痺は腕橈骨筋で起こる。手の伸筋が不全麻痺すると、下垂手という症状が現れる。

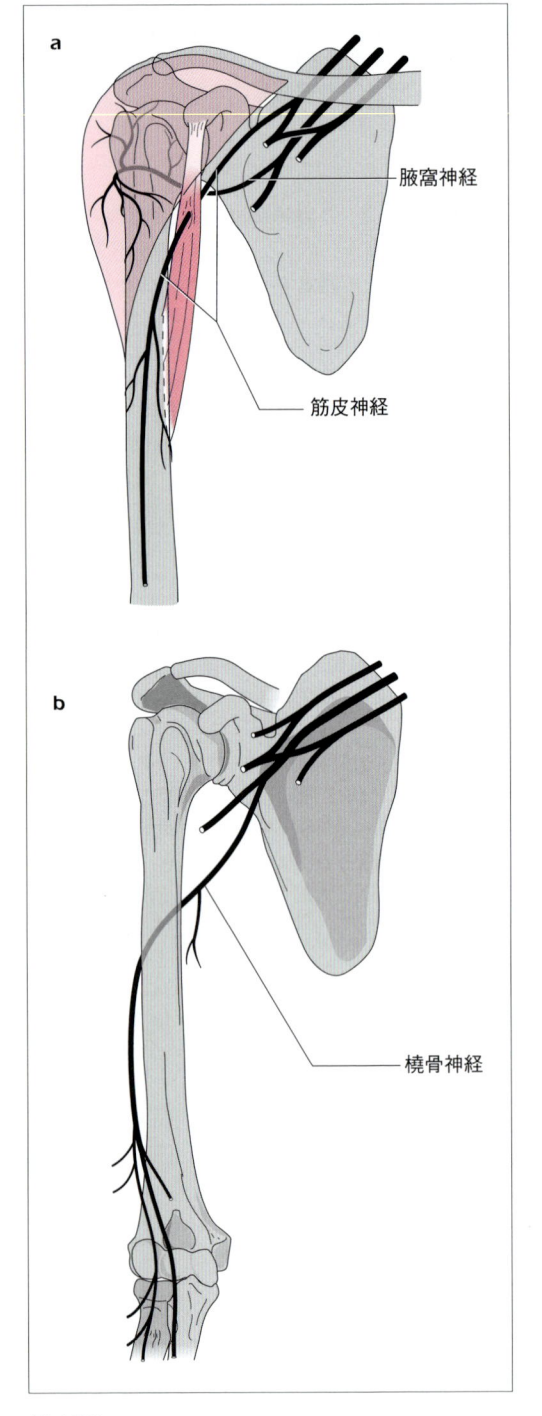

図 4.98
a 筋皮神経
b 橈骨神経

正中神経（N. medianus）（C5-Th1）
- 外側および内側神経束から出て腋窩動脈の前方を通り、上腕の掌側に沿って遠位方向に走行する
- 大部分が、母指球筋および内側上顆に起始する筋（尺側手根屈筋を除く）を支配する

病理学 就寝中にパートナーの頭が上腕に乗り続けて圧迫性損傷（一般的に橈骨神経麻痺時に『土曜の夜の麻痺』とも称される）を受けると、遠位部の運動および感覚消失にいたるおそれがある。手を握ると、典型的な『祈祷師の手』状態となる。

尺骨神経（N. ulnaris）（C8-Th1）
- 内側神経束から出て、腋窩動脈の内側を走行する。上腕中央部で肘に向かって伸筋側を進む。
- 小指球筋、骨間筋、虫様筋、尺側手根屈筋のほか、深指屈筋、短母指屈筋、母指内転筋を部分的に支配する

病理学 尺骨神経が損傷すると、指の基底関節が伸展したり（鉤鷲手）、指節間関節が屈曲したりする。

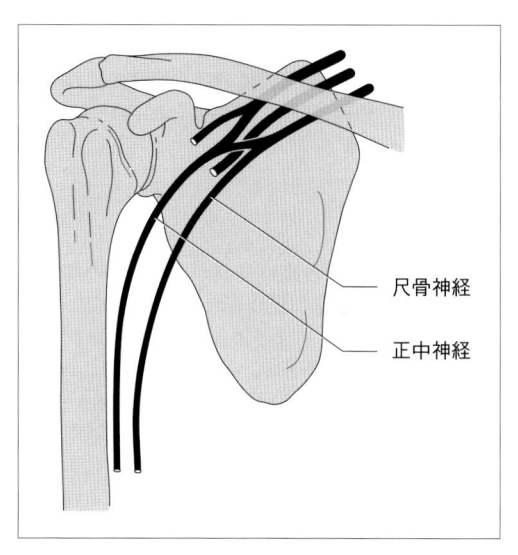

図 4.99　正中神経および尺骨神経

病理学　頸腕部の圧迫症候群：

腕神経叢は、椎間孔から上腕神経にいたる独自の経路を走行するが、その間にいくつかの狭い部位を通り圧迫されることもある。

▶ 頸椎の項を参照

頸腕部には2つの狭い経路があり、その部位で起こる障害は胸郭出口症候群と称されている。

- **鎖骨部**は、第1肋骨と鎖骨によって肋鎖間隙が限定されている部分で、腕神経叢は、ここを鎖骨下動脈および鎖骨下静脈と腋窩に向かい併行する。頸腕部の間隙は、肩甲帯を下げたり戻したりすると狭くなる。こうした間隙狭小化の原因には、肩の下垂、慢性肺気腫に起因する胸郭口拡大、骨折後の鎖骨変形などがある。

実践のヒント

患者の頸腕部の異常は、誘発テストをすれば他の疾患と区別できる。誘発テストでは、肩甲帯を下方に圧迫し、この状態を維持しながら橈骨動脈の拍動を調べる。肋鎖間隙が著しく狭小化すると、脈拍がさらに弱くなるか、完全に消失し、患者は苦痛が増悪したことを訴える。■

- 腕神経叢の遠位は、**小胸筋部**で鎖骨下動脈および鎖骨下静脈と併行し、小胸筋の下側を通って烏口突起にあるその停止を通過し、腋窩にいたる。肩が最大限に外転すると、腕神経叢はこの部位で上に移動できなくなり、停止腱に巻きついて伸張する。したがって、この部位の狭窄部に起因する頸腕部の異常は、過外転症候群と称される。通常、頸腕部の構造は問題なく伸張するため、たとえば就寝中など最大外転位が長時間続いてはじめて異常が現れる。■

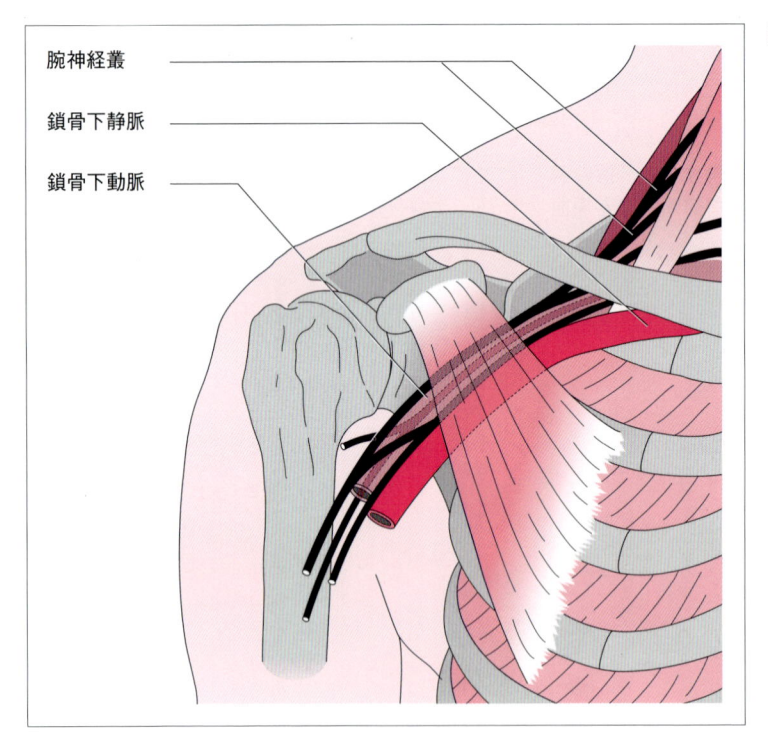

図 4.100　頸腕部の圧迫症候群

5 肘

5.1 肘部の触診 ...134

5.2 肘の機能解剖学 ...141

5.2.1 肘のX線画像 ...141

5.2.2 肘関節 ...142

5.2.3 靱帯 ...149

5.2.4 肘の運動と運動軸 ...151

5.2.5 肘の筋群：屈筋 ...154

5.2.6 肘の筋群：伸筋 ...156

5.2.7 肘の筋群：回内筋 ...156

5.2.8 肘の筋群：回外筋 ...157

5.3 肘部の神経の走行 ...158

5.1 肘部の触診

上腕骨外側上顆
(Epicondylus lateralis humeri)

上腕骨遠位外側の突起で、容易に触知できる。先端には起始はまったく存在しない。

外側上顆先端から少し遠位に向かい指幅1本分ほど肘窩方向に進んだ場所に小さな平面がある。ここから複数の手伸筋および指伸筋が伸びている。ただし互い密接しているため、触診では区別しにくい。伸筋には次の筋がある（近位から遠位に向かって）。

短橈側手根伸筋
(M. extensor carpi radialis brevis)

第3中手骨の底に停止。手指を曲げて手関節を背屈方向に緊張させると触診しやすい。

指伸筋 (M. extensor digitorum)

第2-4指の背腱膜に伸びて、中指節および指末節骨底に停止。手を背屈状態で固定し、指を屈曲させてから再度伸ばすと、正確な起始部を特定できる。

小指伸筋 (M. extensor digiti minimi)

指伸筋のすぐ橈側を走行し、第5指の背腱膜で停止。小指を伸展させると、位置をはっきりと特定できる。

尺側手根伸筋 (M. extensor carpi ulnaris)

第5中手骨底で停止。背屈および尺屈させると緊張する。

実践のヒント テニス肘としても知られる上腕骨外側上顆炎は、ほとんどの場合、短橈側手根伸筋の起始部に起こる。触診や、伸張または収縮で痛みを誘発すると、正確な炎症部を確認できる。■

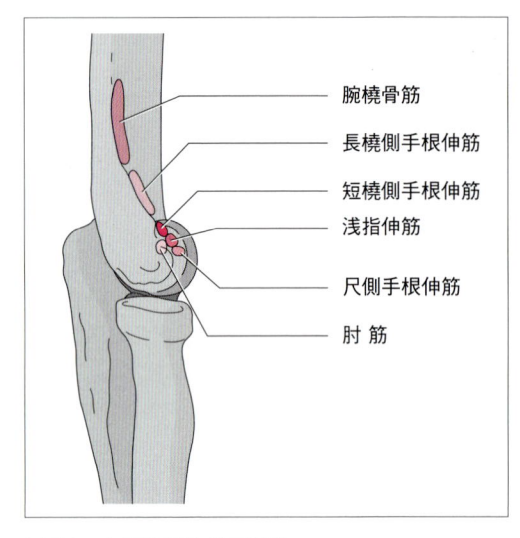

図 5.1　上顆筋起始部の触診

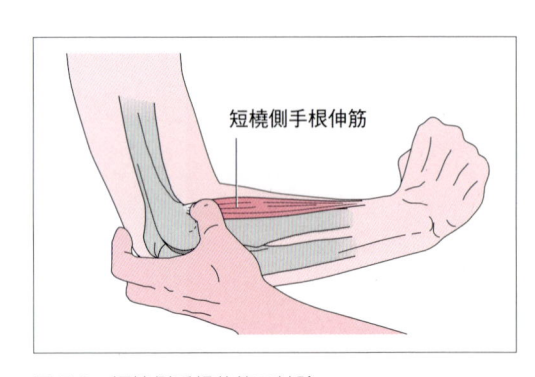

図 5.2　短橈側手根伸筋の触診

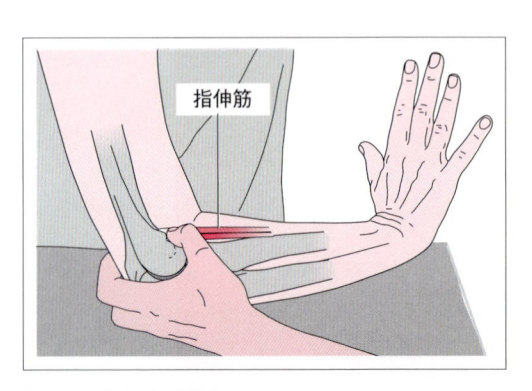

図 5.3　指伸筋の触診

肘　筋（M. anconaeus）

上腕骨外側上顆と肘頭の間で触れる小さな三角形の筋。

上腕骨外側縁（Margo lateralis humeri）

上腕骨外側縁は、外側上顆から近位に走行する。ここから次の2つの筋が起始する。

腕橈骨筋（M. brachioradialis）

外側上顆先端のほぼ手幅上方掌側辺縁から橈骨茎状突起にいたる。起始部はほぼ3指幅ある。

回外運動または回内運動の中間位で肘を屈曲させて筋を緊張させると触診しやすい。

長橈側手根伸筋
（M. extensor carpi radialis longus）

腕橈骨筋のすぐ下側に起始。この部分は1-2指幅ある。停止は第2中手骨底。

背屈および橈屈させて筋を緊張させると触診しやすい。

外側側副靱帯（Lig collaterale radiale）

扇状に広がる構造で、上腕骨上顆から橈骨頭に向かい、橈骨輪状靱帯および背側尺骨に停止。上腕骨外側上顆と肘頭の間でうまく触知できる。ここから遠位は伸筋に覆われるため触知は難しい。

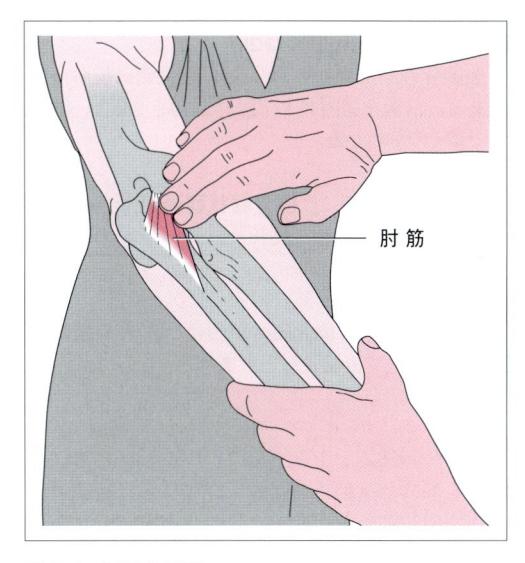

図 5.4　肘筋の触診

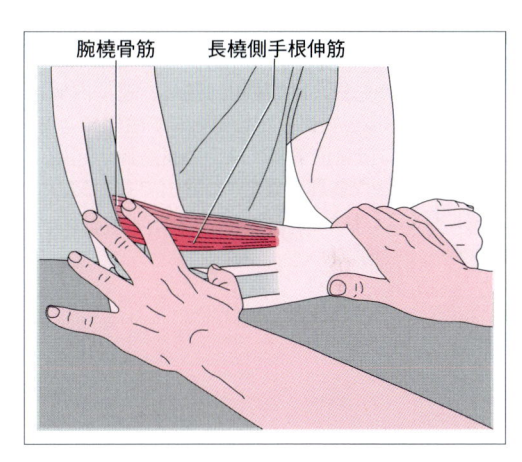

図 5.5　腕橈骨筋および長橈側手根伸筋の触診

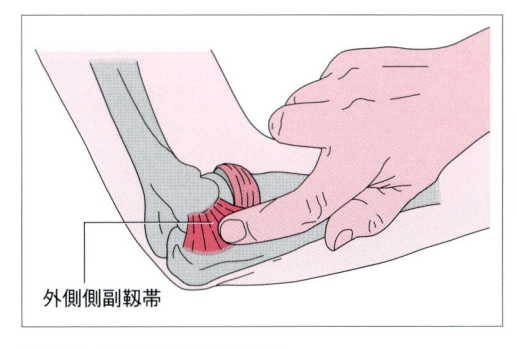

図 5.6　外側側副靱帯の触診

橈骨小頭（Capitulum radii）

上腕骨外側上顆から約 2.5cm 遠位側に橈骨小頭がある。前腕を回内および回外運動させると、触指下で動くのがわかる。

橈骨小頭の周囲には**橈骨輪状靱帯**（Lig. anulare radii）が伸びており、尺骨と橈骨頭の間でその硬い索を触知できる。

上腕骨に対する橈骨頭の位置は、左右の**腕橈関節腔**を触診して直接比較して調べる。

> **実践のヒント** 上腕骨に対する橈骨頭の位置は、安静時と運動時の両方を評価する。触診では示指を関節腔の上に置き、左右関節を同時に屈曲および伸展させて左右を直接比較する。

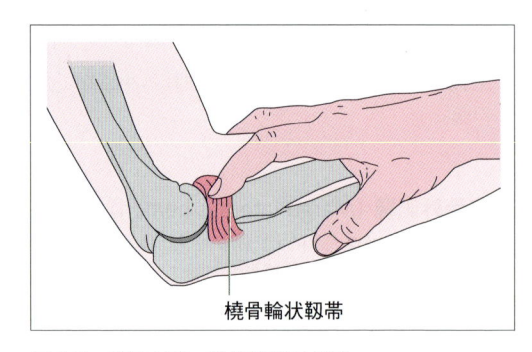

図 5.7　橈骨小頭、輪状靱帯の触診

上腕骨内側上顆
（Epicondylus medialis Humeri）

内側上顆の先端には筋停止がなく、遠位内側上腕骨ではっきりと突出した骨部として触知できる。上顆先端のほぼ遠位掌側には手の屈筋群が起始する。ここは様々な筋群が集まった腱板でもあるため、遠位に行くほど容易に筋それぞれを区別できるようになる。

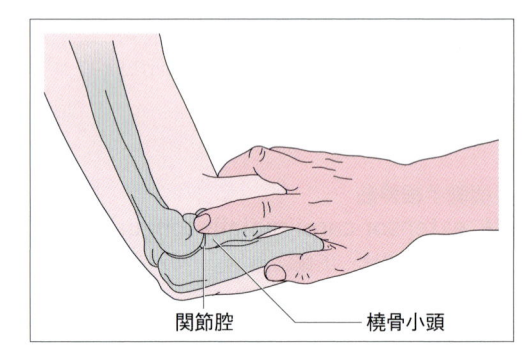

図 5.8　腕橈関節関節腔の触診

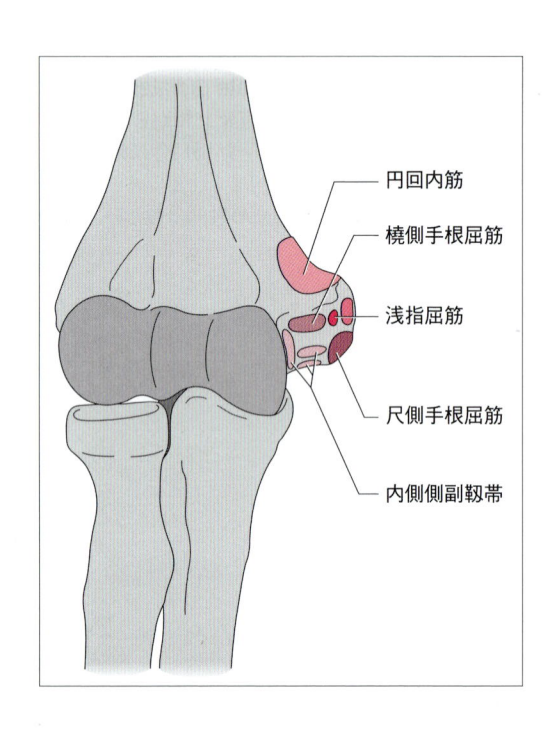

図 5.9　内側上顆の筋起始の触診

次の筋群は、どれも上腕骨上顆部に起始するため区別しにくい。筋群の走行を探すには、反対側の手の大菱形骨結節を上腕骨内側上顆の上に置き、母指を広げて他指を伸ばし前腕掌側に置くとよい。
- 母指の走行は円回内筋の走行と同じ
- 第2指の走行は橈側手根屈筋の走行と同じ
- 第3指の走行は長掌筋の走行と同じ
- 第4指の走行は浅指屈筋の走行と同じ
- 第5指の走行は尺側手根屈筋の走行と同じ

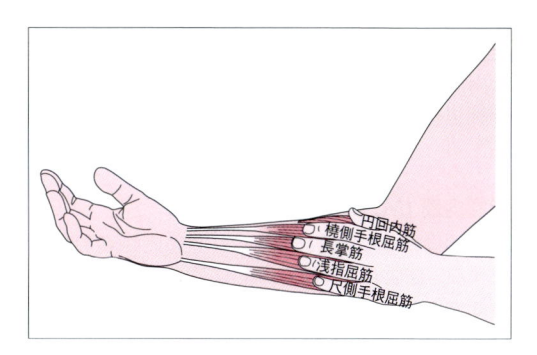

図 5.10　内側上顆からの筋走行の触診

橈側手根屈筋 (M. flexor carpi radialis)

第2中手骨底が緊張するように手関節を掌屈させて、橈屈させると触知しやすい。この筋は前腕を走行しながら、最も外側にいたる。

浅指屈筋 (M. flexor digitorum superficialis)

中指節骨にいたる。触診に際しては、手関節を掌屈方向に動かし、指を屈曲位で緊張させる。

長掌筋 (M. palmaris longus)

手掌腱膜に停止するが、欠如することもある。手関節を掌屈方向に緊張させて、第1および第5指を合わせると起始部を触知しやすい。

尺側手根屈筋 (M. flexor carpi ulnaris)

豆状骨に停止。触診に際しては、手を掌屈位で緊張させて尺屈させる。

実践のヒント　上腕骨内側上顆部の腱病変はゴルフ肘と称され、屈筋群の共通起始部に生じる。内側上顆を触診しながら関節を伸張させていけば、正確な過敏部位を特定できる。そのほか、手の屈筋の抵抗テストも有用である。

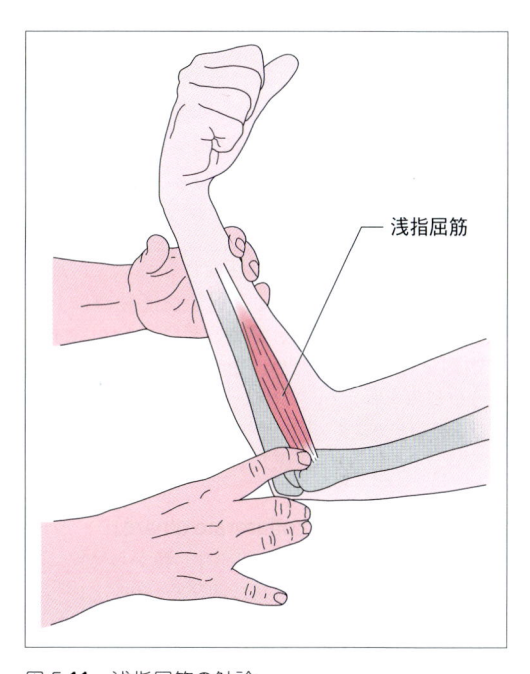

図 5.11　浅指屈筋の触診

上腕骨内側縁 (Margo medialis humeri)

内側縁は、上方にまっすぐに伸びる上腕骨上顆の骨性辺縁として触知できる。

円回内筋 (M. pronator teres)

起始はかなり近位にあり、肘窩の内側境界を形成する。屈曲および回内方向に緊張させるとうまく触知できる。

尺骨神経溝 (Suicus olecrani medialis)

この溝は内側上顆と肘頭の間にあり、**尺骨神経** (N. ulnaris) が走行する。溝のほぼ近位で触知できる非常に固く丸い索。溝は靱帯構造が被覆保護しているため、非常に強い圧力をかけないと触知できない。圧力をかけると電気が走るような疼痛が第5指側まで生じることがある。

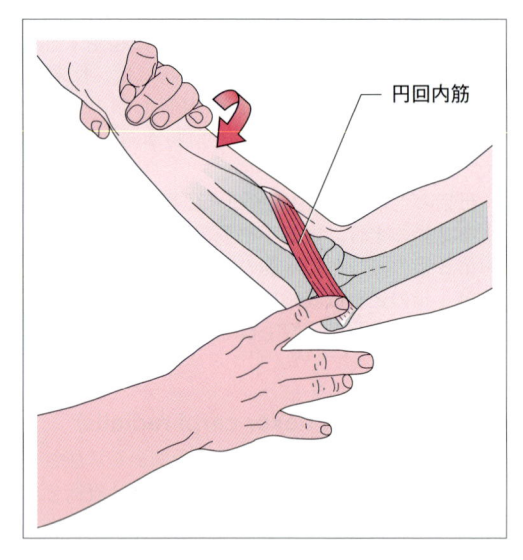

図 5.12　円回内筋の触診

病理学　溝の先天性変性が原因で、尺骨神経が脱臼することがある。肘屈曲運動時に上腕三頭筋の内側縁下部で、溝から尺骨神経がはずれて内側上顆を越えるため、患者は遠位に放射するような刺痛を訴える。このような脱臼は、柔道、レスリングなどコンタクトスポーツ時にも起こる。

内側側副靱帯 (Lig. collaterale ulnare)

内側側副靱帯は、上腕骨内側上顆から尺骨に向かい橈骨輪状靱帯まで扇状に伸びる。外側と同じように、この靱帯の大部分は筋で覆われている。肘頭方向に伸びる部分の方が触知しやすい。

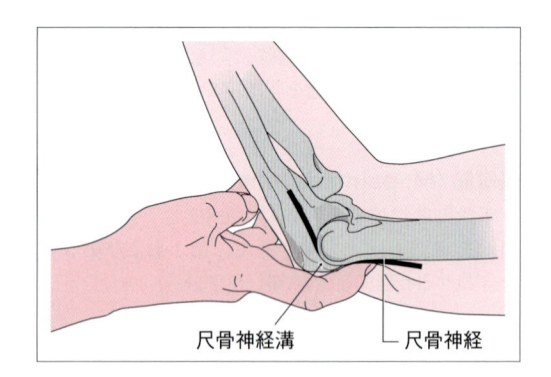

図 5.13　尺骨神経および尺骨神経溝の触診

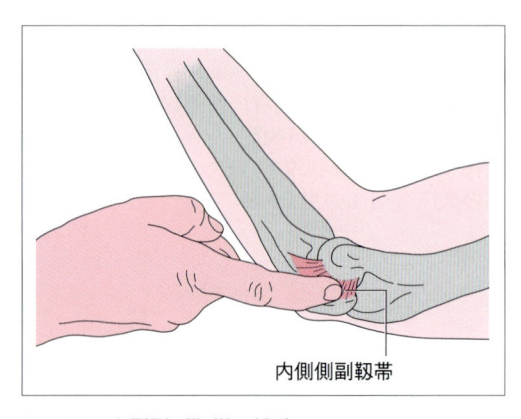

図 5.14　内側側副靱帯の触診

肘　頭（Olekranon）

肘頭は、肘関節を屈曲させると肘頭窩から突出し、触診できるようになる。先端には上腕三頭筋腱の起始がある。

肘頭のすぐ上に滑液包があるが、肥厚した場合にのみ触知できる。

肘頭窩（Fossa olecrani）

肘頭窩は、肘関節をわずかに圧力をかけながらやや屈曲させて触診する。これは三頭筋長頭腱が伸張していないと触知できないためである。伸展位では肘頭で塞がれている。

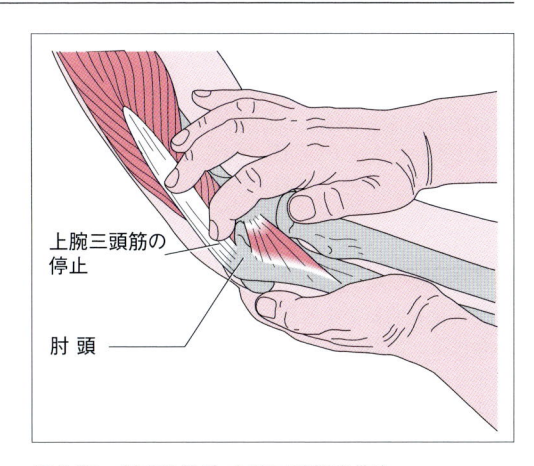

図 5.15　肘頭の触診 上腕三頭筋の停止

肘　窩

肘窩の境界は外側は腕橈骨筋で、内側は円回内筋である。外側から内側に向かって見ると、次の構造が肘窩を貫通している。

上腕二頭筋腱

肘窩の中でもっともはっきりと突出した腱で、橈骨内側縁に向かって伸びる。

内側では腱が**上腕二頭筋腱膜**（Lacertus fibrosus）に移行する。この腱膜は平面構造で、近位に固定端を有し、尺骨および前腕筋膜に走行するのが触知できる。

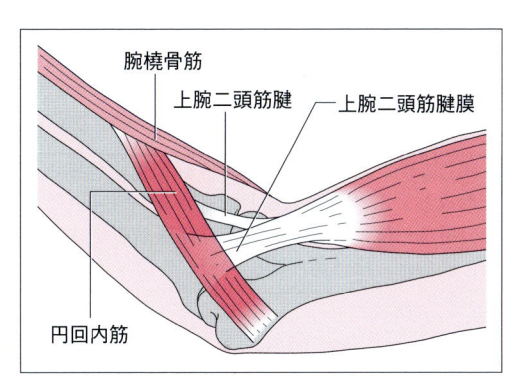

図 5.16　肘窩側の触診

実践のヒント　二頭筋の肘窩直前部が、小さなボール形に変形し起伏している場合は、腱断裂が疑われる。この起伏はたいてい溝部の上腕二頭筋長頭腱が断裂して現れたものである。

▶ 肩の章を参照

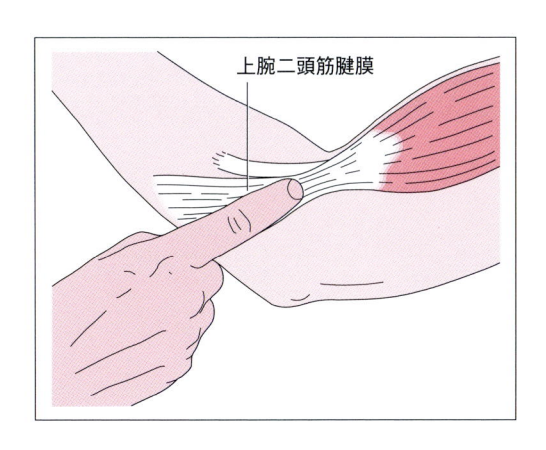

図 5.17　上腕二頭筋腱膜の触診

橈骨粗面 (Tuberositas radii)

上腕二頭筋の橈骨粗面部停止は深層にあるため、触診に際してはまず肘関節屈曲位で最大に回内させて粗面を後方に回旋させる。すると橈骨頭から 2-3cm 遠位に筋が隆起して触知できる。

実践のヒント 腱付着部炎が起こると、二頭筋の腱停止に明らかな腫脹が触知される。腫脹部は場合によっては非常に大きく、粗面が回内運動時に橈骨と尺骨間の空間を貫通し、非常に大きな痛みを伴うことがある。

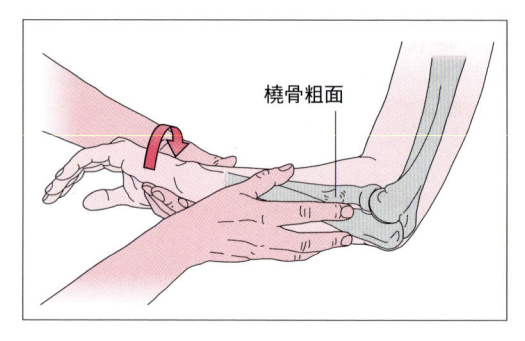

図 5.**18** 橈骨粗面の触診

血管および神経

上腕二頭筋の尺側縁と円回内筋の間には溝が触知される。この溝底は上腕筋で形成されている。この溝の中には、正中神経および上腕動脈という血管神経系がある。

同じように上腕二頭筋の外側縁も腕橈骨筋と溝を形成し、この溝底にも上腕筋が走行する。この溝の深部には橈骨神経および橈側側副動脈が走行し、表層部には外側前腕皮神経が走行する。

上腕動脈 (A. brachialis)

上腕二頭筋腱のすぐ内側で脈動が感じられる。

正中神経 (N. medianus)

上腕動脈のすぐ内側にある管状構造。さらに下行して肘窩遠位にいたり、円回内筋の間を貫通する。

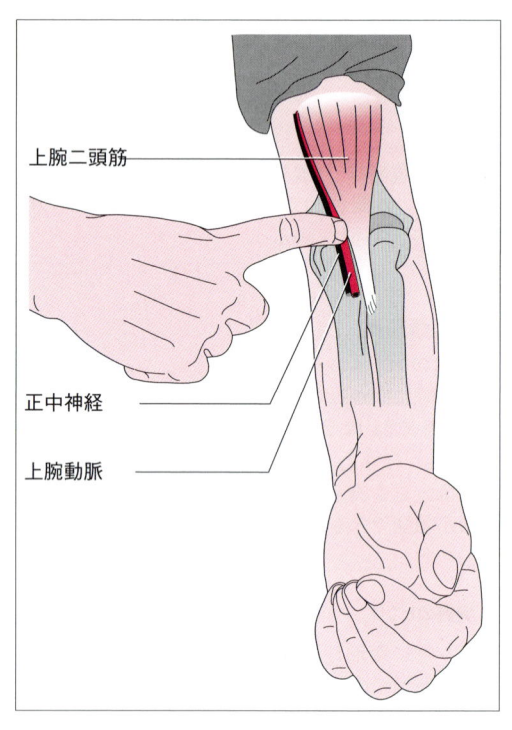

図 5.**19** 上腕動脈および正中神経の触診

5.2 肘の機能解剖学

5.2.1 肘のX線画像

前後像

伸展位／回外位
- 上腕骨小頭から橈骨までの距離：約3mm
- 上腕軸と尺骨軸が作る角度（肘角）：標準162°

側面像

肘関節90°屈曲位
- 内側上顆と外側上顆を重ねて投影
- 腕尺関節の関節腔：
  - 上腕骨滑車と尺骨間の距離を一定に保つ
  - 腕尺関節の関節面がまっすぐになるように調整する

病理学 病理学的所見で炎症または関節炎性変性が認められた場合には、関節腔が狭小化している可能性がある。

慢性多発性関節炎を罹患し、橈骨頭が関節炎によって変性している場合も、X線画像診断のように診察でうまく確認できる。こうした変性があると、たとえば橈骨頭の脱臼、どちらかの上腕骨上顆での断裂、肘頭での断裂といった明らかな所見が認められる。

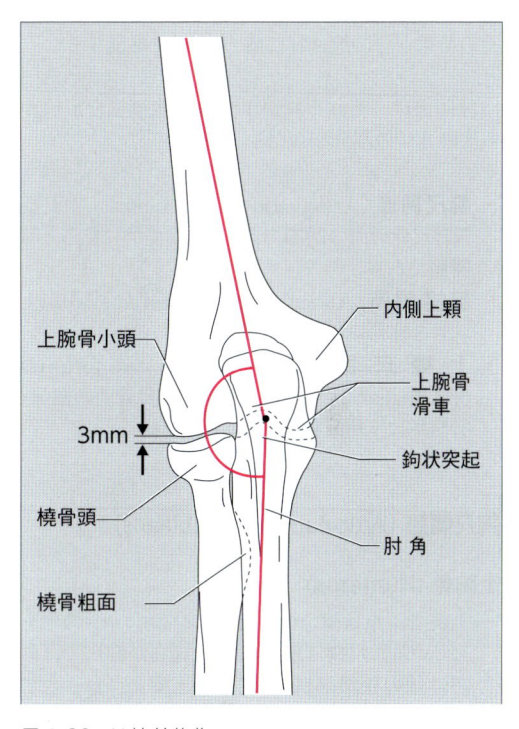

図 5.20　X線前後像

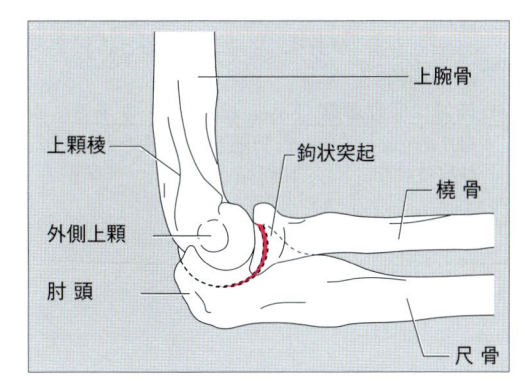

図 5.21　X線側面像

5.2.2 肘関節

上腕骨頭の近位関節面が内側に向いているのに対し、上腕骨遠位の関節面は前方に向いている。その結果、肘関節は特に前方にうまく機能する。

肘関節は、それぞれが1つの機能単位を形成する次の3つの部分からなる。

- **腕尺関節**（Articulatio humeroulnaris）：上腕骨と尺骨の間の関節である。機能的に見ると鞍関節である。
- **腕橈関節**（Articulation humeroradialis）：上腕骨と橈骨の間の関節である。
- **上橈尺関節**（Articulatio radioulnaris proximalis）：近位部にある橈骨と尺骨間の関節。必然的に下橈尺関節と連結する。

腕尺関節（Articulatio humeroulnaris）

上腕骨（Humerus）
- 上腕骨滑車は横になったシャンパンコルクの形をしている。尺側は橈側よりもいくらか幅広で、砂時計様の狭窄部によって尺側と橈側に分かれており、やや内側に向いている。
- 上腕骨の遠位端では、滑車と小頭が上腕骨体長軸に対してほぼ45°前方に屈曲している。
- 滑車の上方には、前側に**鉤突窩**（Fossa coronoidea）があり、屈曲位になると鉤状突起がその中に入る。
- 後側には**肘頭窩**（Fossa olecrani）がある。かなり深く、いくらか脂肪組織で満たされており、伸展位になるとここに肘頭が入る。

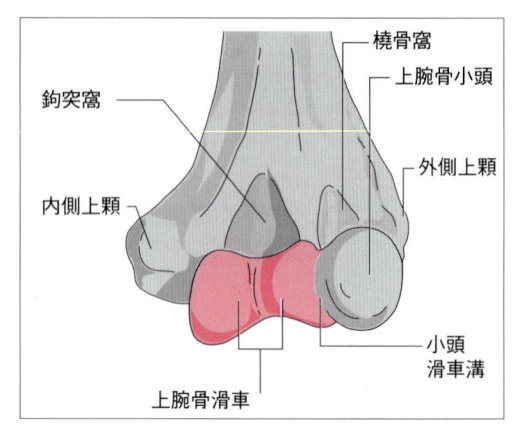

図 5.22　上腕骨滑車

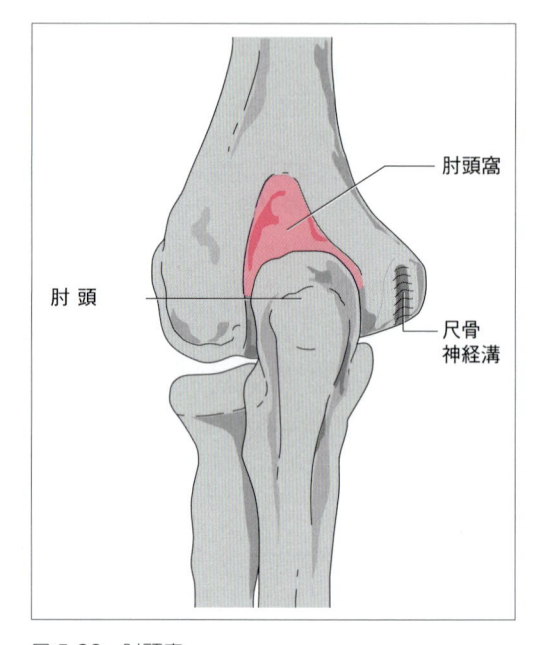

図 5.23　肘頭窩

尺　骨 (Ulna)

- *滑車切痕*（Incisura trochlearis）は鉗子のように滑車を挟んでいる。その辺縁は滑車溝の形に合致する。中央部は軟骨で覆われていない。
- 背側には切痕端に肘頭がある。上腕三頭筋の停止であり、尺側手根屈筋の内側頭の起始である
- 前端には鉤状突起があり、この突起のすぐ遠位には尺骨粗面がある。ここに上腕筋が停止し、浅指屈筋が起始する。
- 肘頭から鉤状突起を結んだ線は、上腕骨体長軸と45°の傾斜角をなす。傾斜角が45°で、且つ遠位上腕骨が傾斜していれば大きく屈曲できる。

実践のヒント　**単純肘頭骨折**に対しては、骨折近位末端部が上腕三頭筋によって上方に引き寄せられ転位することがあるため、引き寄せ締結法（Zuggurtungs法）で治療する。したがって、その後の治療では筋を他動的に伸張させたり、最大屈曲位からの抵抗運動は避ける。

腕尺関節の**牽引療法**では、肘頭先端と鉤状突起が作る傾斜角が45°となるように注意する。肘関節で滑車に関節する凹面は滑車切痕であり、治療に際してはこの45°という傾斜角に相当することから、尺骨位が変化したら切痕の傾斜も留意しなければならない。この点を留意せずにこの傾斜に対して90°位で牽引すると、一部分の関節部位が圧迫される。

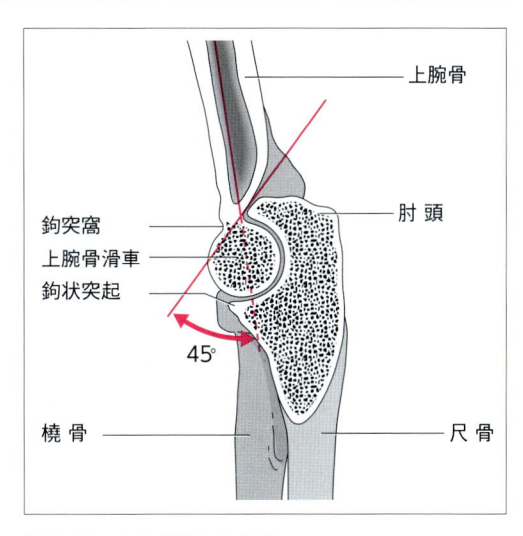

図 5.24　上腕骨滑車の位置

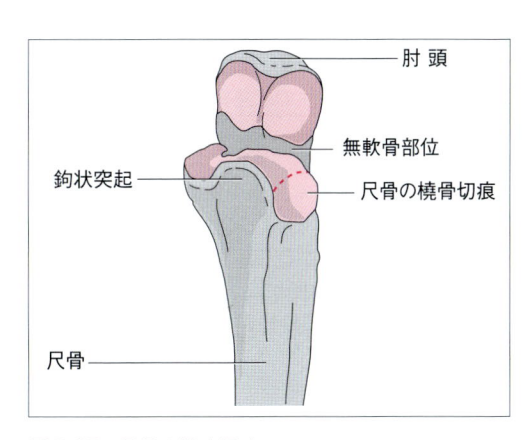

図 5.25　尺骨の滑車切痕

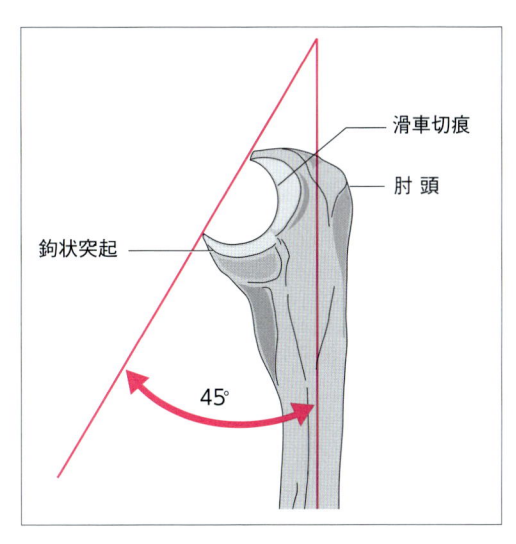

図 5.26　滑車切痕の位置

腕橈関節 (Articulatio humeroradialis)

上腕骨 (Humerus)
- *上腕骨小頭*（Capitulum humeri）は*小頭滑車溝*（Sulcus capitulotrochlearis）によって滑車と境界をなしている。
- 前側小頭の上部に*橈骨窩*（Fossa radialis）があり、最大屈曲時に橈骨頭がここに入る。

橈 骨 (Radius)
- *橈骨頭関節窩*（Fovea ardcularis radii）は橈骨頭にある凹状関節面である
- この関節窩外面には小さな環状の隆起縁（*斜半月* Lunula obliqua）があり、上腕骨小頭滑車溝と関節する

橈骨の運動は、橈骨輪状靭帯によって尺骨の運動と密接に連結するため、腕尺関節も腕橈関節も必ず一緒に動き、単独では運動できない。

■実践のヒント　通常、橈骨頭骨折は螺子固定法で治療し、決して回内および回外運動しないように配慮しながら、機能が整復されるよう治療する。ただし、理学療法の強度が高すぎたり、期間が長すぎると、石灰化をはじめとする合併症が起こることもある。

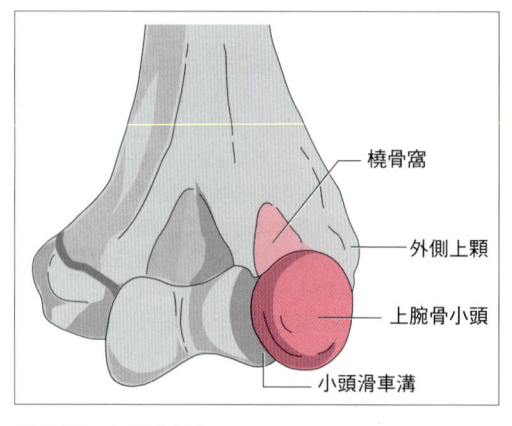

図 5.27　上腕骨小頭

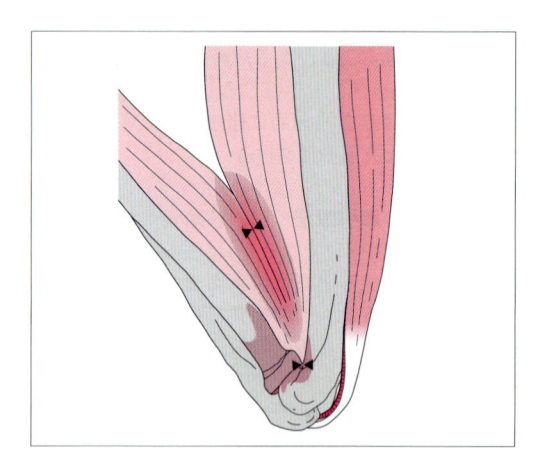

図 5.28　最大屈曲時の橈骨小頭の位置

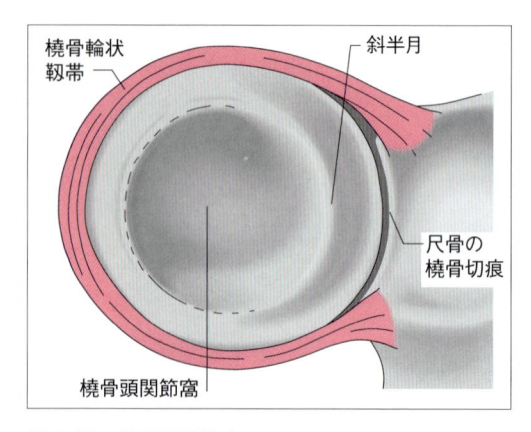

図 5.29　橈骨頭関節窩

上橈尺関節
（Articulatio radioulnaris proximalis）

尺　骨（Ulna）
- 尺骨の*橈骨切痕*（Incisura radialis ulnae）は、凹状で矢状に広がる。
- *橈骨輪状靱帯*（Lig. anulare radii）は幅が約1cmで、切痕の前後縁で固定されている。橈骨頭の大部分を覆い、斜半月のみ露出されている。

  尺骨切痕周辺の橈骨輪状靱帯は線維軟骨でできており、これが緊張した膠原線維質の結合組織に移行する。この軟骨細胞層は圧力伝達を局限して、切痕に橈骨頭を整合させるという重要な役割を担う。その間、他の靱帯部にはより大きな牽引力がかかる。

  外側および内側の側副靱帯が輪状靱帯に伸びているため、腕尺関節、腕橈関節および橈尺関節を相互に固定している。
  回外筋の一部線維がこの靱帯に伸びている。
- *方形靱帯*（Lig. quadratum）は切痕下側に固定され、関節環状面基底に停止する。前側および後側は橈骨輪状靱帯の下部に固定されている。

橈　骨（Radius）
*橈骨頭関節環状面*は凸で、橈骨輪状靱帯および尺骨の橈骨切痕と結合する。

> **実践のヒント**　肘関節は密に関節しており、1つの関節に障害が起こると、必ず他の関節にも影響が現れる。したがって、障害の見られるときには全関節を検査して治療する必要がある。■

> **病理学**　慢性多発性関節炎で、肘部の関節炎性変形の好発部位は橈骨頭である。治療目的で橈骨頭を切除すると、上腕骨の支持がなくなるため、また橈骨輪状靱帯が切断されて側副靱帯との結合安定性がなくなるため肘が不安定となる。その結果、遠位橈尺関節が不安定となる。■

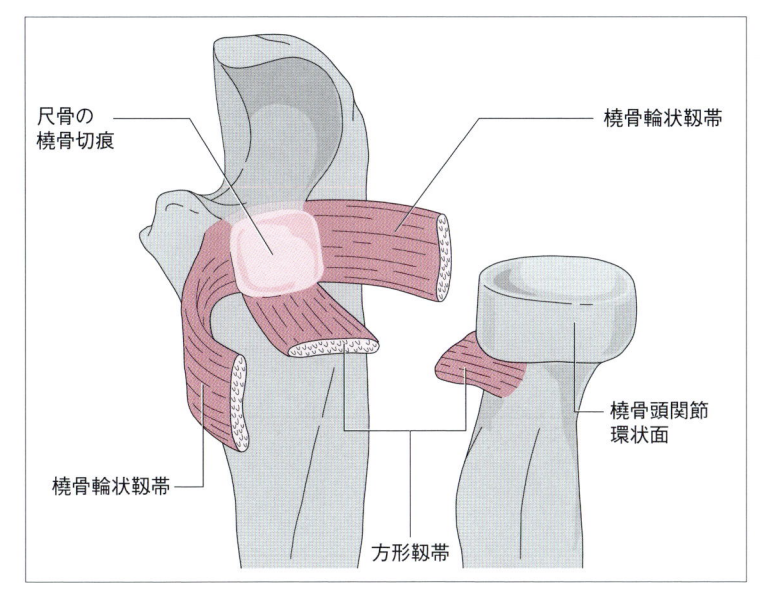

図 5.**30**　近位上橈尺関節

関節包

　肘関節の3つの関節は薄い関節包で被覆されている。**上腕骨に停止**して橈骨窩、鈎突窩および肘頭窩を覆い、内、外側上顆および尺骨神経溝は覆わない。

　関節包は後側および前側がわずかに陥凹しており、最大運動時にヒダが伸びるようになっている。上腕筋および肘筋の一部線維が、背側で関節包に伸びており、陥凹した関節包のヒダが挟みこまれるのを防いでいる。関節包は、側副靱帯や、回外筋および短橈側手根伸筋などの筋線維束によって側面が補強されている。

　尺側には、滑車切痕の骨部と軟骨部の境界が停止し、内側領域には尺骨の橈骨切痕が見られる。

　橈側では、関節環状面の骨と軟骨の境界のやや下側に停止部がある。

病理学　関節包嚢の線維が変性して非常に固くなることがあるが、その場合、運動時に関節包が反復的に挟み込まれてしまう。こうなると手術によって切除する以外に治療法はない。　■

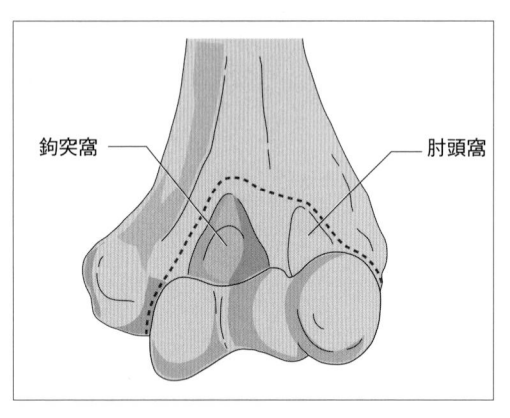

図 5.31　前側上腕骨の関節包停止

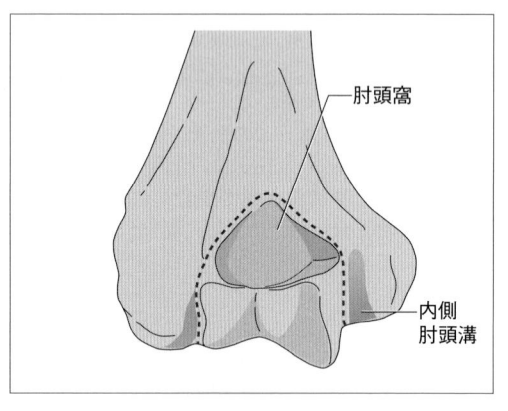

図 5.32　後側上腕骨の関節包停止

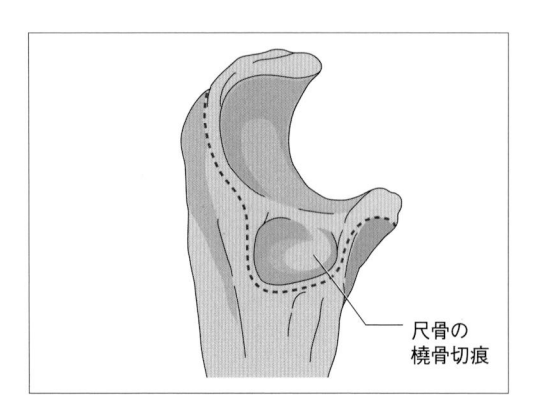

図 5.33　尺骨の橈側領域の関節包停止

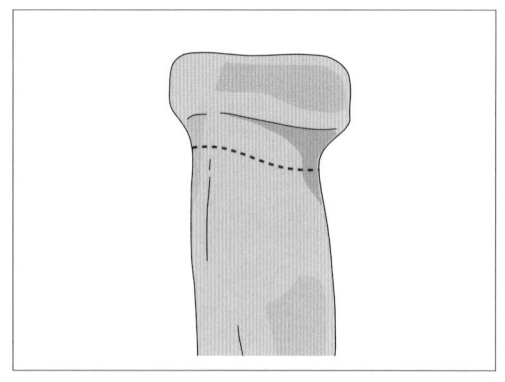

図 5.34　橈骨の関節包停止

5.2 肘の機能解剖学　147

血 流

　肘頭の周辺では終動脈が吻合網を形成している。上腕深動脈から分岐する中側副動脈、上腕動脈から分岐する尺側側副動脈後枝、さらに尺骨動脈から分岐する尺側反回動脈後枝が、外側、内側および背側の関節包靱帯を栄養する。

　肘部の腹側は上腕動脈の前枝が栄養する。

　この周辺にある筋群も上腕動脈前枝が栄養する。

神経支配

　外側上顆部は、橈骨神経枝にのみ支配される。

　内側上顆の後側周辺は、尺骨神経枝が支配し、掌側周辺は正中神経枝が支配する。

　後側の関節包靱帯部は、橈骨神経および尺骨神経によって支配され、前側は橈骨神経、筋皮神経および正中神経によって支配される。

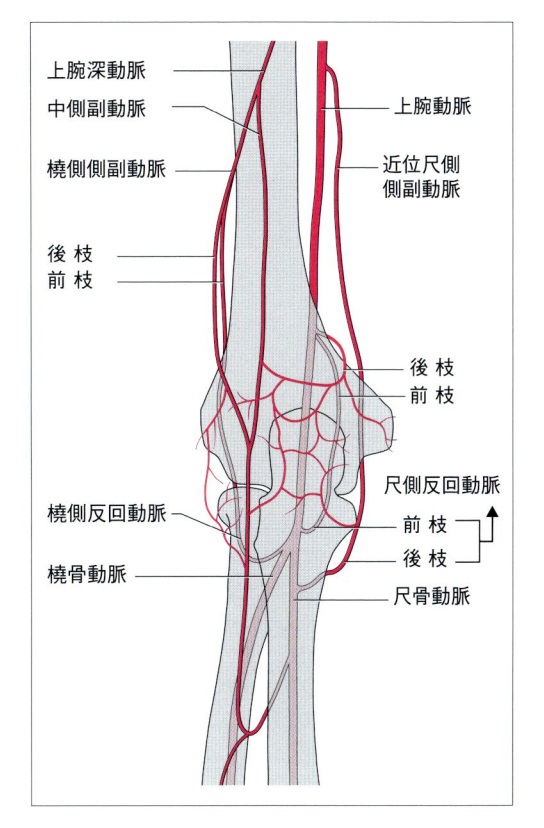

図 5.35　肘関節を栄養する動脈

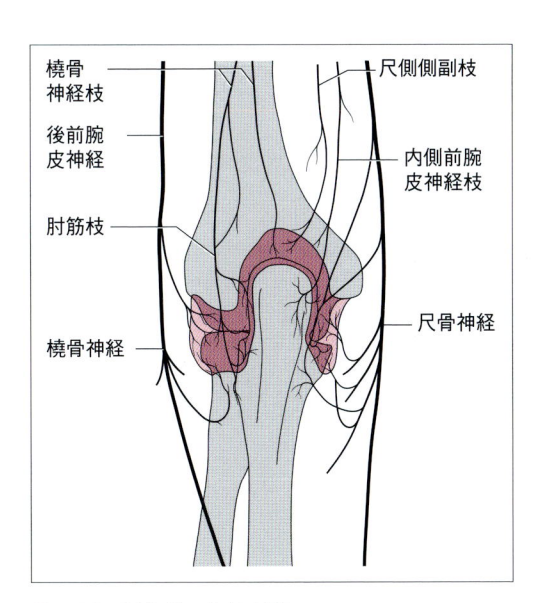

図 5.36　肘後側の神経支配

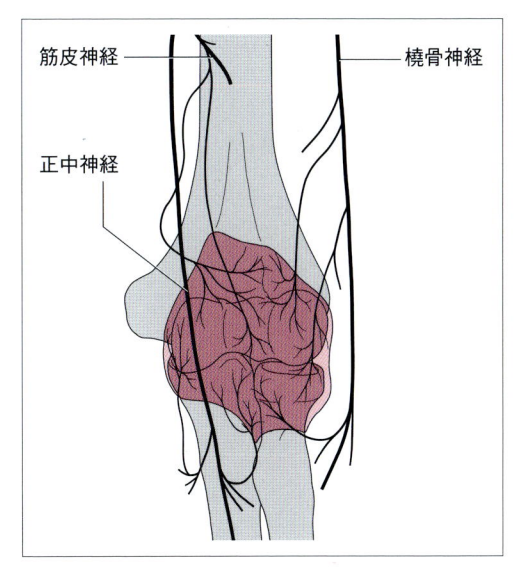

図 5.37　肘前側の神経支配

下橈尺関節（Articulatio radioulnaris distalis）

尺 骨
- *尺骨頭の関節環状面*は凸である
- 尺骨遠位部に尺骨手根関節円板がある。この円板は橈骨に固定されており、回内および回外運動時に一緒に運動する。

▶ 手の章を参照

橈 骨
*尺骨の橈骨切痕*は凹である。

病理学 橈骨遠位部の骨折は、手が背屈位にあるときに、その手をついたときに起こり、最もよく見られる骨折である。骨折すると、遠位骨が背側および橈側に転位し、いわゆる*銃剣状変形*となる。正しく整復した後、ギプスで動かないようにしておけば、手根管の狭小化や下橈尺関節と上手関節の関節面の不一致を防ぐことができる。■

関節包
- 骨と軟骨の境界に納まっている
- 外反した囊状陥凹を有する。これは約1cm長で、橈骨と尺骨の間にあり近位に伸びる。
- 橈尺靱帯および後方の骨間膜の一部で補強されている
- 円板の縁を通って手関節包にいたる

実践のヒント 回内および回外運動時には、近位橈尺関節は遠位橈尺関節とともに1つの機能単位を形成する。検査および治療時には基本的にこの点を配慮する必要がある。■

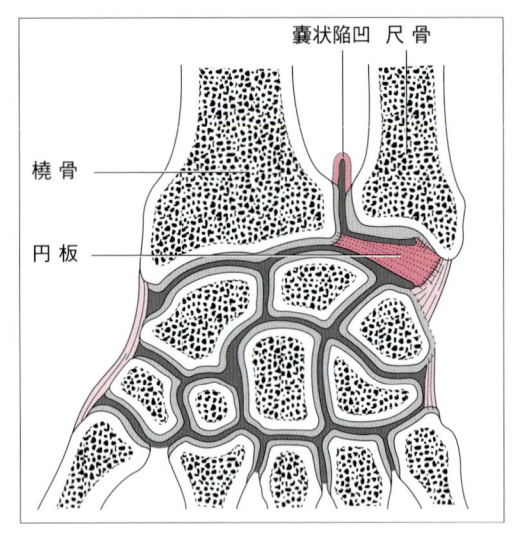

図 5.38 下橈尺関節

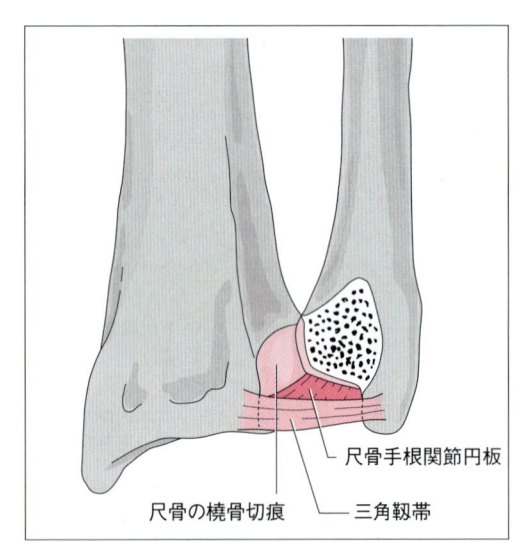

図 5.39 尺骨頭関節円板

5.2.3 靱　帯

内側側副靱帯（Lig. collaterale ulnare）
　内側側副靱帯は次の3つの線維束からなる。
- **前部**：内側上腕骨上顆の前側から鉤状突起内側縁に走行し、橈骨輪状靱帯にいたる
- **後部**：上腕骨上顆の後側から肘頭の内側縁に伸びる
- **中部**：比較的薄く、上述の部位間の空間を満たす。クーパー線条と呼ばれる小さな溝が横断して、後部と前部の基底を結ぶ。

　肘頭内側と上顆間を連結する強固な線維構造（肘頭上顆靱帯内側側副靱の一部）は、内側上顆内側から肘頭にいたり、尺側手根屈筋の両起始を結合する。この靱帯は尺骨神経を溝内に維持する。

病理学　内側側副靱帯の損傷は、投球種目などによる急性または慢性肘関節の外反に伴い認められる障害で、スポーツで負荷がかかるなど、はっきりと誘発されなければ疼痛は発現しない。

外側側副靱帯（Lig. collaterale radiale）
　外側側副靱帯は2つに分岐しており、一方は外側上顆の前部から出て尺骨の橈骨切痕前縁に、もう一方は後部から出て後縁に伸びる。どちらも橈骨輪状靱帯、回外筋腱および短橈側手根伸筋腱に線維を伸ばす。

機　能：側副靱帯は三角形を呈し、関節がどの位置にあっても緊張が均衡するようになっている。

実践のヒント　靱帯の安定性検査時には肘を伸展させる。こうすると、ほとんどの部位が緊張して内側と外側の靱帯が分離して検査が容易となる。

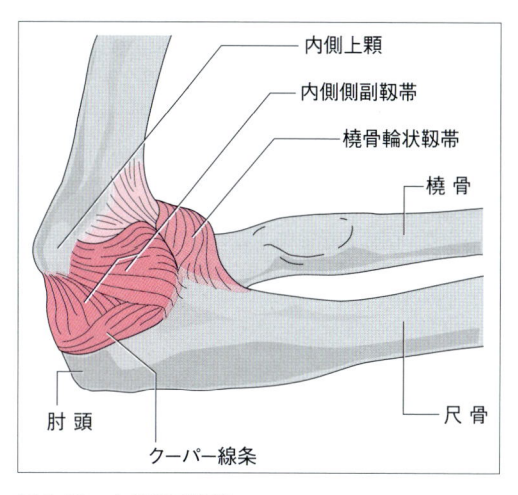

図 5.40　内側側副靱帯

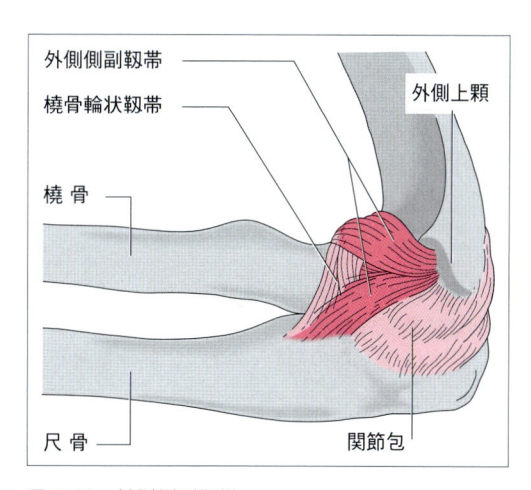

図 5.41　外側側副靱帯

後側の靱帯は、縦走する線維小束と横走する線維小束からなり、それぞれが関節包を補強する。靱帯は内側および外側に伸びて内側および外側側副靱帯にいたる。

前側の靱帯は、斜走、縦走、横走する線維小束からなり、関節包を補強する。この靱帯も、内側および外側側副靱帯、橈骨輪状靱帯に向かって伸びる。

骨間膜（Membran interossea）
- 橈骨粗面の指2本幅下に始まり、下橈尺関節のやや上側で終わる。ただし線維の一部は関節包にいたる。
- 線維小束は斜走して交差する。交差は特に中央部で大きい。
- 様々な箇所に隙間があり、血管が貫通する
- 深指屈曲筋および伸筋が起始する
- 尺骨に対して橈骨が遠位に転位するのを防ぐ
- 大部分が回外位で緊張する
- 骨間膜は独特な配置の線維構造を有し、線維にかかる様々な方向の負荷を相殺できる

斜　索（Chorda obliqua）
- 小さな靱帯様構造
- 尺骨の橈骨切痕のやや下側および橈骨粗面直下に停止する

病理学　尺骨橈骨頭切除を受けたリウマチ患者にとって、骨間膜は回内および回外運動時の両前腕骨連結に非常に重要となる。■

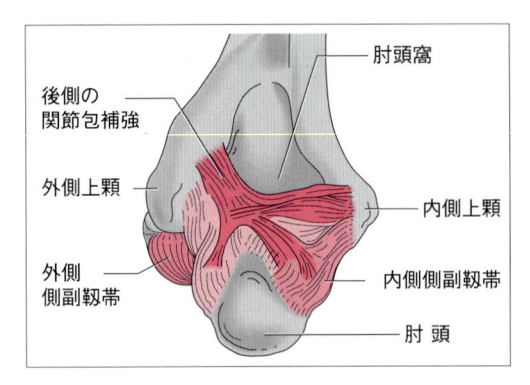

図 5.42　後側の関節包靱帯部

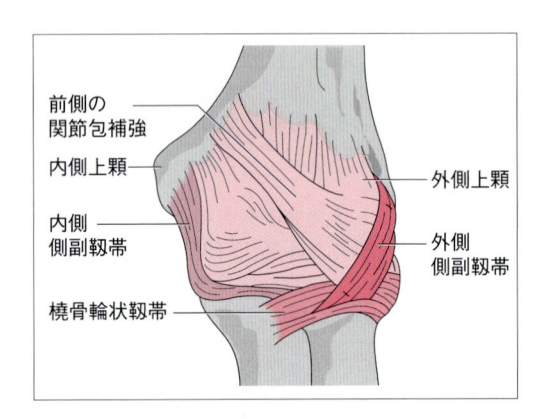

図 5.43　前側の関節包靱帯部

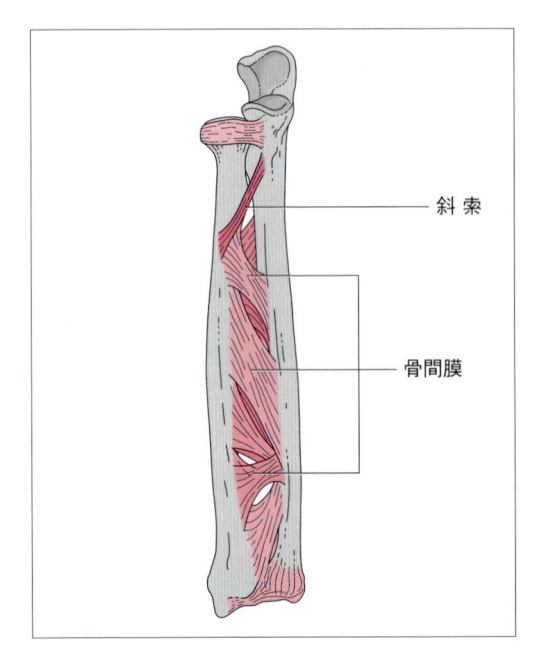

図 5.44　骨間膜

5.2.4 肘の運動と運動軸

屈曲 / 伸展

運動軸は、両上顆の下を走行し、上腕骨小頭および上腕骨滑車を通る。

可動域

*屈曲*は最大130-150°可能。屈曲および伸展運動は、上腕と前腕間にある軟部組織か、後側の関節包靱帯部のいずれかによって制限される。

> **実践のヒント** 軟部組織がうまく機能せず関節包靱帯部が不安定であると、他動屈曲時に鉤状突起が上腕骨の鉤突窩に圧迫されるため最大屈曲にいたってもこれを感じられないことがある。■

*伸展*はほぼ10°可能である。運動終点は変化しない。前側の関節包靱帯部および両側副靱帯が緊張するため切痕と滑車が互いに押し付け合い、運動終点ではあまり弾力を感じられない。

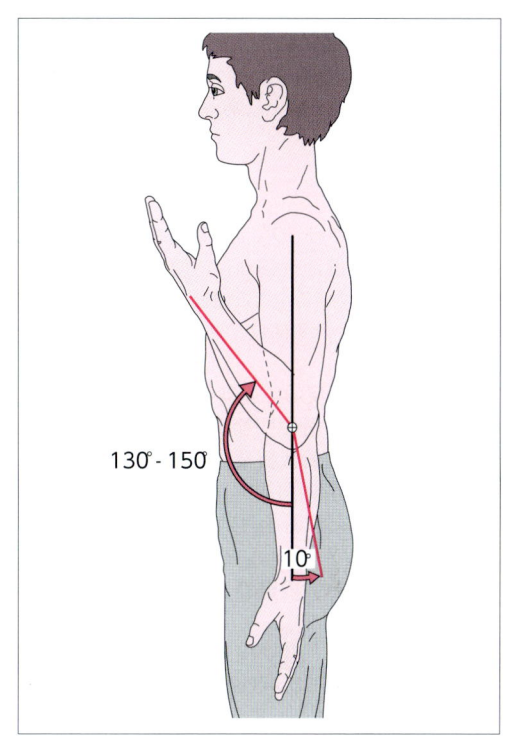

図 5.45　屈曲および伸展方向への可動域

肘　角

滑車の形状および内側部で尺骨が傾斜していることから、前腕は外反肘といって最大伸展時に約10°外反する（肘角）。

肘角は特に回外と伸展を同時に行うと顕著となり、屈曲すると消失する。

> **実践のヒント** 尺骨の傾斜を検査する際には、最小屈曲位で内側間隙を測る。この位置であれば、関節包と靱帯が離れて側方に間隙ができるためである。
>
> 内側の関節包靱帯部が癒着していると、傾斜するほど間隙が不十分となり伸展できなくなる。■

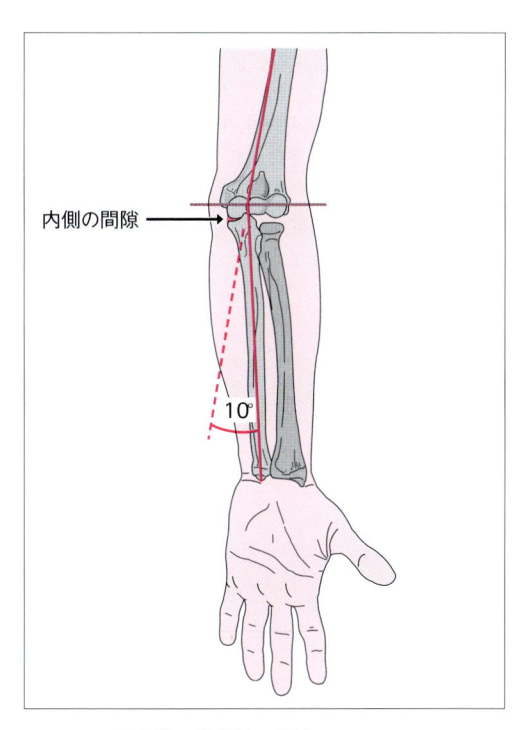

図 5.46　屈曲軸、伸展軸、肘角

回外運動 / 回内運動

回外－回内運動軸は上腕骨小頭、橈骨頭中心、尺骨茎状突起を通る線上にある。

可動域

*回外は中間位から80°、回内は中間位から90°。*上下橈尺関節の関節接触面は、回内および回外運動中間位で最も大きく、ここは日常生活の運動で非常に頻繁に使用される部位である。

次の関節面は相反的に運動する。
- 上橈尺関節：橈骨頭関節環状面と、尺骨の橈骨切痕および橈骨輪状靱帯
- 腕橈関節：橈骨頭関節窩が上腕骨小頭から離れるように回転し、斜半月は小頭滑車溝内を滑動する
- 下橈尺関節：尺骨の橈骨切痕が尺骨関節環状面の前を滑動する
- 尺骨遠位にある尺骨手根関節円板は橈骨に固定されており、回内および回外運動時に転位する

実践のヒント 肘関節運動が制限されるときは、上述の関節を検査して適切な治療法を決定する。たとえば回内運動が制限されるときには、近位橈骨頭の関節環状面は尺骨の凸面に接することを配慮して、尺骨に接する橈骨頭が背側に滑動するかどうか検査する。腕橈関節を牽引すると、この関節の損傷の有無がわかる。また遠位橈骨の関節面は凹状であるため、橈骨が掌側に滑動するかどうか検査する。そのほか、円板が尺骨に対して安定しているかどうかも検査する。

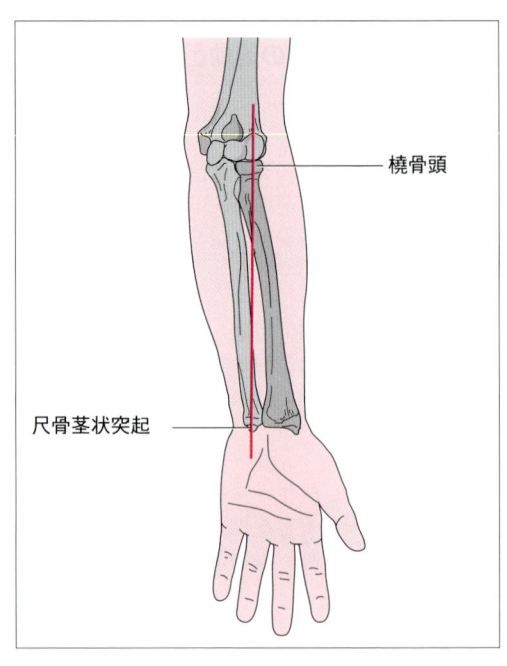

図 5.47　回内および回外運動軸

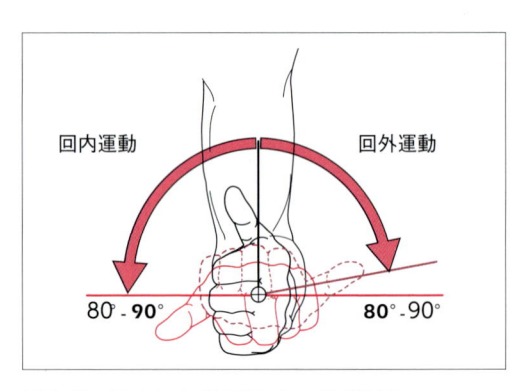

図 5.48　回内および回外方向への可動域

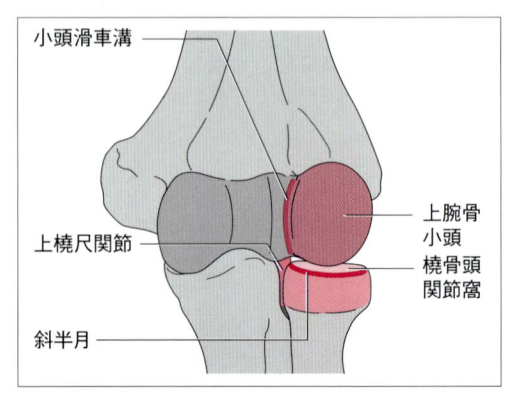

図 5.49　回内および回外運動時の関節面接触様式

回内位

回内位では*橈骨*と尺骨は交差する。回内運動が起こると、橈骨頭関節窩は約5°外側を向く。

*尺骨*も同じように外側を向く。遠位部は外側方向に移動し、その結果、腕尺関節の内側関節腔に間隙が生じる。これは肘の伸展時に見られる傾斜と同じである。

回内運動は関節包靱帯部によって制限されるほか、軟部組織、特に深指屈筋や長母指屈筋が交差する両骨に挟まれて制限される。

回内運動時には橈骨頭が傾斜するため、橈骨粗面の間隙が大きくなる。橈骨粗面は回内方向に動くほど尺骨側に向き、最大回内時には橈骨頭から約2-3指幅後方で触知できるようになる。

実践のヒント 回内運動に限界のあるときは、上述の関節運動検査を実施する。さらに、遠位尺骨が後方に転位すると関節包靱帯部が内側に移動しなければならないという点を鑑みて、内側の間隙も調べる。

回外位

回外位では、橈骨と尺骨は互いに平行する。回外運動は関節包靱帯部および関節包靱帯、さらに方形靱帯が緊張して制限されるが、骨間膜によって制限されることもある。

回外運動時には、同時に遠位尺骨もやや内側に移動する。

回外運動時には、卵形の橈骨頭の長い方が尺骨の橈骨切痕と平行し、橈骨粗面は内掌側を向く。

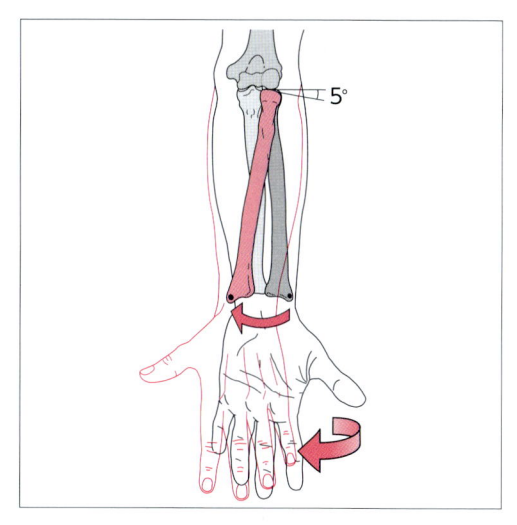

図 5.**50**　回内運動時の橈骨の傾斜および回旋

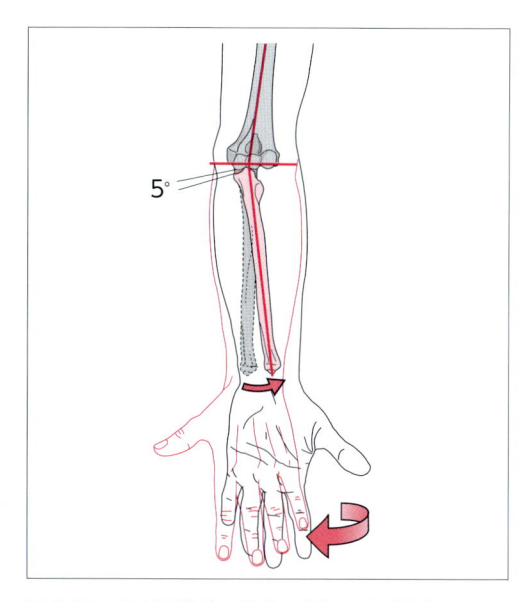

図 5.**51**　回内運動時の尺骨の傾斜および移動

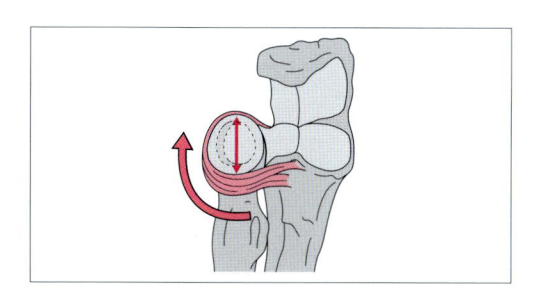

図 5.**52**　回外運動

5.2.5 肘の筋群：屈筋

屈筋は伸筋の2倍の強さがあり、回内運動時よりも回外運動時に筋力を発揮できる。肩関節の位置も屈筋に影響をおよぼす。たとえば屈筋は、上腕を垂らしたときよりも挙上したときの方が強い。

上腕二頭筋（M. biceps brachii）
— 腱は、橈骨粗面に停止する
— 平らな腱部である上腕二頭筋腱膜が尺骨方向に内側に伸びて前腕筋膜にいたる

機 能：肘の屈曲／回外運動
　肘が90°屈曲し前腕が回外位にあるときに、もっとも効率よく屈曲方向に運動できる。

第3のテコの原理
支　点：　肘関節
力　　：　二頭筋
力　点：　支点と停止との距離ほぼ5cm
負　荷：　前腕＋体重＝20 N
荷重点：　旋回点から負荷作用点までの距離ほぼ35cm

　支点と負荷の間に力が働く
　＝第3のテコの原理

　テコの原理に従うと、運動量を平衡させるためには、二頭筋力が140Nの力を出力し、荷重点を安定させる。

力の平行四辺形
　肘が約150°の屈曲位にあるとき、二頭筋の作用線（M）は運動する前腕に向かって鋭角に伸びる。力の平行四辺形の定義に従うと、腱力（Ks）を示す長い方のベクトルと運動方向に向かうベクトルを示す短い横方向のベクトル（Kq）に分けることができる。

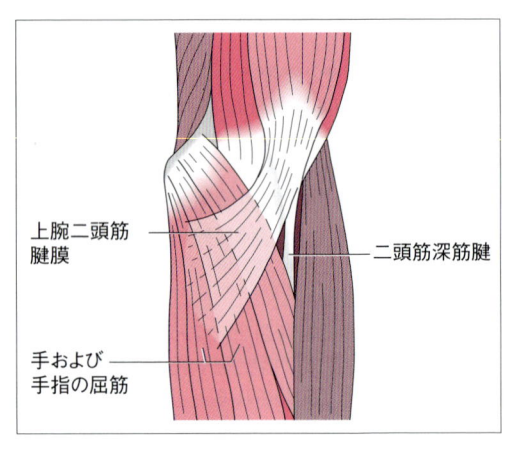

図 5.53　上腕二頭筋腱と上腕二頭筋腱膜

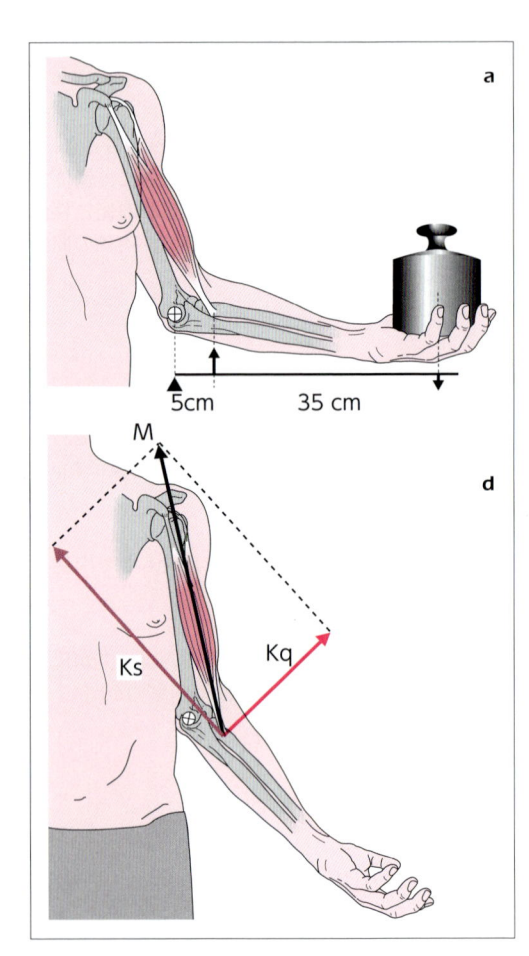

図 5.54
a　上腕二頭筋と第3のテコの原理
b　上腕二頭筋の力の平行四辺形

上腕筋（M. brachialis）

- 腕橈骨筋とともに一種のトンネルを作り、その中を橈骨神経が通る
- 二頭筋が上腕筋のすぐ上側を通る

機 能
- 重要な屈筋の1つで、回外だけではなく回内運動にも働く
- 上腕筋の屈曲力は、ほかの屈筋が回内位では大きな筋力を発揮できないことを利用して回内位で検査する。

腕橈骨筋（M. brachioradialis）

機 能
- 屈曲：半回内、半回外位で最大屈曲に達する
- 最大回外位から半回内位まで、最大回内位から半回外位まで回旋する

　屈曲が進むと回外作用が低下し、最終的に最大屈曲位で回内運動する。

　屈曲時には次の筋も協働する。
- 円回内筋（M. pronator teres）
- 長橈側手根伸筋（M. extensor carpi radialis longus）
- 尺側および橈側の手根屈筋（Mm. flexor carpi ulnaris und radialis）、作用は僅か

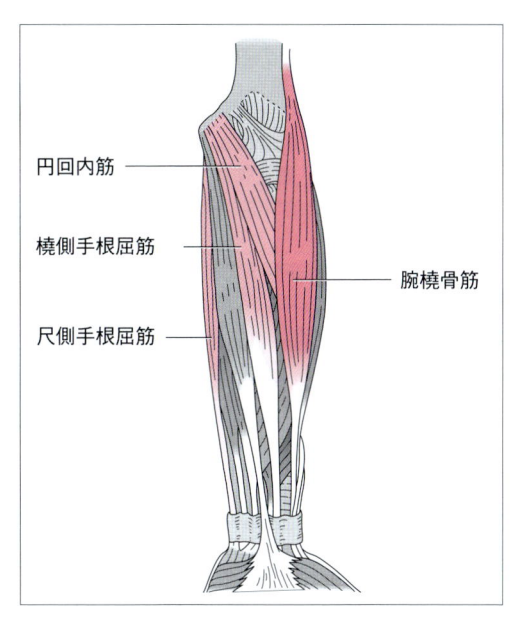

図 5.56　肘の屈筋：
- 腕橈骨筋、- 円回内筋、
- 橈側および尺側手根屈筋

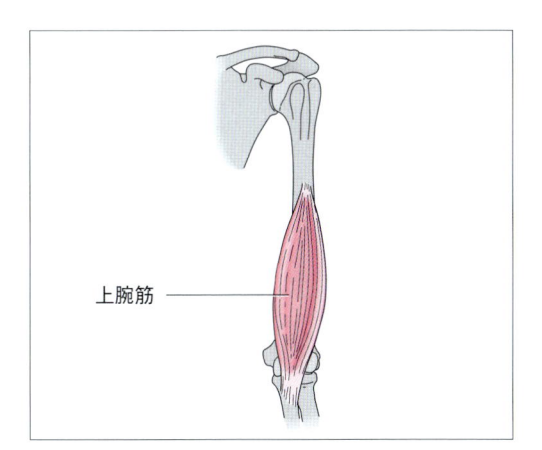

図 5.55　上腕筋

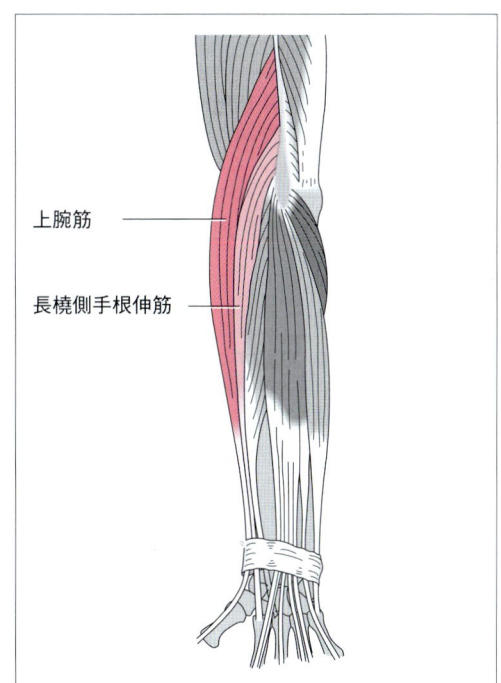

図 5.57　肘の屈筋：
- 長橈側手根伸筋

5.2.6 肘の筋群：伸筋

上腕三頭筋（M. triceps brachii）
- 内側頭と外側頭が橈骨神経溝とともに橈骨管を形成し、その中を橈骨神経とその血管が走行する
- 多くの線維と前腕筋膜まで並走し、短橈側手根伸筋に直接移行する。この筋はトレーニングで鍛えることができる。

機 能：肘の伸展。内側頭がもっとも強い。

肘筋（M. anconaeus）
上腕三頭筋の内側頭のすぐ下側を走行

機 能：関節包に起始し、関節包の緊張状態に影響を与える。関節包後方が伸展によって関節内に移動するのを防ぐ。

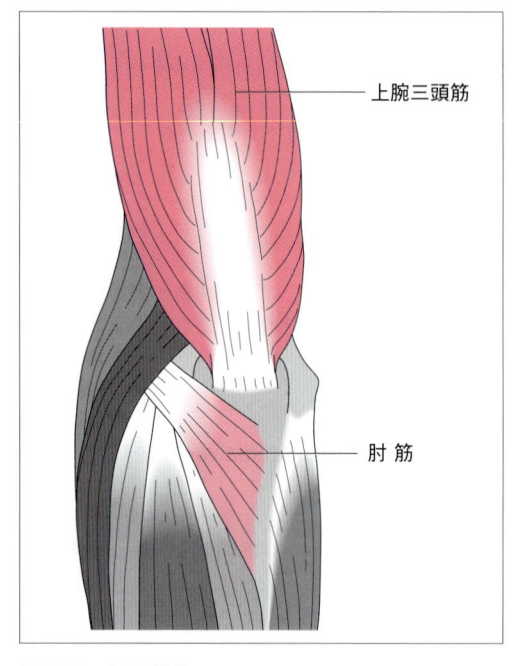

図 5.58　肘の伸筋：
－ 上腕三頭筋 － 肘筋

5.2.7 肘の筋群：回内筋

円回内筋（M. pronator teres）
上腕頭および尺骨頭が回内筋管を形成し、ここを正中神経が通る。

機 能：特に肘屈曲位での回内運動。伸展位では伸張。肘関節の屈曲。

方形回内筋（M. pronator quadratus）
- 掌側にあり横走する平らな筋で、遠位橈骨と尺骨の間にある。
- 骨間膜のすぐ上で深部を走行し、深部は膜内および下橈尺関節関節包に入る。

機 能：肘が屈曲位にあっても伸展位にあっても回内運動する。下橈尺関節の関節包を伸張。

協同筋：特に肘屈曲位および最大回外運動時は腕橈骨筋、長橈側手根伸筋、橈側手根屈筋

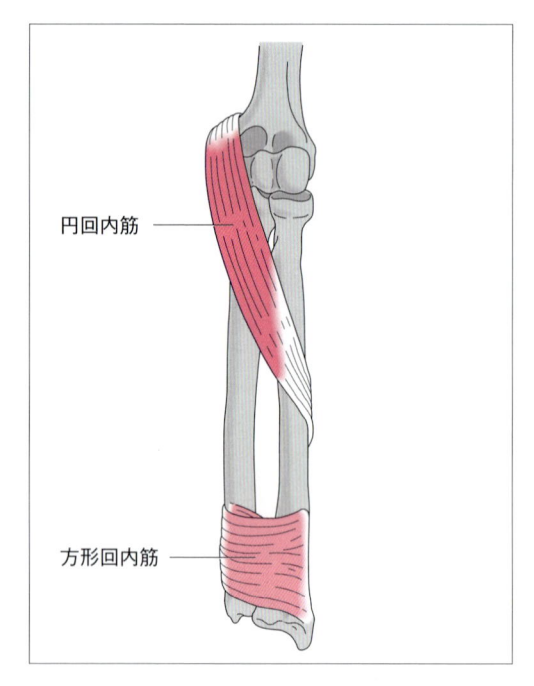

図 5.59　肘の回内筋：
－ 円回内筋 - 方形回内筋

5.2.8 肘の筋群：回外筋

回外筋（M. supinator）
- 橈骨輪状靱帯および関節包に結合し、ここから外側側副靱帯にもつながる
- 浅部と深部からなる
- 浅部の上縁は腱で補強され、*線維性アーチ*を形成する。回外筋の浅部と深部が回外筋管を形成し、ここを橈骨神経が走行する。

機 能：肘屈曲位および伸展位で回外運動。回外運動を開始し、運動が始まると二頭筋が運動を補助する。このほか関節包および側副靱帯に結合することから、外側肘部を安定させる。

そのほかの回外筋
- 上腕二頭筋：2-4倍の力を発揮し、最強の回外筋である
- 腕橈骨筋：最大回内から中間位までのみ作用する
- 背側にある尺側から橈側に斜めに走行する手指筋も次の筋を補助する。
  母指伸筋（Mm. extensores pollicis）
  - 長母指外転筋（M. abductor pollicis longus）
  - 示指伸筋（M. extensor indicis proprius）

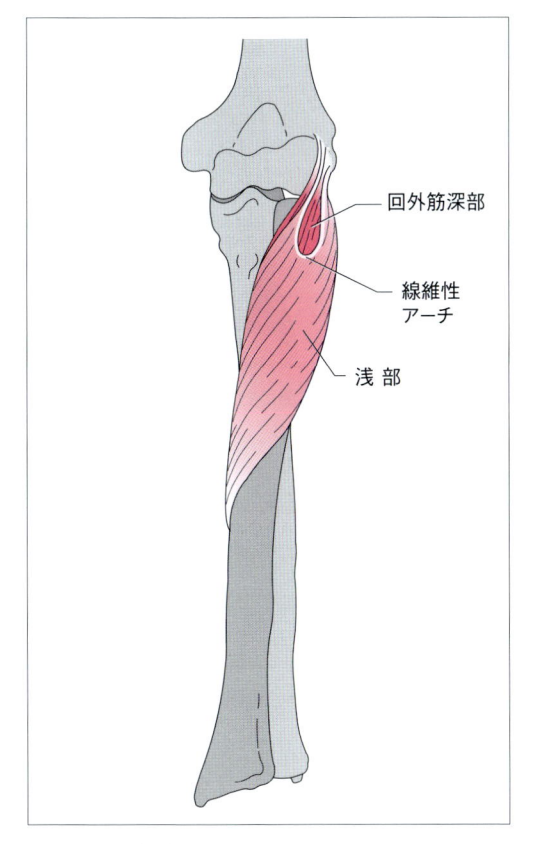

図 5.60　回外筋

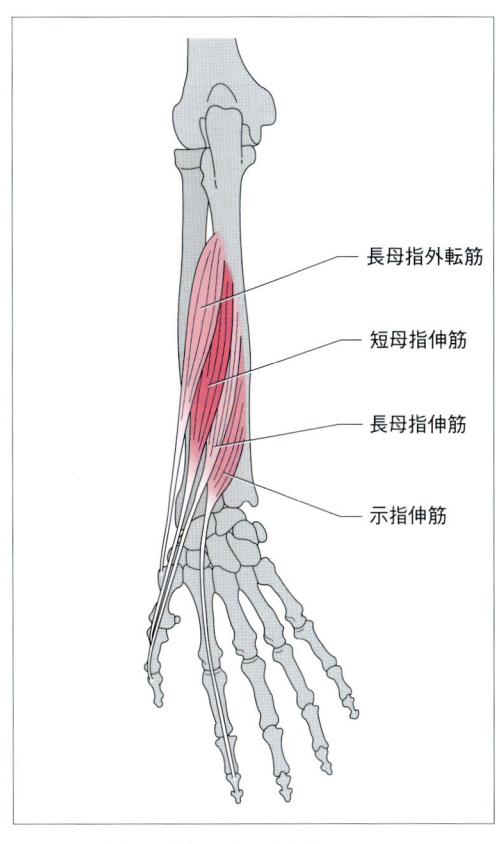

図 5.61　回外運動時に働く手指筋

5.3　肘部の神経の走行

橈骨神経（N. radialis）

　橈骨神経は、上腕筋と腕橈骨筋外側の上腕二頭筋が形成する上腕遠位屈側の神経溝を走行する。

　肘の高さで、浅枝と深枝に分岐する。

浅　枝（R. superficialis）

　浅枝は感覚枝で、腕橈骨筋の掌側縁下の橈骨動脈外側を走行する。遠位前腕部では伸側に進み、母指、第2指および第3指半分の皮膚を支配する背側指神経に分岐する。

深　枝（R. profundus）

　深枝は運動枝で、橈側手根伸筋の下側を走行し、回外筋の*線維性アーチ*を貫通した後、回外筋の浅部と深部が形成する回外筋管を通る。遠位部では回外筋を貫通し、前腕の橈側背側にいたり、手および手指の伸筋を支配する。

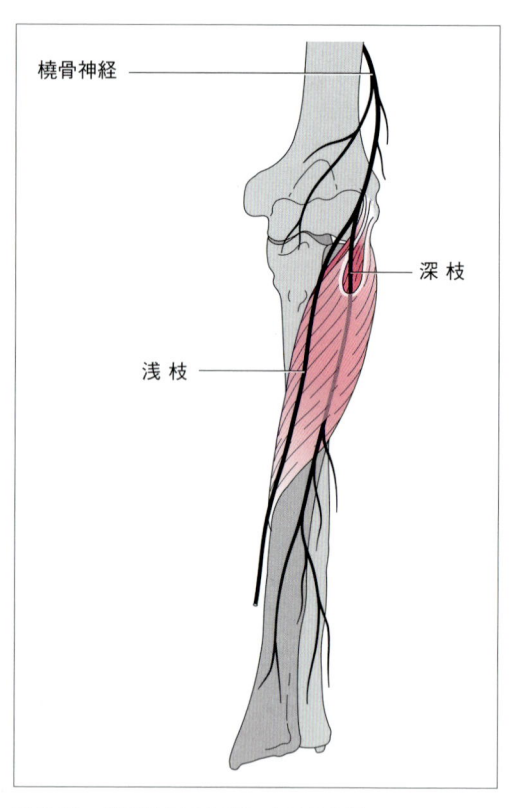

> **病理学**　橈骨神経障害：アーチや回外筋管部には、典型的な橈骨神経圧迫性障害が起こる。この場合、感覚枝はこれらの部位にいたる直前に橈側から分岐しているため損傷されることがなく、下垂手など運動枝の影響が起こると予想される。

図 5.62　橈骨神経の肘部における走行

正中神経（N. medianus）

　正中神経は、上腕動脈の内側を走行し肘窩にいたり、上腕二頭筋腱膜の下を通る。ここからさらに下行して円回内筋の二頭の間を通ってから円回内筋を貫通した後、深指屈筋と浅指屈筋の間を走行して手首にいたる。

分　枝
− 上腕二頭筋腱膜の下で、円回内筋、橈側手根屈筋、長掌筋、浅指屈筋に枝を出す。
− 円回内筋の遠位部から前骨間神経が出て方形回内筋にいたり、この筋および母指屈筋、第2指屈筋、第3屈筋を支配する。

病理学　頻繁に回内運動を繰り返すと円回内筋の緊張が亢進し、正中神経が圧迫されることがある。上腕二頭筋腱膜の緊張が亢進した場合も同じことが起こる。

実践のヒント　限界まで回外運動および伸展させるか、回内運動に抵抗させると、正中神経が回内筋の二頭間の狭小化によって障害されたかどうかがわかる。

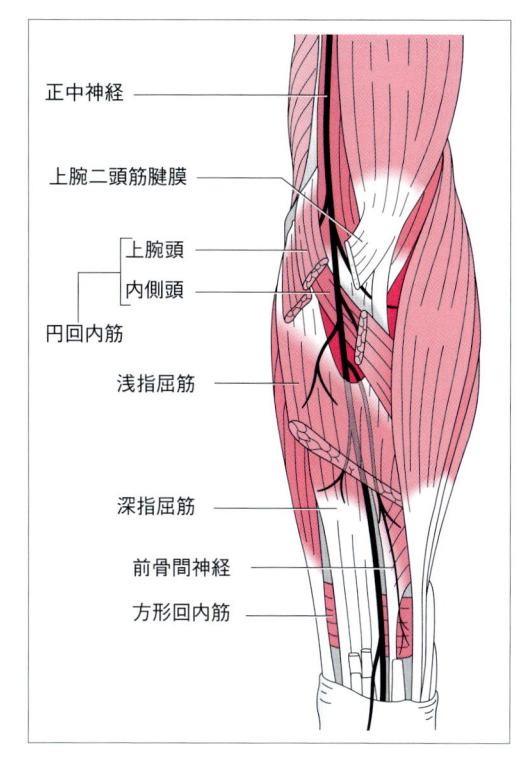

図 5.63　肘部における正中神経の走行

尺骨神経（N. ulnaris）

　遠位上腕骨の伸側を走行した後、尺骨神経溝を通って下行する。尺側手根屈筋の二頭間を通り前腕の屈側にいたり、さらに尺側手根屈筋と深指屈筋の間を走行して手関節にいたる。

分　枝
− 肘関節の直下で尺側手根屈筋と深指屈筋に分岐する（尺側）
− 前腕の下3分の1部で、手の背側枝と手の掌側枝という2つの終枝に分岐する。背側枝は伸側にいたり、掌側枝は屈側に伸びて小指球にいたる。

病理学　外傷や長時間の肘掛けで尺骨神経溝が圧迫されると、手の尺側に障害が発現するおそれがある。

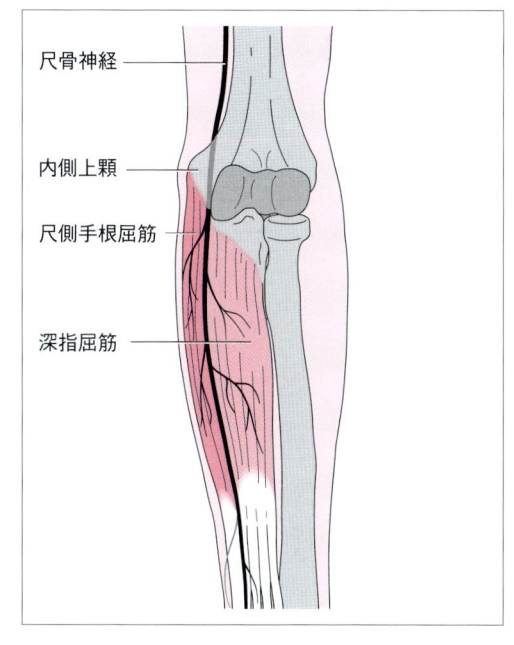

図 5.64　肘部における尺骨神経の走行

6

手

6.1 手の触診 ...162
6.1.1 手の橈側縁 ...162
6.1.2 手背 ...163
6.1.3 手の尺側縁 ...165
6.1.4 手掌部 ...166
6.1.5 指節骨 ...169
6.2 手の機能解剖学 ...170
6.2.1 手のX線画像 ...170
6.2.2 手関節 ...171
6.2.3 手の関節包 ...174
6.2.4 血流 ...175
6.2.5 神経支配 ...176
6.2.6 靱帯 ...177
6.2.7 手根管 ...182
6.2.8 尺骨神経管 ...182
6.2.9 手の運動と運動軸 ...183
6.2.10 手関節の筋：伸筋 ...187
6.2.11 手関節の筋：屈筋 ...188
6.2.12 手関節の筋：橈屈筋 ...189
6.2.13 手関節の筋：尺屈筋 ...190
6.2.14 手根中手関節 ...191
6.2.15 手指の関節 ...196
6.2.16 手指の筋：伸筋 ...202
6.2.17 手指の筋：屈筋 ...207
6.2.18 母指の筋 ...209
6.2.19 第5指（小指）の筋 ...210
6.3 手の神経の走行 ...211

6.1 手の触診

6.1.1 手の橈側縁

橈骨茎状突起（Processus styloideus radii）
　橈骨の遠位外側に触知できる丸みのある突起。

橈骨動脈（A. radialis）
　橈骨茎状突起の掌側と、やや近位に進んだところに脈動を感じられる。

外側側副靱帯（Lig. collaterale radiale）
　橈骨茎状突起に起始し、舟状骨に停止。内側に外転して緊張させると触知しやすい。

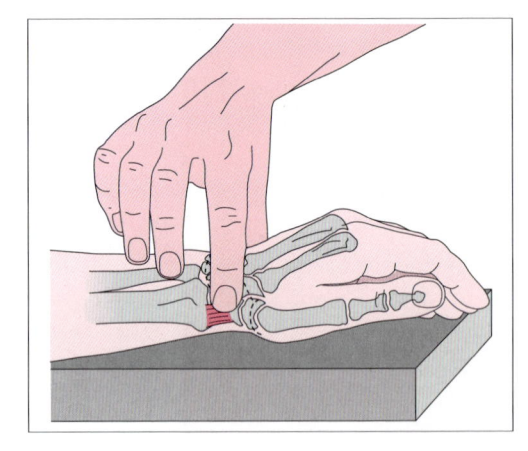

図6.1　橈骨茎状突起および外側側副靱帯の触診

舟状骨（Os scaphoideum）
　橈骨茎状突起のすぐ遠位部にあり、屈曲させると橈側においた触指を舟状骨が押し上げる。
　掌側では、隆起する**舟状骨結節**（Tuberculum ossis scaphoidea）に触れる。舟状骨結節は、遠位の手関節しわの高さにあり、橈側手根屈筋腱下に触知できる。

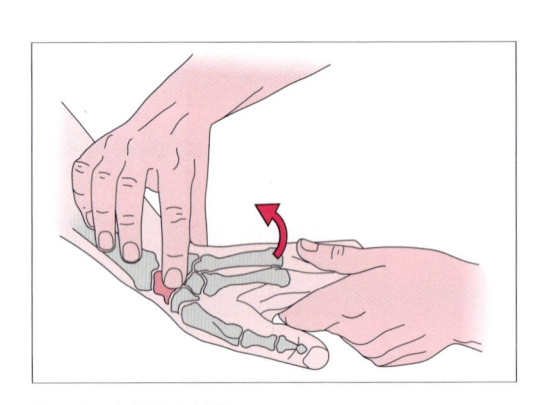

図6.2　舟状骨の触診

大菱形骨（Os trapezium）
　舟状骨の遠位にあり**大菱形骨結節**（Tuberculum ossis trapezii）が隆起していることも手伝って、第1中手骨底のすぐ近位の掌側に触知できる。

第1中手骨底（Basis ossis metacarpalis 1）
　第1中手骨の中でも近位部にある顕著な丸い部分で、橈側および掌側で触知できる。母指を他動的に運動させると触れやすい。

解剖学的嗅ぎタバコ入れ（Tabatiere、タバチエール）
　母指を最大伸展させるとはっきりと現れる窪み。その下の深部に舟状骨と大菱形骨がある。近位では橈骨茎状突起と、遠位では第1中手骨底と、橈側では長母指外転筋および短母指伸筋と、背側では長母指伸筋と接する。

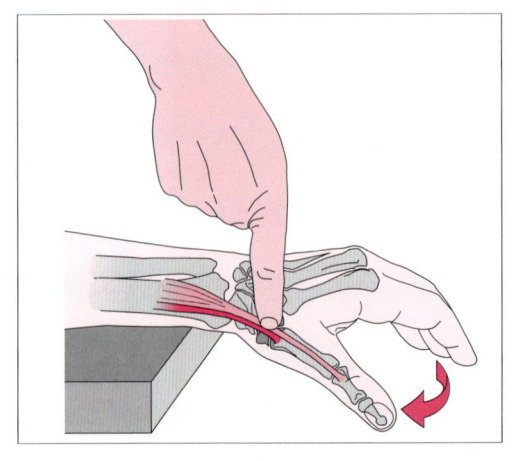

図6.3　解剖学的嗅ぎタバコ入れの触診

6.1.2 手 背

有頭骨（Os capitatum）：
第3中手骨底の近位側で、他動的に手を背屈させるとはっきりとわかる溝の中に触知できる

小菱形骨（Os trapezoideum）：
有頭骨の橈側で、第2中手骨底の近位に位置する

月状骨（Os lunatum）：
有頭骨の近位尺側に位置する。短橈側手根伸筋腱の下で舟状骨と関節する。

三角骨（Os triquetrum）：
　尺骨茎状突起の遠位で最初に触知できる骨性構造。手関節を橈屈させると、尺側に移動する。
　三角骨から掌側に指を移動させると豆状骨を触知できる。

有鉤骨（Os hamatum）：
第4および第5中手骨底の近位に位置する

> **病理学**　手根骨部を触診すると、硬く隆起した構造（結節腫）に触れることが多い。結節腫は、骨膜、関節包、腱鞘に由来し、発現した場合にはこうした構造の機能不全が原因であると考えられる。したがって、この障害が解消されないと結節腫はなくならない。言い換えると、結節腫が再発するのは障害が解消されていないためであるといえる。

図 6.4　手根骨の触診（有頭骨）

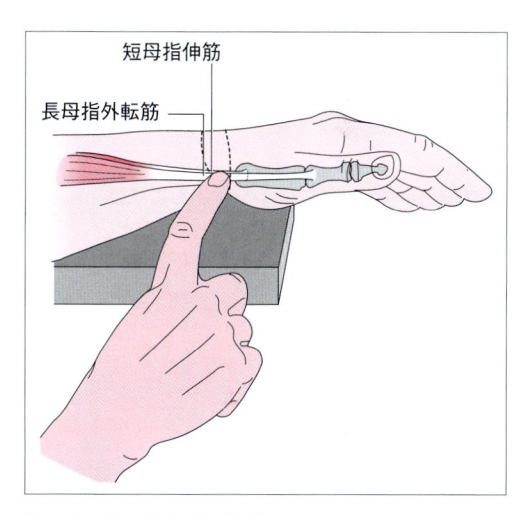

図 6.5　第1腱区画の触診

背側の腱区画

第1腱区画
— 長母指外転筋（M. abductor pollicis longus）
— 短母指伸筋（M. extensor pollicis brevis）

　どちらの筋も解剖学的嗅ぎタバコ入れと橈側で接し密に並ぶ。母指を伸展方向と外転方向に交互に緊張させると、腱の走行がはっきりとわかるようになり、伸筋腱は背側を走行して基節骨底にいたる。この外転筋の基節骨底は掌側にあり、第1中手骨底にいたる。

| 病理学 | 腱鞘炎（ドゥケルヴァン病）の疑いがあるときは、第1腱区画の両腱を押すか、抵抗伸張検査によって疼痛が誘発されるかどうかを確認する。

第2腱区画
- 長橈側手根伸筋（M. extensor capi radialis longus）
- 短橈側手根伸筋（M. extensor carpi radialis brevis）

この両筋の腱は、第2および第3中手骨底の近位で厚く丸い線維束として触れる。**短橈側手根伸筋腱**は、第3中手骨底にいたり、手を軽く握り背屈によって筋を緊張させるとうまく見つけられ、そこから触指を上方に動かすとその走行を追うことができる。

長橈側手根伸筋腱は、手を背屈および橈屈によって筋を収縮させると、第2中手骨底の上方で容易に見つけることができる。舟状骨の上側に、V形に腱が分岐するのが触知できる。

第3腱区画
- 長母指伸筋（M. extensor pollicis longus）

リスター結節（背側結節）は回旋点の役割があり、ここから腱の走行を追うことができる。背側結節は、第3中手骨の延長線上の橈骨尺側から3分の1のところに位置する小さな隆起である。ここから腱は橈側に斜めに走行し、母指末節骨の底に停止する。背側は解剖学的嗅ぎタバコ入れに接し、母指を伸展させるとはっきりと触知できる。

第4腱区画
- 指伸筋（M. extensor digitorum）
- 示指伸筋（M. extensor indicis）

指伸筋腱は手の中央部を走行した後、手根骨列の高さで4つの腱に分岐して指末節骨底にいたる。手指を交互に屈曲・伸展させると、腱にはっきりと触れる。

示指伸筋腱は、指伸筋腱の尺側を走行する。

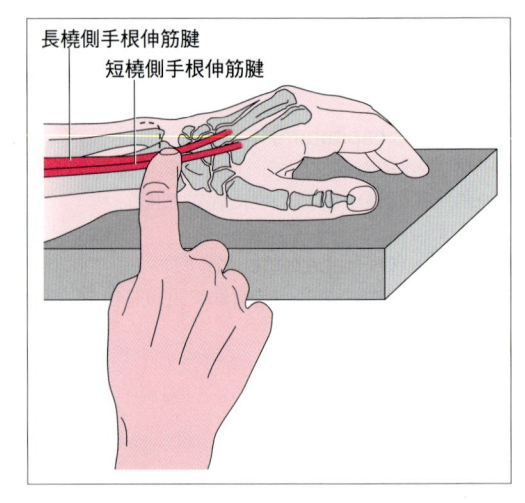

図 6.6　第2腱区画の触診

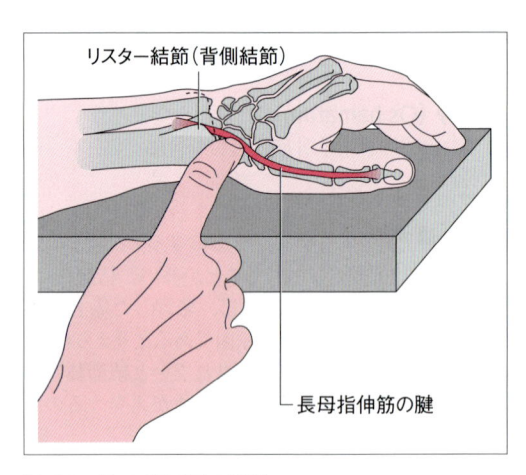

図 6.7　第3腱区画の触診

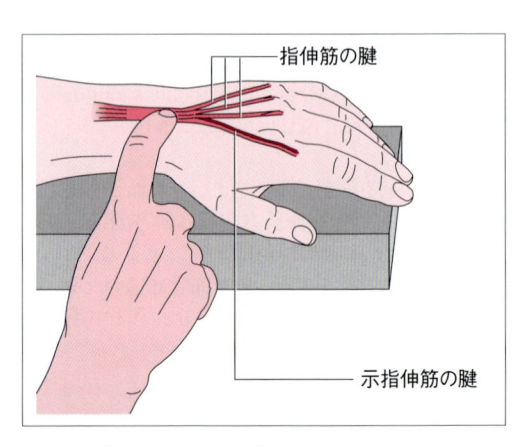

図 6.8　第4腱区画の触診

第 5 腱区画

— 小指伸筋（M. extensor digiti minimi）

指伸筋腱の尺側を走行。橈尺関節の遠位上側にあり、第 4 中手骨の延長線上で見つけることができる。手を広げて置き第 5 指を伸展させると触知しやすい。

第 6 腱区画

— 尺側手根伸筋（M. extensor carpi ulnaris）

尺側手根伸筋の腱は、尺骨頭と尺骨茎状突起の間を通り、第 5 中手骨底にいたる。手を背屈し内側外転して緊張させると、腱の走行をうまく触知できる。

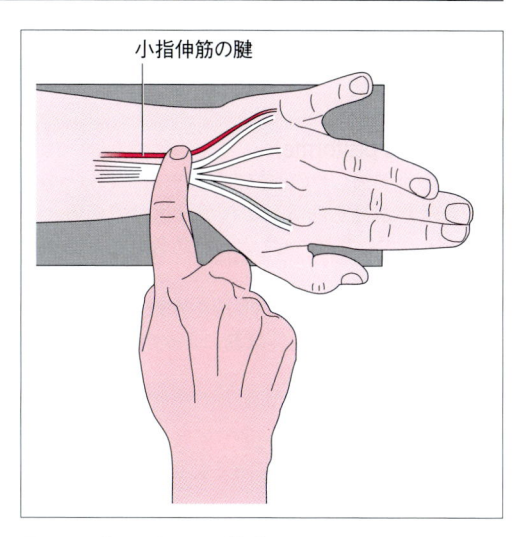

図 6.9　第 5 腱区画の触診

6.1.3　手の尺側縁

尺骨茎状突起（Processus styloideus ulnae）
はっきりと隆起した突起が尺側の尺骨頭の遠位に触知できる。橈骨茎状突起よりも近位にある。

内側側副靱帯（Lig. collaterale ulnare）
尺骨茎状突起に起始し、三角骨に停止。橈屈すると緊張して、触知しやすくなる。

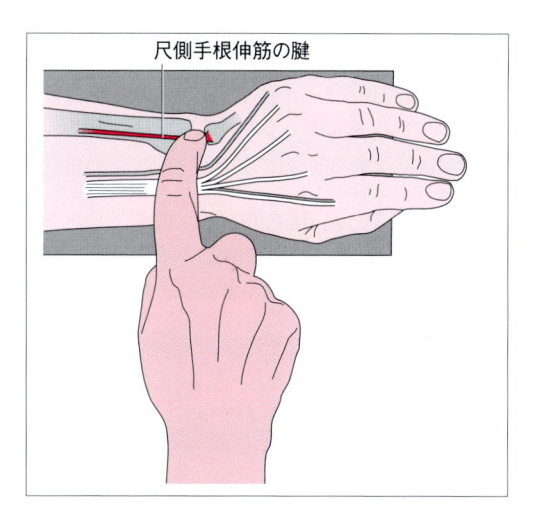

図 6.10　第 6 腱区画の触診

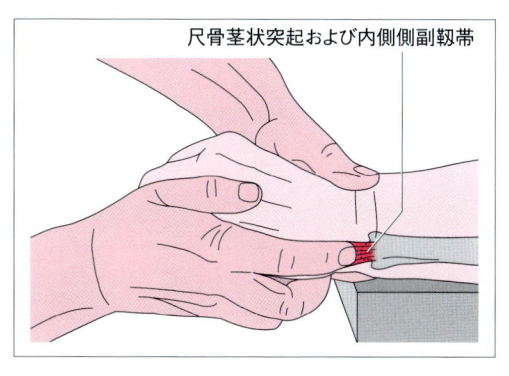

図 6.11　尺骨茎状突起と内側側副靱帯の触診

6.1.4 手掌部

豆状骨（Os pisiforme）
　掌側の手関節しわの遠位の尺骨末端部にはっきりとした隆起が見られる。これが豆状骨である。手に力を入れずに掌屈させると、三角骨上で橈側に移動する。
　掌屈方向に緊張させて小指を外転させると、尺側手根屈筋および小指外転筋によって固定される。

尺骨動脈（A. ulnaris）
　豆状骨のすぐ上で触知できる動脈。

有鉤骨鉤（Hamulus ossis hamati）
　有鉤骨の掌側にある十分に被覆された隆起骨部。触診の際には、母指の指節間関節を豆状骨上に置き、母指先端を掌方向に斜めに向ける。母指先端の下には有鉤骨があり、強く押すと小指球筋の下で丸い隆起として触知できる。

尺骨神経管（Loge de Guyon）
　豆状骨と有鉤骨鉤の間にある。尺骨管の上側には豆鉤靱帯が走行し、深部を走行する尺骨神経が圧迫されるのを防ぐ。

　尺骨神経管を圧迫すると、第5指部の不快な苦痒感など独特な神経性疼痛が起こることがある。神経が正常であればこの不快感を感じやすく、神経が刺激されたときの疼痛反応は顕著に増大する。

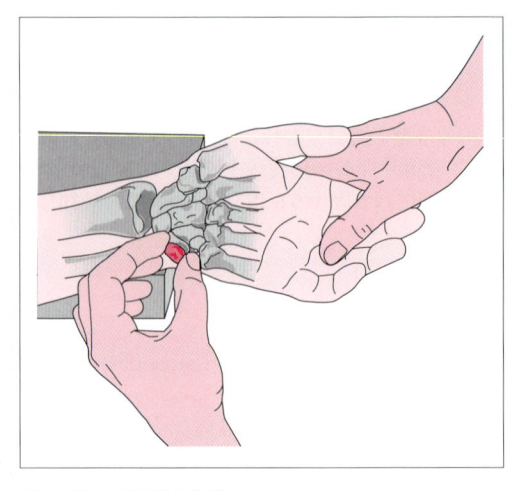

図 6.12　豆状骨の触診

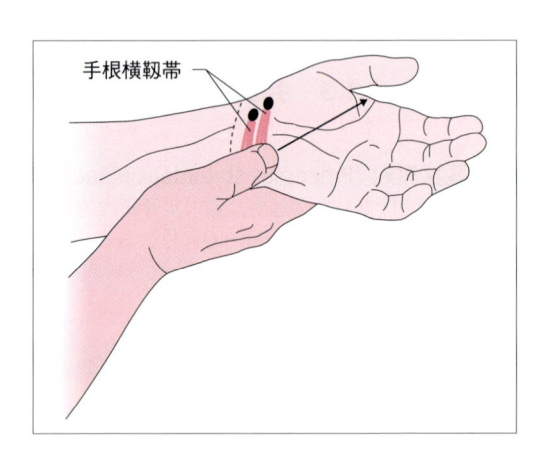

図 6.13　有鉤骨鉤の触診

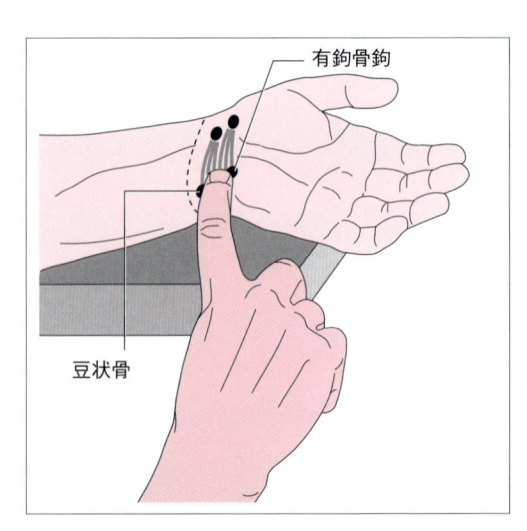

図 6.14　尺骨神経管の触診

6.1 手の触診 **167**

横手根靱帯（Lig. carpi transversum）/ 屈筋支帯（Retinaculum flexorum）

手根骨を横走する靱帯構造で、次の2つの異なる主要要素からなる。
- 豆状骨から舟状骨結節までの近位部
- 有鈎骨鈎から大菱形骨結節までの遠位靱帯部

横手根靱帯は皮膚に固定されているために、手関節に顕著なしわができる。このしわ部が近位の起始である。ここからほぼ母指幅遠位に進んだ部位に、横走する関節の境界がある。
触診に際しては、上述の骨構造に指を置き、線維の走行方向に縦横に動かす。

実践のヒント 横手根靱帯は掌側の手中管を構成する。手根管の下にある腱および正中神経は、靱帯を強く圧迫すると圧縮される。手根管症候群があるときは、この検査をすると大きな痛みが起こる。

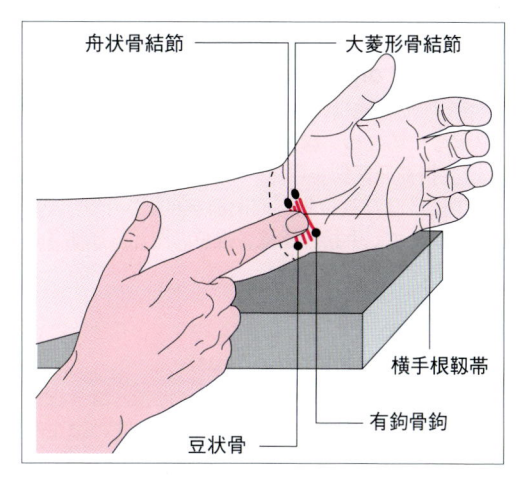

図 6.15 横手根靱帯の触診

掌側の腱

長母指屈筋（M. flexor pollicis longus）

腕橈骨筋の腱と橈側手根屈筋の間の橈骨動脈拍動部では、母指を屈曲方向に緊張させると長母指屈筋の腱が触知できる。

橈側手根屈筋（M. flexor carpi radialis）

第2中手骨底に停止し、途中で舟状骨と交差する。腱は境界が明確な丸みを帯びた索で、母指球に向かって走行するのが触知できる。
触診に際しては、指を伸ばして手を掌屈橈屈方向に緊張させる。

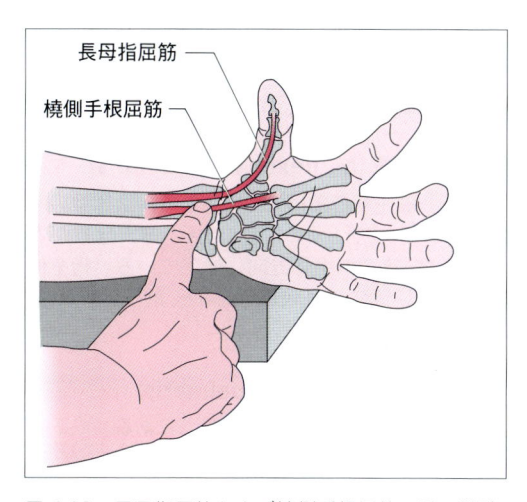

図 6.16 長母指屈筋および橈側手根屈筋の腱の触診

浅指屈筋 (M. flexor digitorum superficialis)

浅指屈筋の腱は、橈側手根屈筋のすぐ尺側を走行する。手の甲を下にして置き、手指を屈曲運動させると触知しやすい。

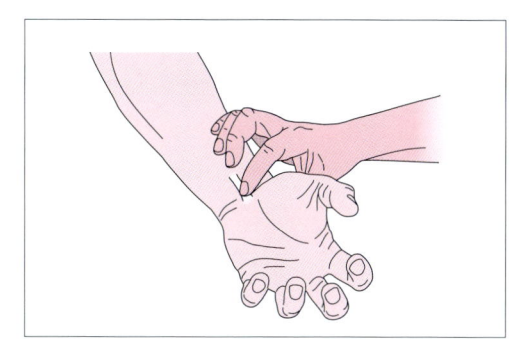

図 6.17 浅指屈筋腱の触診

深指屈筋
(M. flexor digitorum profundus)

深指屈筋の腱は、浅指屈筋の腱の下、深部にあるため、この2つの腱は見分けにくい。深指屈筋腱は遠位指節間関節を屈曲させ、浅指屈筋腱は手根中手関節および近位指節間関節を屈曲させる。この点を加味して、手指の遠位、近位の関節を屈曲させると両腱を区別できる。

長掌筋 (M. palmaris longus)

手関節を掌屈方向に緊張させて母指と第5指を合わせると、手関節中央の表面に長掌筋の腱を触知できる。

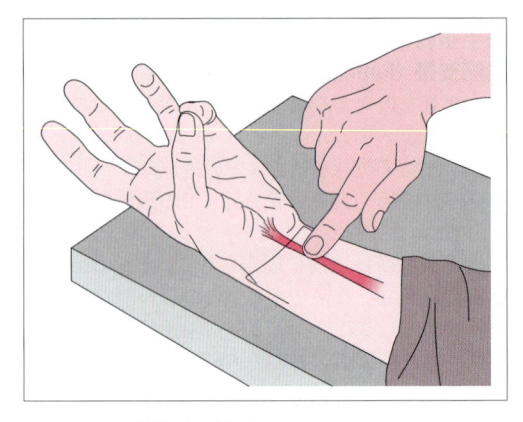

図 6.18　長掌筋腱の触診

正中神経 (N. medianus)

長掌筋の腱のすぐ下の僅か橈側に、非常に強固な丸い索に触れる。これが正中神経である。

尺側手根屈筋 (M. flexor carpi ulnaris)

尺側手根屈筋の腱は太く丸い束で、豆状骨の尺側に向かって走行しそこで停止する。また分枝が有鉤骨および第5中手骨方向に伸びている。指を伸ばして掌屈尺屈し筋を収縮させると、触診しやすい。

手掌腱膜 (Aponeurosis palmaris)

手掌腱膜は、長掌筋の延長線上にある。皮下組織が厚いため、境界は見分けにくい。

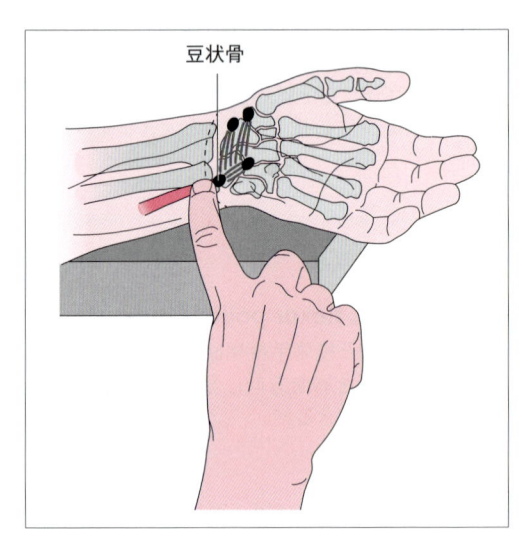

図 6.19　尺側手根屈筋腱の触診

病理学　**デュピュイトラン拘縮**では、特に第4指周辺の腱膜が瘢痕化し、手指が牽引されて屈曲位のままとなる。

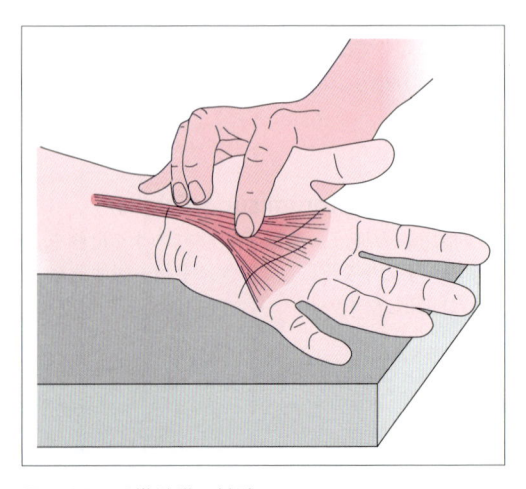

図 6.20　手掌腱膜の触診

母指球筋

第2指の皮膚上のしわから母指の橈側端の間を遠位から近位に次の順番で並ぶ筋群。それぞれの名称の運動を行うと触知できる。
- 母指内転筋（M. adductor pollicis）
- 短母指屈筋（M. flexor pollicis brevis）
- 短母指外転筋（M. abductor pollicis brevis）
- 母指対立筋（M. opponens pollicis）

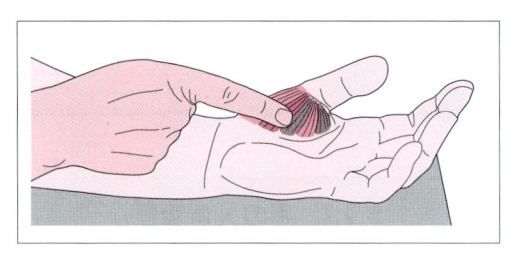

図 6.21　母指球筋群の触診

小指球筋

小指を尺側に外転すると、小指球の尺側端に第5中手骨と並走する小指外転筋を触知できる。小指外転筋の内側には、次の筋が続く。
- 短小指屈筋（M. flexor digiti minimi brevis）
- 小指対立筋（M. opponens digiti minimi）

触診に際しては、それぞれの名称の運動で手を動かす。

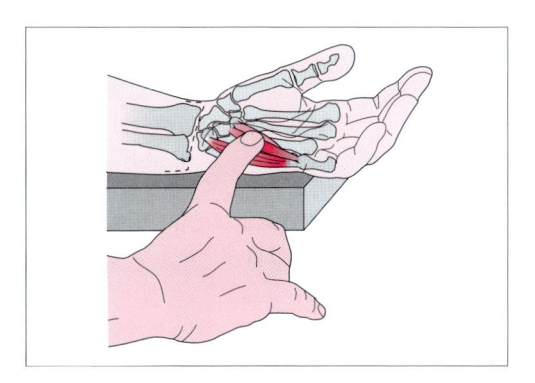

図 6.22　小指球筋群の触診

6.1.5　指節骨

中手指節関節
（Articulationes metacarpophalangeae）

手指を屈曲位にすると、中手骨頭先端部から遠位方向に1cm進んだ伸筋の腱の両側に各手指の関節腔を触知できる。

指節間関節（Articulationes phalangeae）

屈曲および伸展方向に手指を運動させると、指の背側の伸筋腱のすぐ両側に遠位指節間関節および近位指節間関節を触知できる。

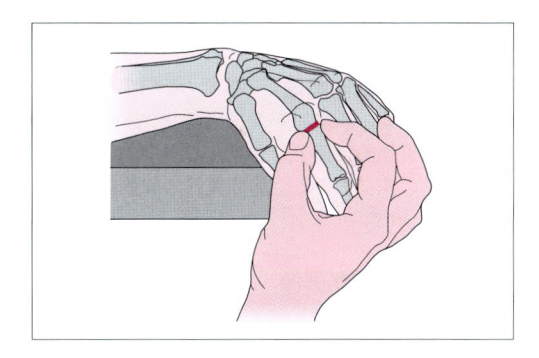

図 6.23　第2中手指節関節の触診

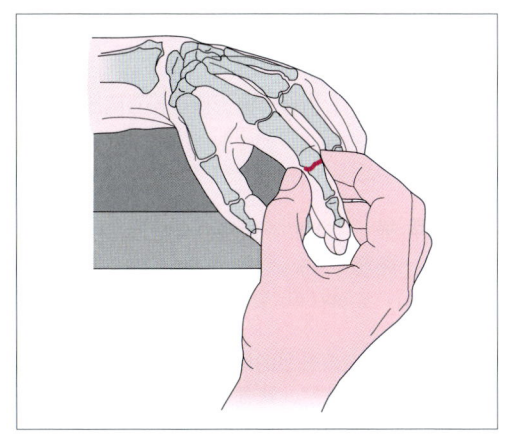

図 6.24　第2指の近位指節間関節の触診

6.2　手の機能解剖学

6.2.1　手のX線画像

手の背側 - 掌側画像

中間位で撮影
- 橈骨遠位端から尺骨に向かう傾斜角（基底角）の標準は20°
- 手関節の2つの遠位端および近位端は、バランスのとれた弓形を形成し、互いに並走する
- 手根骨の位置について次の点をチェックする：
  - 互いの位置、橈骨および尺骨に対する位置、中手骨底に対する位置

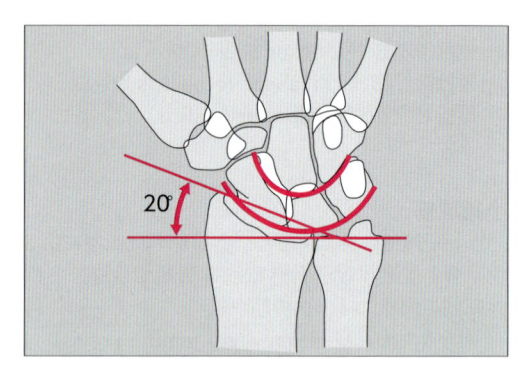

図6.25　手の背側 - 掌側画像

手の橈骨尺骨像
- 独特な形状の月状骨
- 掌側への橈骨の傾斜角は10°
- 骨頭と月状骨がなす傾斜角は10-20°
- 舟状骨と有頭骨がなす傾斜角は40-50°

母指の背側 - 掌側画像
- 画像上、第1手根中手関節は鞍状
- 第1中手骨頭に種子骨が見える
- 手根中手関節および指節間関節の関節腔の幅は標準で2mm

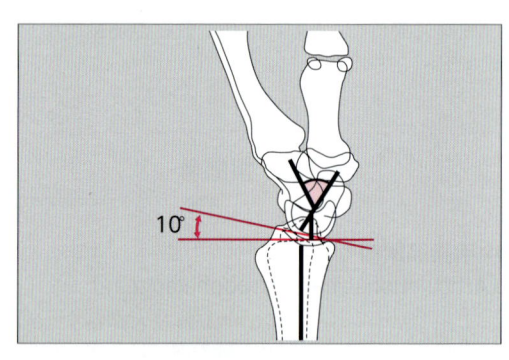

図6.26　手の橈骨尺骨像

手指の背側－掌側画像
- 関節面はやや波形
- 関節腔の標準幅は次のとおり
  - 手根中手関節：2mm
  - 近位指節間関節：1.5mm
  - 遠位指節間関節：1mm

靱帯損傷がある場合、撮影画像から関節の不安定度を読みとる。

病理学　手根骨領域の骨折は、断層撮影をしないと確認できないことが多い。2-3週間経過すると、細い骨吸収線（骨化）が見られることで確認できる。

多発性関節症の典型的画像には、不鮮明な関節輪郭、関節腔の狭窄、軟骨下海綿質の肥厚、のう胞状微小陰影、関節包の一部石灰化などがある。

腱炎および靱帯炎では、腱または靱帯の停止部

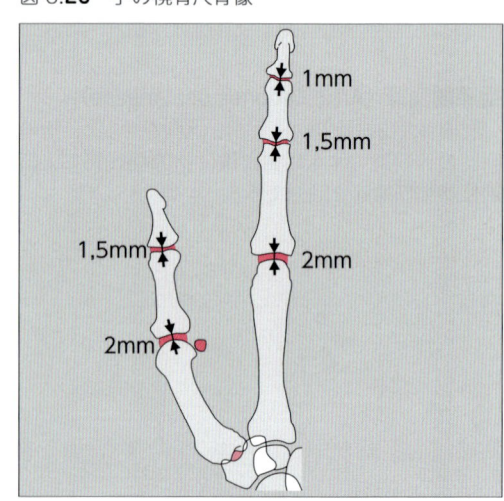

図6.27　手指および母指の中間位背側 - 掌側画像

が骨化して隆起したり棒状になるほか、停止部から数mm離れた箇所に石灰沈着が見られる。

6.2.2 手関節

手関節は**橈骨手根関節**（Articulatio radiocarpea）と**手根中央関節**（Articulatio mediocarpea）からなる。

この2つの関節の走行線はかなり異なり、橈骨手根関節はバランスのよい弓形で、手根中央関節はS字形である。

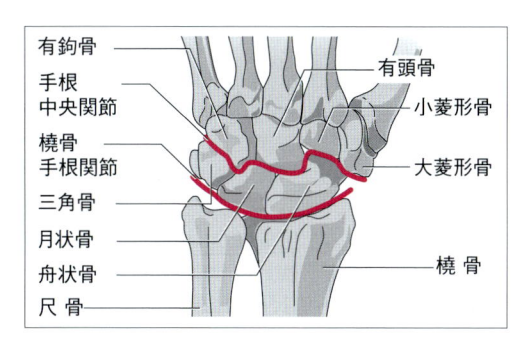

図6.28 手関節

橈骨手根関節（Articulatio radiocarpea）

関節面

近位手根骨列
遠位で舟状骨、月状骨および三角骨と関節する。

橈 骨
橈骨の遠位端は凹状で、舟状骨との小関節面は三角形、月状骨との小関節面は楕円形である。この2つの関節面は小さな隆起によって分かれている。

背側から見ると、橈骨は尺骨よりも遠位まで伸びているため、関節線は斜行する。この傾斜角はほぼ20°である。

橈側から見ると、橈骨の背側部が掌部よりも張り出しているため、関節窩が約10°掌側に傾斜している。

> **実践のヒント** 手根骨は傾斜しているため、掌側から遠位に指を進める方が背側からよりも触れやすい。

関節面の位置はアンバランスで、橈骨から尺骨に向かう面は凸状の骨頭が凹状の関節窩の1.5倍の大きさがあり、背側から掌側に向かう面では2倍の大きさがある。

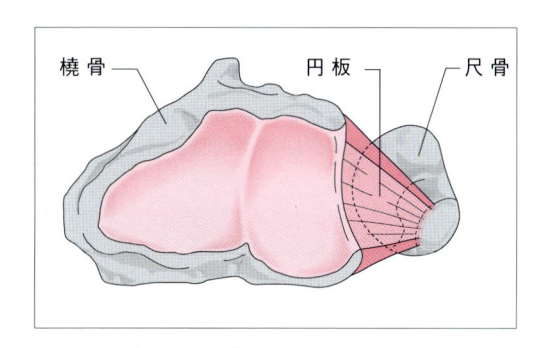

図6.29 橈骨手根関節の近位関節面

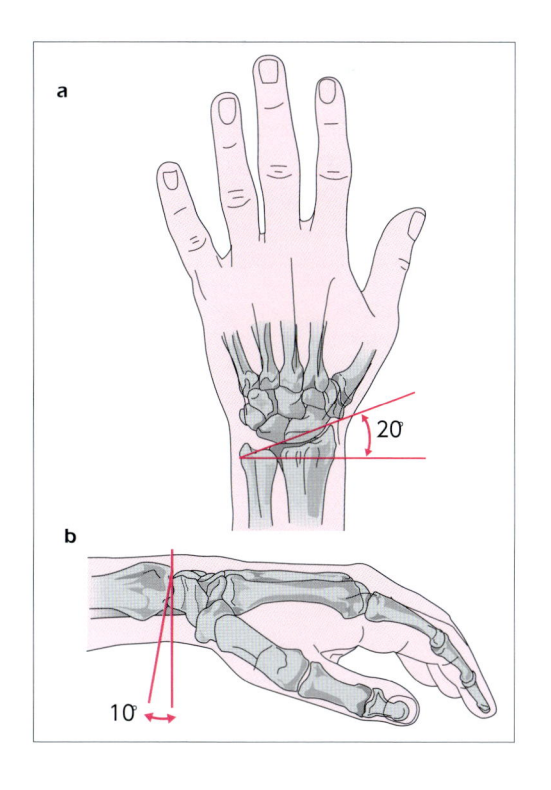

図6.30 橈骨の傾斜角
a 背側から見た図
b 橈側から見た図

尺骨手根関節円板
(Discus articularis ulnocarpalis)

尺骨手根関節円板は尺骨の前部にあり、月状骨および三角骨のごく一部もこの凹状関節面に接する。この円板は、伝達される牽引力に対応するために線維軟骨でできており、一部は圧迫荷重によって硝子質となっている。三角形で、中央は薄く、縁に向かうほど厚くなる。基底は橈骨遠位部の切痕で固定され、ここから橈尺靱帯に伸びる。先端は尺骨茎状突起内側および尺側側副靱帯に固定されている。掌側および背側の縁は関節包壁と癒合する。関節包は掌側部で三角靱帯と呼ばれる線維小束によって補強されている。

円板はさらに、三角骨と月状骨間の背側および掌側靱帯と結合するほか、尺側手根伸筋の腱鞘とも結合する。回内および回外運動時には、円板は橈骨に追随する。

▶ 肘の章を参照

病理学 穿孔は高齢者によく見られるが、これは月状骨と尺骨頭の不整合のことで、関節軟骨に非生理的に負荷がかかり損傷したものである。

リウマチでは円板がかなり早期に損傷すると共に、遠位橈尺関節の滑膜が腫脹し、その結果、第4腱区画の腱が腫脹して、いわゆる**尺骨頭症候群**が発現し、緩徐に尺骨頭が破壊されていく。治療では尺骨頭を切除する。術後は、尺手根領域の安定性が回復し、力の伝達が変わる。

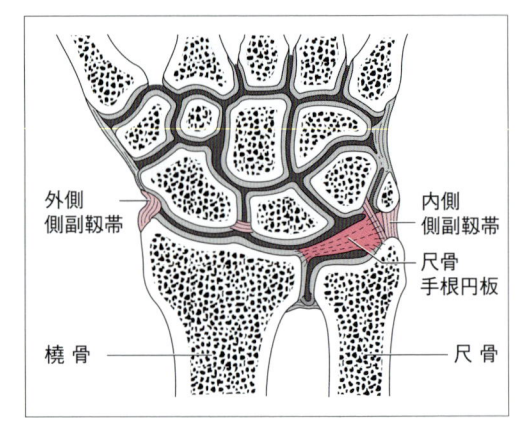

図 6.31　尺骨手根関節円板

手根中央関節（Articulatio mediocarpea）

近位手根骨列
- *舟状骨*は、大菱形骨側にあまり突出しておらず、尺骨側に寄った関節面は有頭骨に接する面がやや窪んでいる。掌側には結節がある。
- *月状骨*は、有頭骨に接する面が窪んでいる
- *三角骨*は、有頭骨に接する関節面が凹状で、掌側にははっきりと隆起した豆状骨がある

遠位手根骨列
- *大菱形骨*の舟状骨に接する関節面は凹状で、掌側には結節がある
- 小菱形骨は、舟状骨に接する小関節面が凸状
- 有頭骨は骨頭が窪み、舟状骨および月状骨と関節する
- 有鉤骨は三角骨および月状骨と接する窪んだ小関節面を有し、掌側にははっきりと隆起した有鉤骨鉤がある

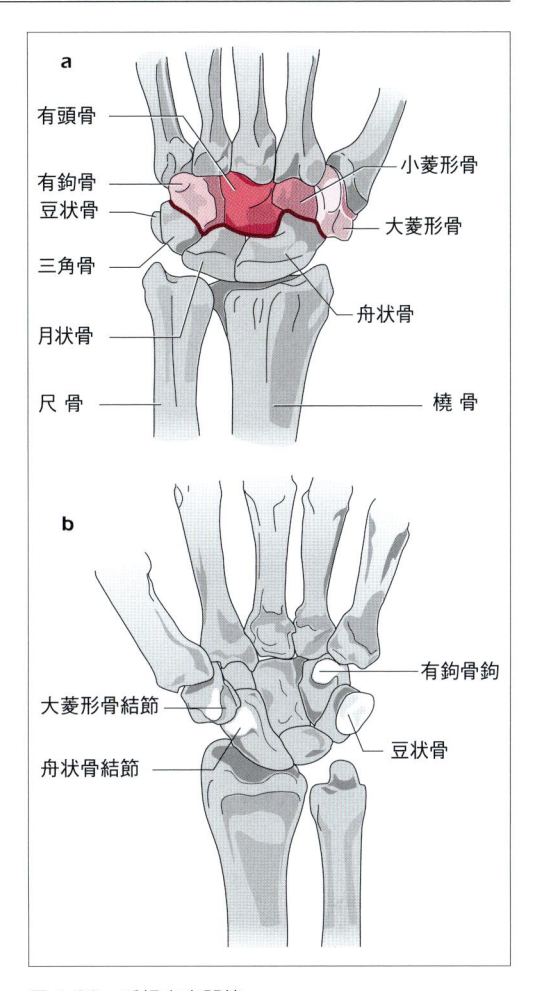

図 6.**32** 手根中央関節
a 背側から見た図
b 掌側から見た図

6.2.3 手の関節包

近位手関節

近位手関節の関節包は、橈骨および尺骨の骨と軟骨の境界のほか円板に停止し、近位手根骨列に伸びる。

尺側の陥凹が尺骨茎状突起から背側外側に向かって伸びている。そのすぐ上を尺側手根伸筋の腱鞘が走行し、突出部と結合する。

このほか橈側、掌側および背側にも陥凹は存在する。通常は遠位橈尺関節との結合が認められ、遠位手関節との結合は極めて稀である。

遠位手関節

遠位手関節の関節包は、近位と遠位両方の手根骨列の骨と軟骨との境界に密に接し、背側には小さな陥凹があり、掌側はピンと張っている。

この関節腔は手根中手関節の関節腔および近位指節間関節の関節腔と連動していることが多い。

手指

中手骨の関節と指節間関節の双方では関節包が背側に広い陥凹を形成し、掌側は小さな線維軟骨板で補強されている。それぞれ骨と軟骨の境界または線維軟骨板先端に停止する。

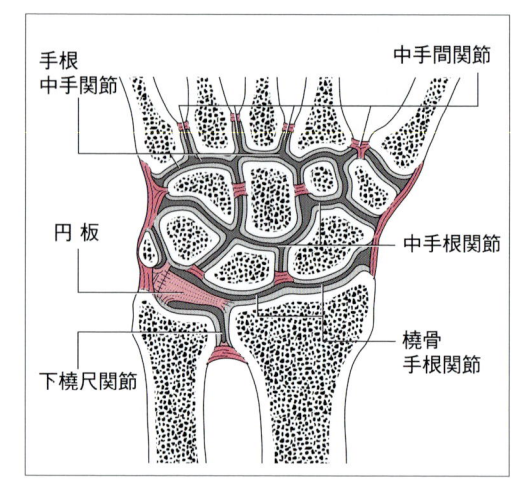

図 6.33 手の関節包

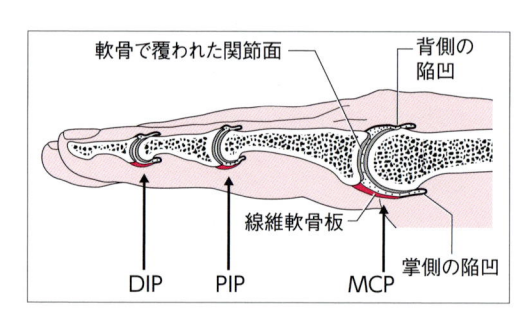

図 6.34 手指関節の関節包

6.2.4 血流

手関節および手根骨には、尺骨動脈および橈骨動脈の背側および掌側手根枝を介して血液が供給される。両動脈は中手骨部および手指に血液を供給するために深掌動脈弓および浅掌動脈弓を形成し、ここから手指に血液を供給する掌側指動脈に分かれる。手の背側にもこれら動脈の各枝から血液が供給される。

病理学 全人類の3分の1のヒトにおいて舟状骨への血液供給が骨末端に集中している。そのため薄い中央部が骨折した場合極めて治癒しにくく、偽関節が生じる可能性がある。

ギプスがきつすぎると、深掌動脈弓および浅掌動脈弓が圧迫されて、反射性交感神経性ジストロフィー症になることもある。

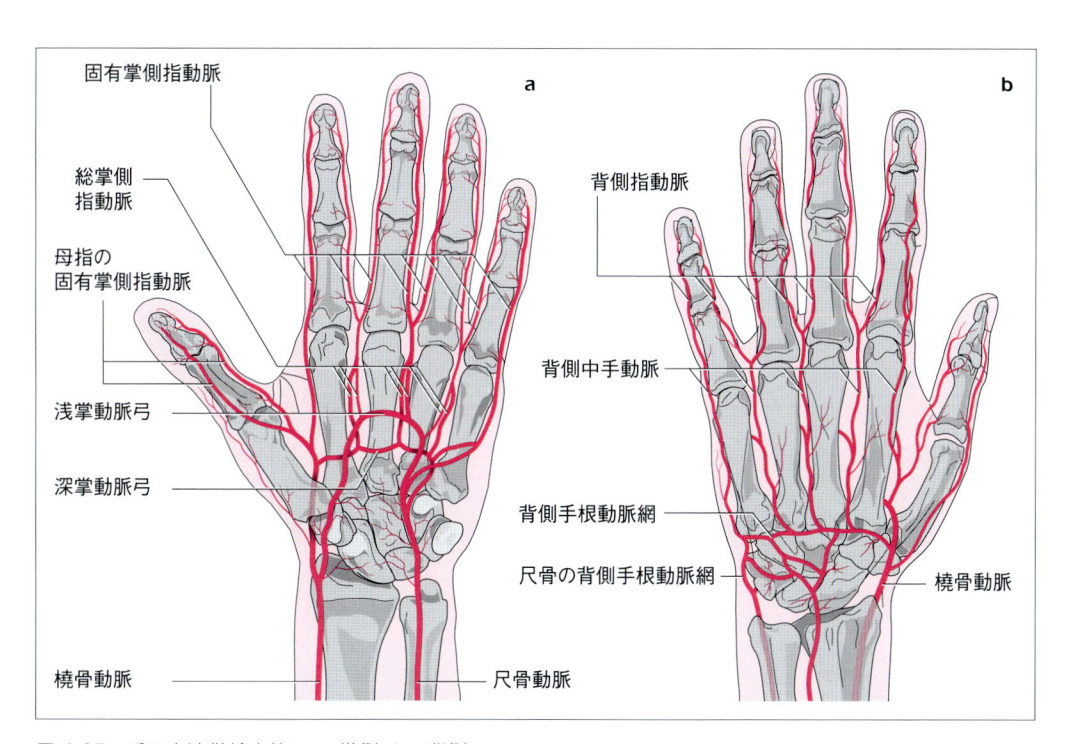

図 6.35 手の血液供給血管、a 掌側、b 背側

6.2.5 神経支配

手

手関節の関節包靱帯の掌側は、尺骨神経、前骨間神経および正中神経に支配されている。

橈側は、前腕皮神経、橈骨神経の浅枝が支配する。尺側は、尺骨神経の背側枝が支配する。

背側は、後骨間神経および後前腕皮神経が支配する。

手 指

手指の関節包靱帯部の掌側は、尺骨神経の深枝から分岐する関節枝および固有掌側指神経が支配する。

背側は、固有背側指神経の関節枝が支配し、手根中手関節部では中手間枝が補助する。

手指の遠位部は、掌側指神経の関節枝が支配する。

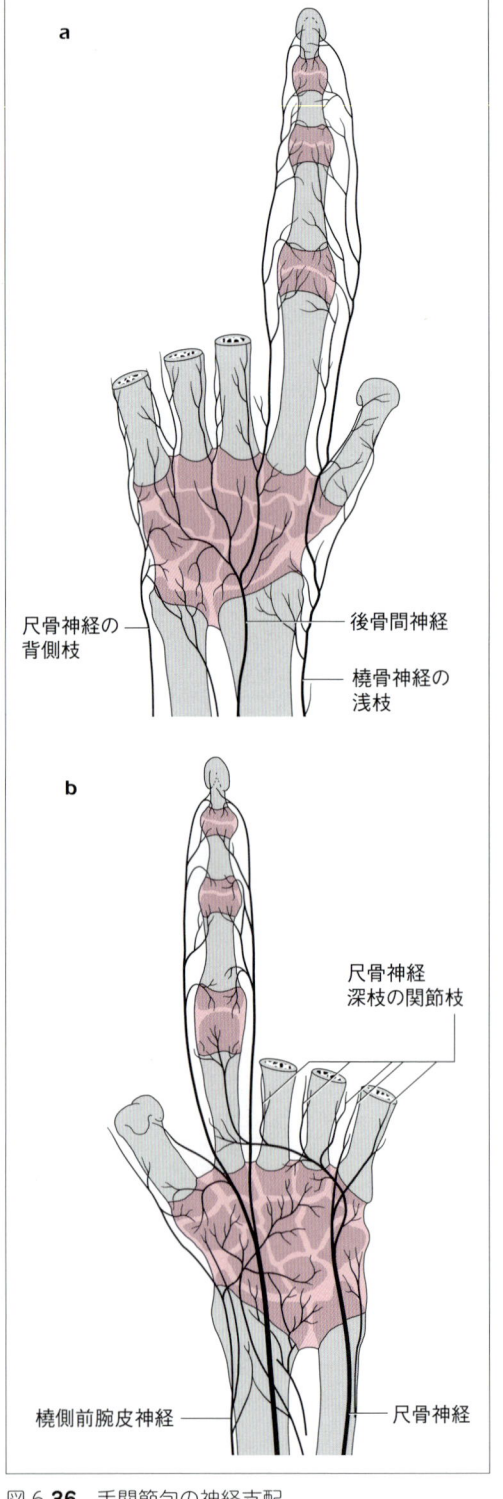

図 6.**36** 手関節包の神経支配
a 背側
b 掌側

6.2.6 靱帯

側副靱帯

外側手根側副靱帯
(Lig. collaterale carpi radiale)

背部は橈骨茎状突起から舟状骨の橈側に伸びて、掌部は舟状骨結節に伸びる。尺屈を制止する。

内側手根側副靱帯
(Lig. collaterale carpi ulnare)

背側に伸びる部分と掌側に伸びる部分に分かれる。背部は尺骨茎状突起および円板から三角筋に、掌部は豆状骨に伸びる。橈屈を制止する。

背側の靱帯

手関節近位の橈骨から月状骨間、橈骨から三角骨間は、背側橈骨手根靱帯によって固定されている。

手根弓状靱帯の近位部は、三角骨から舟状骨を横断する線維小束からなる。この小束は内側側副靱帯および橈骨と三角骨を結ぶ靱帯に伸びる。手根中央関節を固定する。

遠位手根骨列も、三角骨から大菱形骨を横走する手根弓状靱帯の遠位部で固定されている。

背側手根間靱帯は、遠位手根骨間および近位骨列を結ぶ。

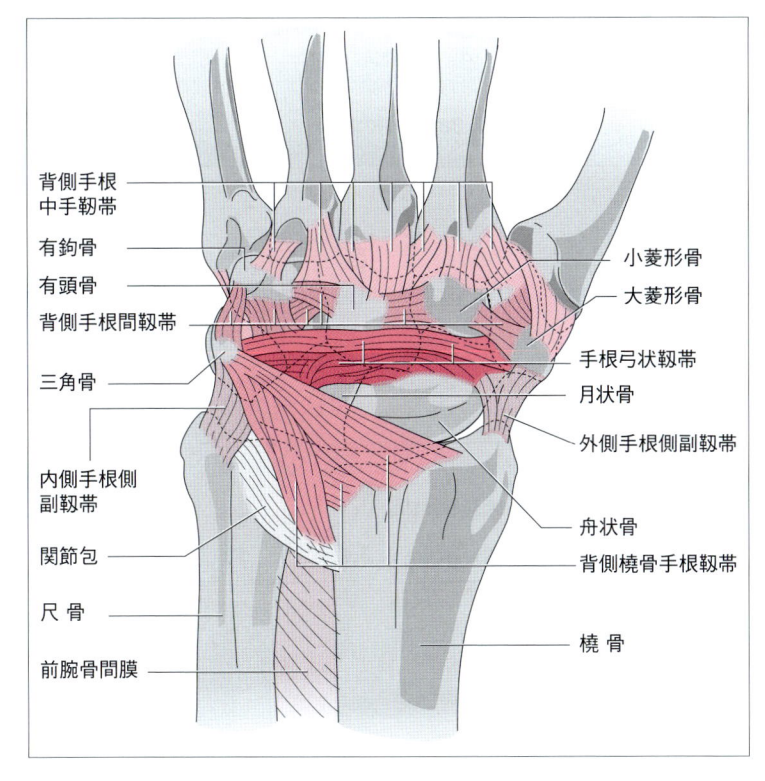

図 6.37　背側の靱帯

掌側の靱帯

近位手関節は、橈骨から月状骨、三角骨および有頭骨に伸びる靱帯で固定される。この靱帯を**掌側橈骨手根靱帯**（Lig. radiocarpeum palmare）という。

尺骨茎状突起および関節円板から月状骨および三角骨まで靱帯が伸びている。**放射状手根靱帯**（Lig. carpi radiatum）は、有頭骨と有鉤骨、舟状骨、三角骨および大小菱形骨とを結ぶ。

手根骨の遠位と近位を結ぶ靱帯には、この他にも掌側手根間靱帯および**豆鉤靱帯**（Lig. pisohamatum）がある。豆鉤靱帯には掌側にいたる深い溝があり、ここを尺骨神経が通る。またこの靱帯は豆状骨を有鉤骨鉤と結んでいる。

横手根靱帯（Lig. carpi transversum）は屈筋支帯（Retinaculum flexorum）とも呼ばれ、2つの部分からなる。近位部は舟状骨結節から豆状骨まで、遠位部は大菱形骨結節から有鉤骨鉤まで伸びる。横手根靱帯は、手根管の掌側の境界を作り、掌の弧状配列部を緊張させる。手掌腱膜がこの靱帯と長掌筋を結ぶ。

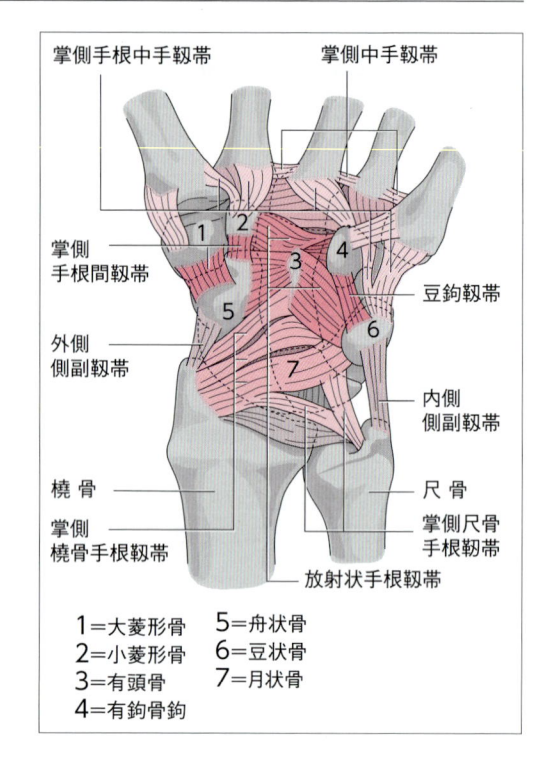

図 6.**38** 掌側の靱帯

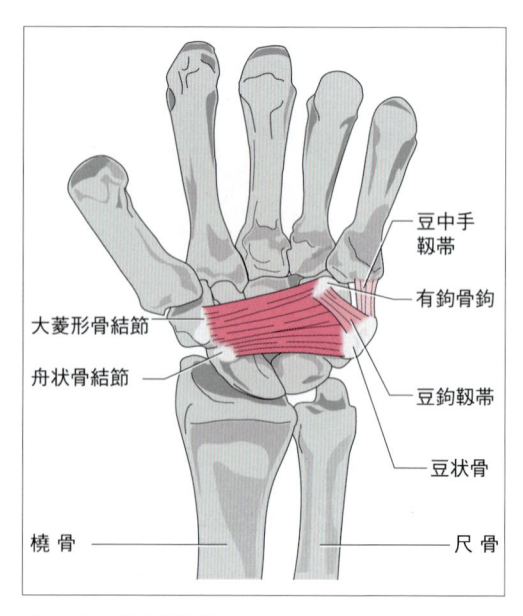

1＝大菱形骨　5＝舟状骨
2＝小菱形骨　6＝豆状骨
3＝有頭骨　　7＝月状骨
4＝有鉤骨鉤

図 6.**39** 横手根靱帯

靱帯の機能

靱帯系は手関節の運動を制御するほか、手根骨の弧状配列を維持する。

掌側および背側では側副靱帯が走行し、外転運動とともに伸展および屈曲運動も安定させる。

手の関節運動系

手の関節は3つに縦列する運動系で機能する。

月状骨系

月状骨系の中心は橈骨−月状骨−有頭骨からなり、第3中手骨および第3指に向かって伸びる。3つの関節運動系の中で、もっとも安定している。

背屈時には、掌側の橈骨 - 月状骨および橈骨−有頭骨を結合する靱帯群が緊張し、橈骨方向に力が集中するのがわかる。

掌屈時には、月状骨が橈骨を圧迫して、背側の橈骨−月状骨間を結合する靱帯を緊張し、手関節を安定させる。

病理学 月状骨軟化症は、背屈および掌屈時に月状骨が十分に運動できず、締め付けられた結果起こる。長期にわたり損傷が続いたり、骨組織が緩徐に軟化する。発症すると、この関節運動系の重要な構成要素が失われることになる。■

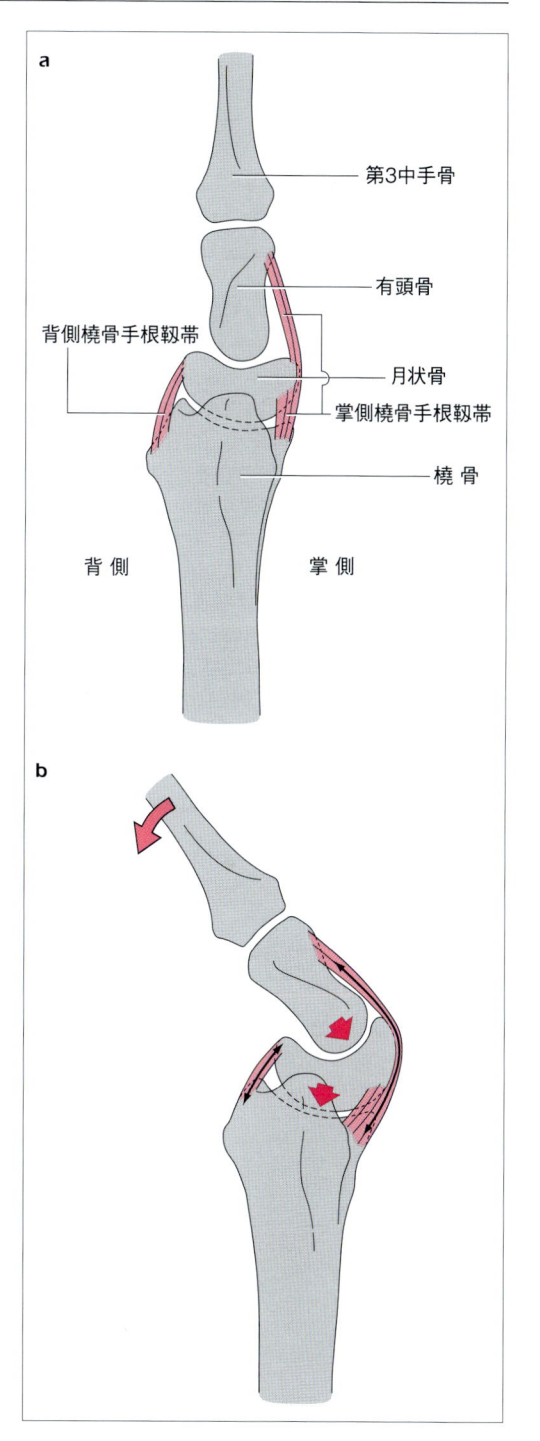

図 6.40 a 月状骨系（橈側から見た左手）
図 6.40b 背屈時における月状骨系靱帯の運動

舟状骨系

橈側の関節運動系は、橈骨－舟状骨－大菱形骨からなる。ここからは第1、第2中手骨および母指に向かって伸びる。

背屈時には、橈骨－舟状骨および舟状骨－大菱形骨間にある掌側の靱帯が緊張して、舟状骨が大菱形骨と橈骨の間に挟み込まれ、背側にある橈骨と舟状骨間を結合する靱帯が緩む。

この部位に高い負荷がかかるため、舟状骨関節面領域の軟骨下骨組織が高密度である。この部分には、母指および第2指を使った日常活動が多いこと、さらには舟状骨系に負担をかけるような筋力の使用により特に大きな負荷がかかる。

病理学 舟状骨および有頭骨はもっとも長い手根骨である。手を背屈時に転倒しても、有頭骨の軸方向に負荷がかかるため骨折しない。反対に舟状骨の基部が挟まれて固定されていると、剪断力により舟状骨の最も薄い部位が骨折する。■

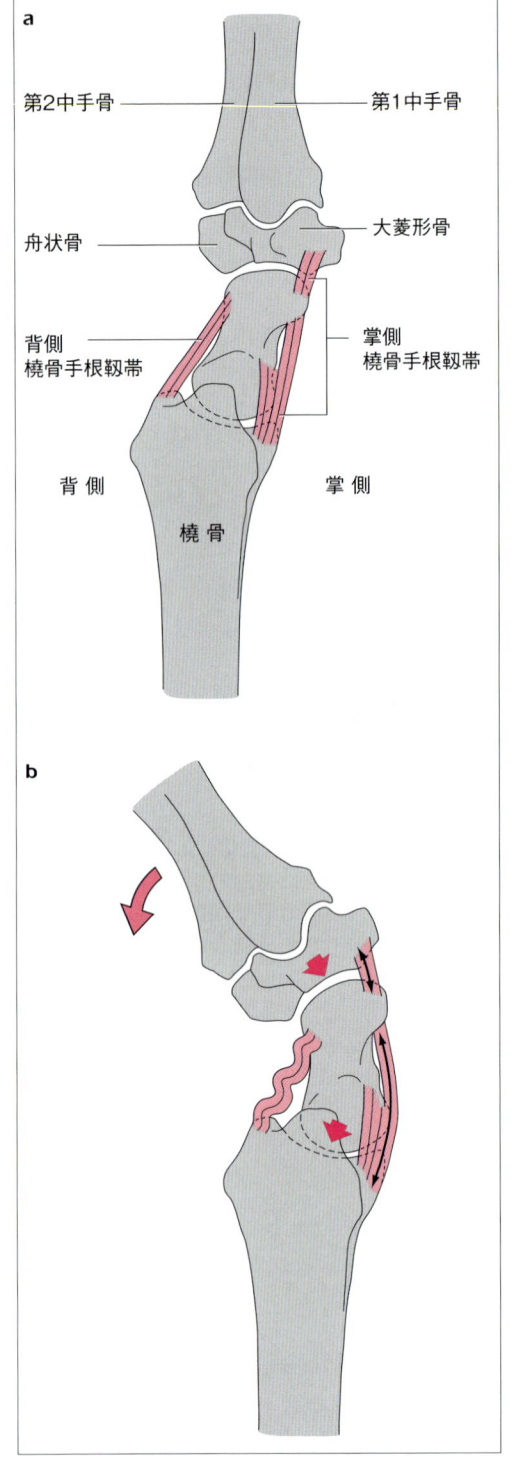

図 6.41 a 舟状骨系（橈側から見た左手）
図 6.41 b 背屈時における舟状骨系靱帯の運動

三角骨系

尺側の関節運動系は、尺骨−関節円板、関節円板−三角骨−有鉤骨−第4および第5中手骨、第4および第5中手骨−第4および第5指からなる。

背屈時には、橈骨−三角骨、豆状骨−有鉤骨間を結合する掌側の靱帯および有鉤骨と三角骨間を結合する背側の靱帯が緊張し、橈骨と三角骨間および尺骨と三角骨間を結合する靱帯が緩む。

背側から見ると、橈骨と強く結合する三角骨が靱帯に引かれているのが際立つ。これは、尺側に傾斜することで近位手根骨列が尺側に移動するのを防ぎ、主に橈屈を制止するためである。

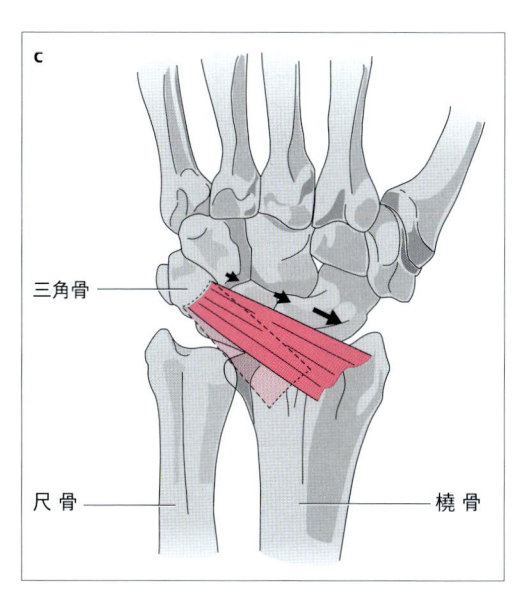

図 6.42 a 　三角骨系（尺側から見た左手）
図 6.42 b 　背屈時における三角骨系靱帯の運動
図 6.42 c 　三角骨の牽引状態（背側から見た図）

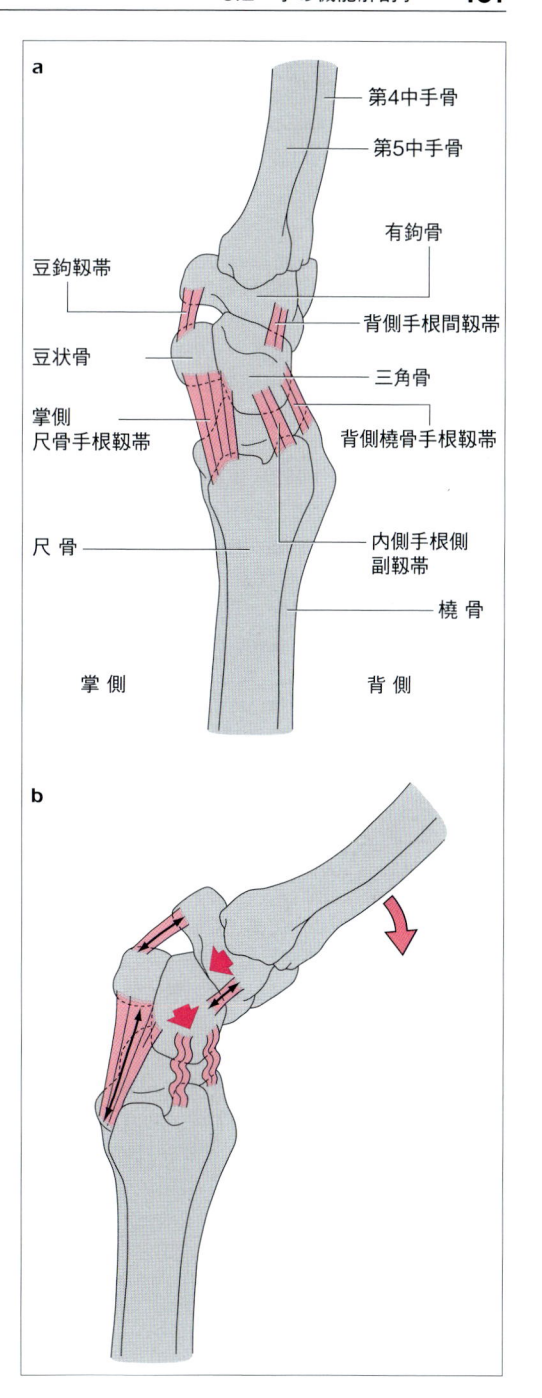

6.2.7 手根管

- 骨と線維で囲まれた管
- 背側の境界は有頭骨、月状骨、舟状骨
- 背遠位側の境界は、有鉤骨、三角骨、大小菱形骨
- 掌側の境界は、横手根靱帯
- 次の筋の腱が管を通る：浅指屈筋、深指屈筋（腱は各4本）、長母指屈筋、正中神経
- 橈側の小腔を橈側手根屈筋が走行

病理学 手根管症候群は、屈筋の腱の過剰負担に起因する腱滑膜炎や腫脹の結果生じる病像で、最終的に正中神経が圧迫される。患者は正中神経の支配領域の麻痺感、手のしびれ感、朝方の指硬直を訴えるほか、運動性症状として対立運動不能により物を握ることができなくなることもある。

圧迫症候群の原因にはほかに、妊娠や更年期のホルモン変化による浮腫形成がある。■

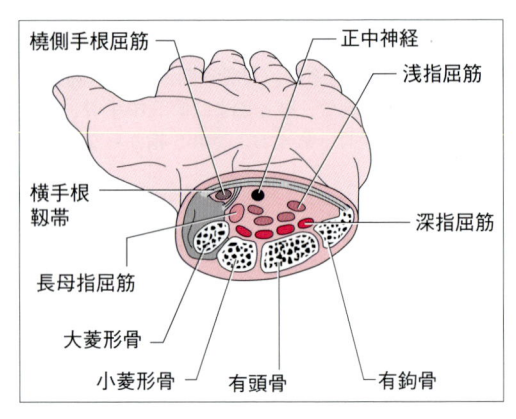

図6.43 手根管（遠位手根骨列の高さの横断面）

6.2.8 尺骨神経管

- 豆状骨と有鉤骨鉤間の溝
- 掌側の境界は豆鉤靱帯および横手根靱帯
- 尺骨動脈および尺骨神経がこの管を通る

病理学 自転車に乗る人に*尺骨神経炎*が見られる。これは手を背屈してハンドルに押し付けるため尺骨神経管が狭窄し、尺骨神経が圧迫されて起こる障害で、症状には第5指領域の麻痺感や指先の虚弱感などがある。

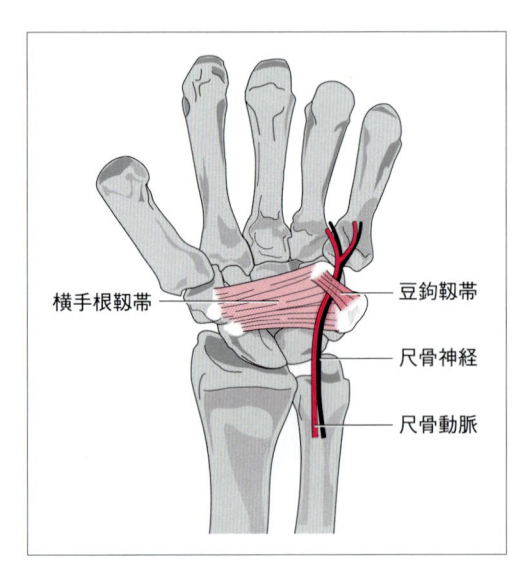

図6.44 尺骨神経管

6.2.9 手の運動と運動軸

近位手関節と遠位手関節は独立した関節ではあるが、機能的に見ると1つの単位をなす。

運動過程が複雑であるため、**運動軸**を特定するのは容易ではなく、それぞれの運動区域に独自の軸がある。その多数の運動軸は有頭骨の近位部、有頭骨と月状骨の結合部分の近くで最も接近する。

運動

背屈／掌屈

背側／中間位／掌側：70°／0°／80°

手関節は日常活動で、背屈40°から掌屈30°までの間で動く。この運動は、近位手関節と遠位手関節が同等の配分で担う。

ただし、最大背屈時には遠位手関節が担う運動量がほぼ1.5倍と大半を占め、掌屈では近位手関節が大半を占める。

伸展の最初の段階では、舟状骨系が月状骨系よりもいくらか早く運動するが、舟状骨が挟みこまれるとともに、月状骨系より早く運動を停止する。月状骨系はその後も動きつづけて、橈骨と月状骨間を結合する掌側の靱帯群が運動を制止してはじめて運動が停止する。

実践のヒント 各関節運動系は異なる運動量で連係するため、最大運動時に障害があるときは、月状骨系の動きに対する舟状骨系の可動性も比較検査すること。

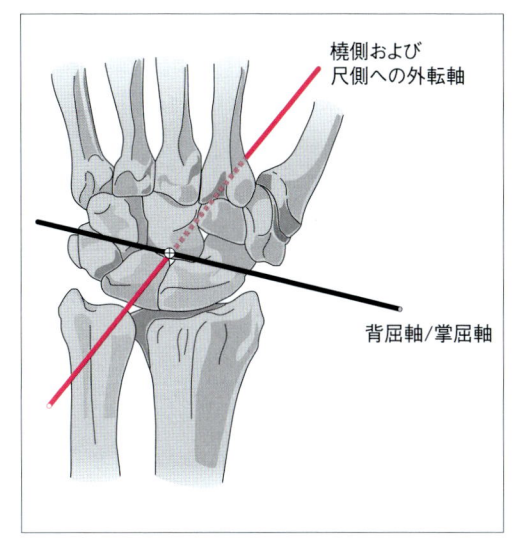

図 6.45 手関節の運動軸（背側から見た図）

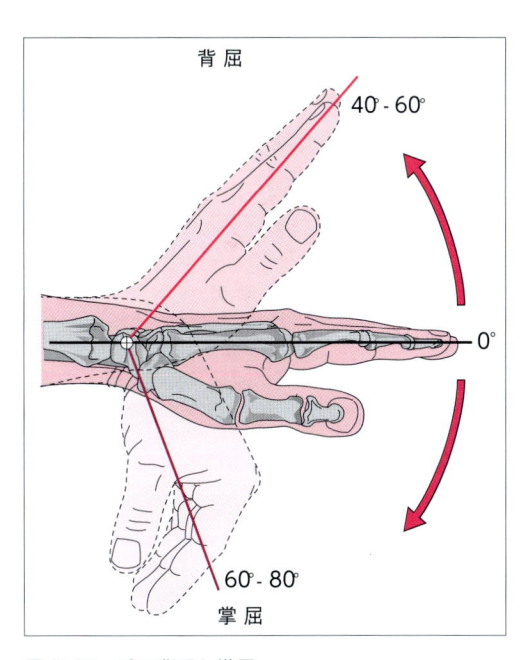

図 6.46 手の背屈と掌屈

手根骨の運動

背屈時には舟状骨が隆起し掌側に移動する。次に大菱形骨が舟状骨の上側に移動して背側に滑動する。

月状骨は掌側に滑動し、同時に有頭骨も月状骨の方に移動する。

三角骨は掌側に滑動し、有鉤骨も三角骨側に移動する。

手のほとんどの筋が遠位手根骨に停止する。以上のとおり、運動は遠位手根骨列から始まる。たとえば長橈側手根伸筋が収縮すると、第2中手骨底が背側に牽引される。手根中手関節の可動性は非常に限られているため、同時に小菱形骨も直接背側に牽引されて舟状骨上に移動する。すると橈骨側に弧を描く舟状骨が掌側に滑動する。

掌屈時には、舟状骨は横位で背側に滑動し、大菱形骨は掌側に滑動する。さらに月状骨が背側に移動して、最も厚い部位が有頭骨と橈骨の間にくる。さらに有頭骨も月状骨に向かって背側に移動し、三角骨および有鉤骨も同様に背側に滑動する。

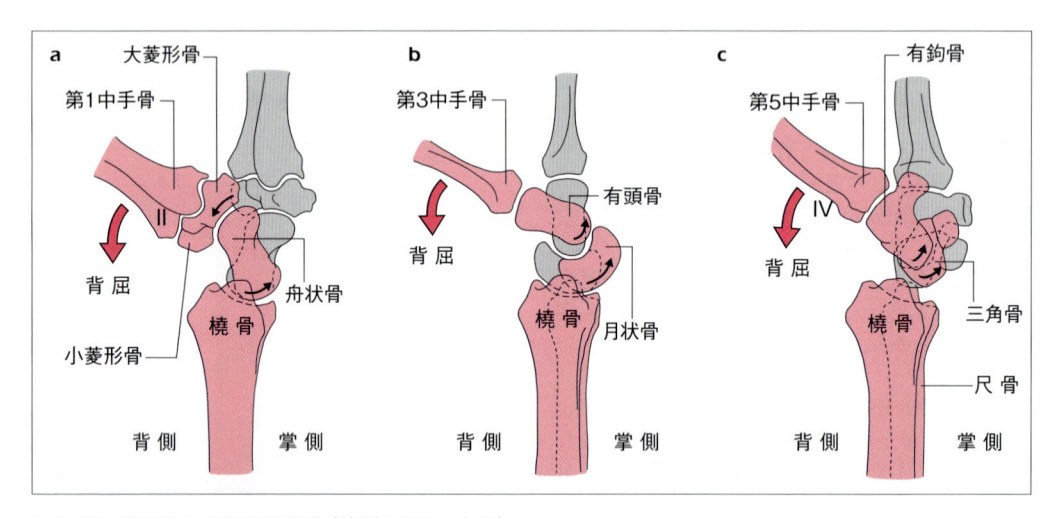

図 6.47 背屈時の手根骨の運動（橈側から見た左手）
a 舟状骨系
b 月状骨系
c 三角骨系

橈屈および尺屈

橈側 / 中間位 / 尺側：20°/0°/35°

橈屈および尺屈運動は、遠位手根骨列が連係して側方にほとんど滑動できなくなるため、主として近位手関節で起こる。ただし遠位および近位手関節で起こるのは、屈曲および伸展運動である。

手根骨の運動

尺 屈
- 月状骨が橈骨に直面するまで近位手根骨列が橈側に移動
- 有頭骨および有鉤骨が橈側にわずかに滑動
- 近位手根骨列が伸展運動を開始。舟状骨、月状骨および三角骨が掌側に滑動。
- 大菱形骨が掌側に移動し、有頭骨および有鉤骨が背側に移動して、中手根関節が屈曲運動を開始

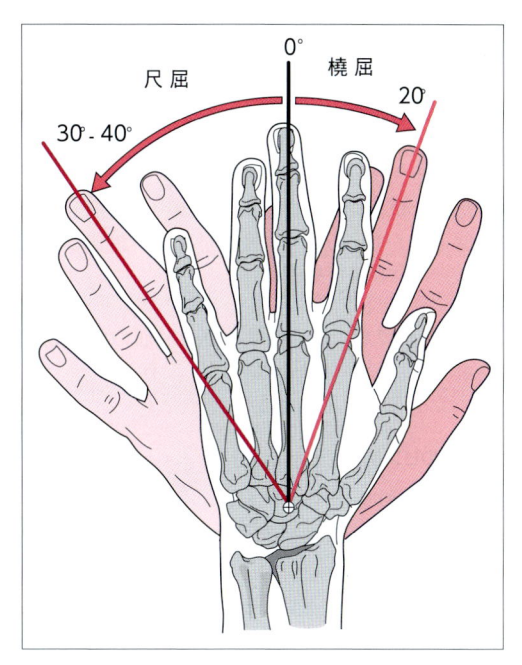

図 6.48　手の橈屈および尺屈

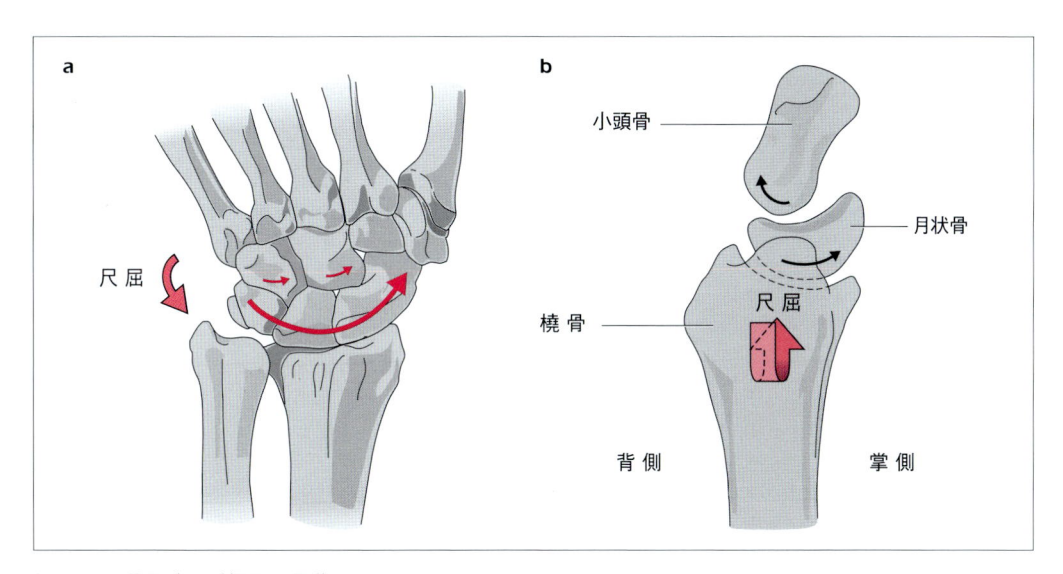

図 6.49　尺屈時の手根骨の運動
a　背側から見た図
b　月状骨系を橈側から見た図

橈屈

- 近位手根骨列が尺側に移動し、月状骨の半分が尺骨に直面する
- 有頭骨がやや尺骨側に滑動する
- 橈骨手根関節では屈曲運動が起こり、たとえば舟状骨が背側に滑動する。手根中央関節では伸展運動が起こり、たとえば舟状骨に接する大菱形骨が背側に滑動する。

日常生活で起こる運動は、概ね尺屈の可動域が 20-40°で、橈屈の可動域が約 10°である。

実践のヒント 手関節の尺屈または橈屈が制限がされるときは、特に背側および掌側への各手根骨の滑動能に起因することがあるため、この点を検査する必要がある。 ■

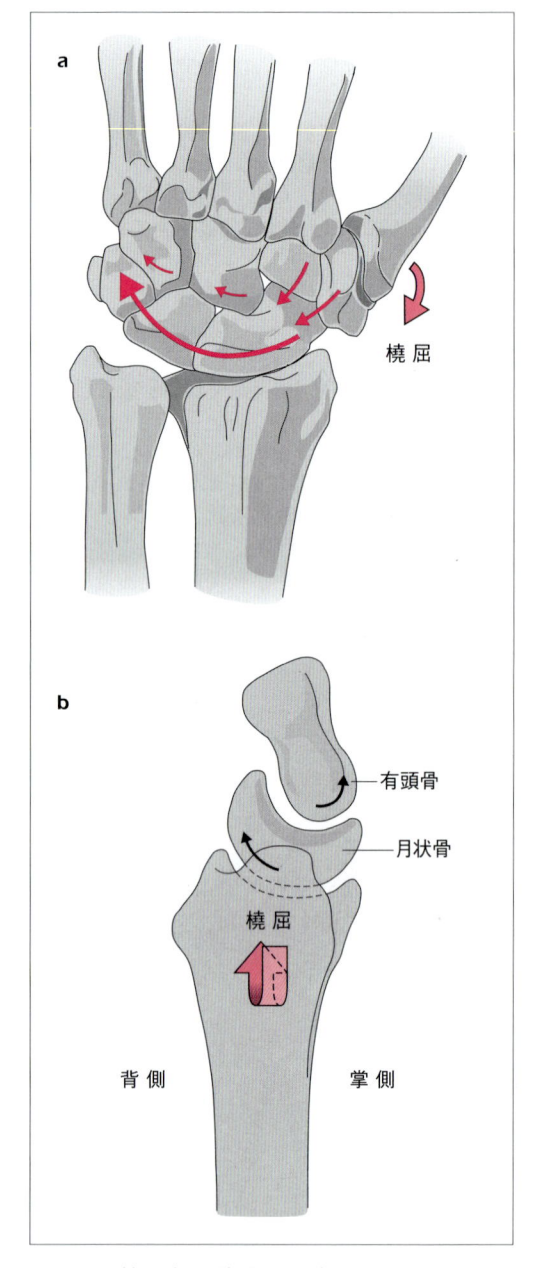

図 6.50 橈屈時の手根骨の運動
a 背側から見た図
b 橈側から見た月状骨系

6.2.10 手関節の筋：伸筋

長橈側手根伸筋
（M. extensor carpi radialis longus）
- 第2腱区画を通る
- 第2中手骨底に停止し、外転軸の橈側に位置する

機 能：背屈、橈屈

短橈側手根伸筋
（M. extensor carpi radialis brevis）
- 第2腱区画を通る
- 第3中手骨底に停止し、外転軸に近いため、外転にはほとんど働かない

機 能：背屈

尺側手根伸筋（M. extensor carpi ulnaris）
- 第6腱区画を通る
- 外転軸の尺側にあり、第5中手骨底に向かって伸びる

機 能：背屈、尺屈

病理学　慢性多発性関節炎では、腱区画が損傷し、その結果、安定性が損なわれるために、腱が尺骨頭を越えて掌側に移動する。すると尺側手根伸筋が不全となり、尺側の安定性が失われ、手根骨が尺骨に向かって掌側に移動する。さらに尺骨頭が背側に突出する（*尺骨頭症候群*）。治療では尺骨頭を切除する。■

次の手指筋は背屈を補助する。
- 指伸筋（M. extensor digitorum）
- 長母指伸筋（M. extensor pollicis longus）
- 短母指伸筋（M. extensor pollicis brevis）
- 長母指外転筋（M. abductor pollicis longus）
- 示指伸筋（M. extensor indicis）
- 小指伸筋（M. extensor digiti minimi）

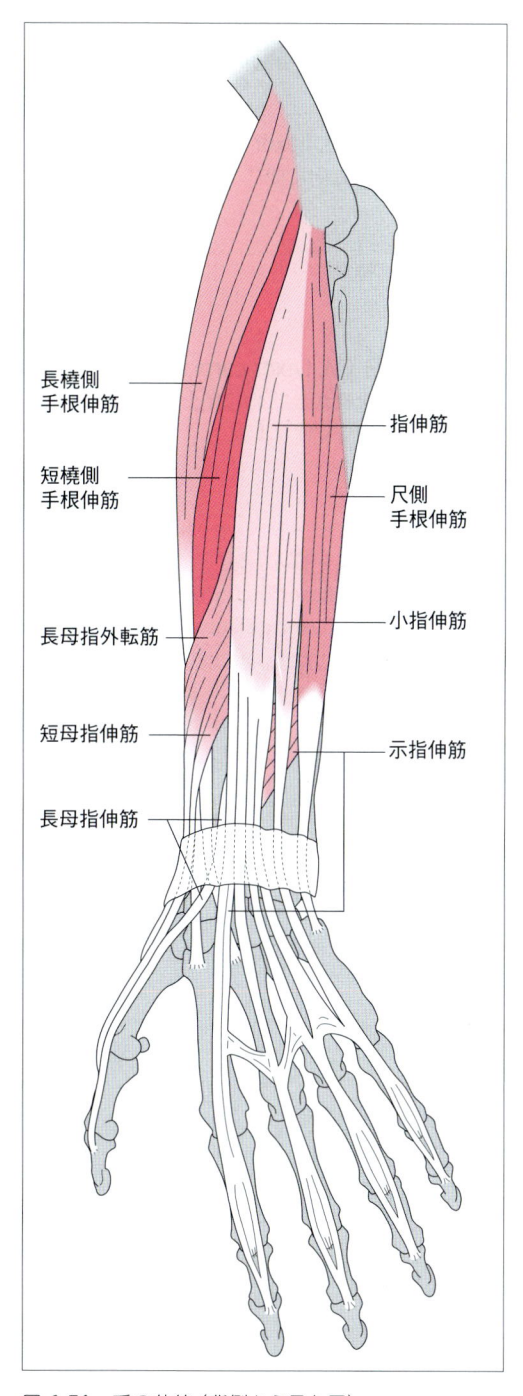

図 6.**51** 手の伸筋（背側から見た図）

6.2.11 手関節の筋：屈筋

橈側手根屈筋（M. flexor carpi radialis）
第2中手骨底方向に伸びて、外転軸の橈側を走行する。

機能：掌屈、橈屈

尺側手根屈筋（M. flexor carpi ulnaris）
ほとんどの線維が豆状骨に停止し、線維の一部が第5中手骨底まで伸びる。

機能：掌屈、尺屈

次の手指筋も屈曲を補助する。
- 浅指屈筋（M. flexor digitorum superficialis）
- 深指屈筋（M. flexor digitorum profundus）
- 長掌筋（M. palmaris longus）
- 長母指屈（M. flexor pollicis longus）

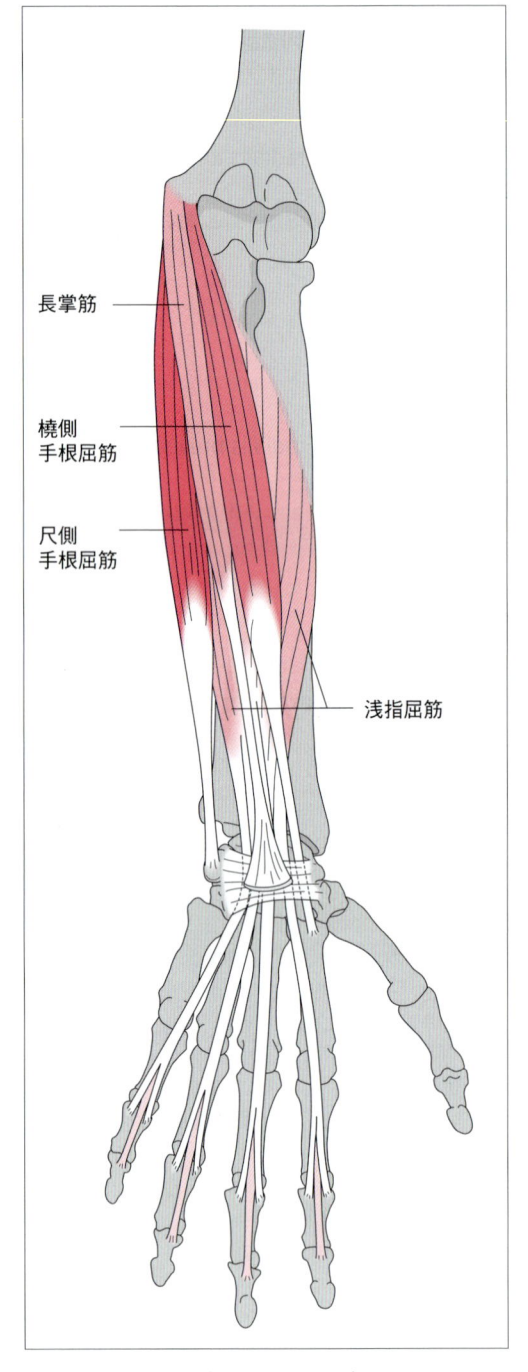

図 6.52　手の屈筋（掌側から見た図）

6.2.12 手関節の筋：橈屈筋

橈屈には、外転軸の橈側を走行する筋が働く。橈屈を担う筋は次のとおり。
- 長橈側手根伸筋
 （M. extensor carpi radialis longus）
- 長母指伸筋（M. extensor pollicis longus）
- 短母指伸筋（M. extensor pollicis brevis）
- 長母指外転筋（M. abductor pollicis longus）
- 示指伸筋（M. extensor indicis）
- 橈側手根屈筋（M. flexor carpi radialis）
- 長母指屈筋（M. flexor pollicis longus）

病理学 リウマチ患者は、尺骨頭領域が損傷して多大な苦痛を呈するとともに、尺屈が制限されて、橈側の筋群が優勢となる。　■

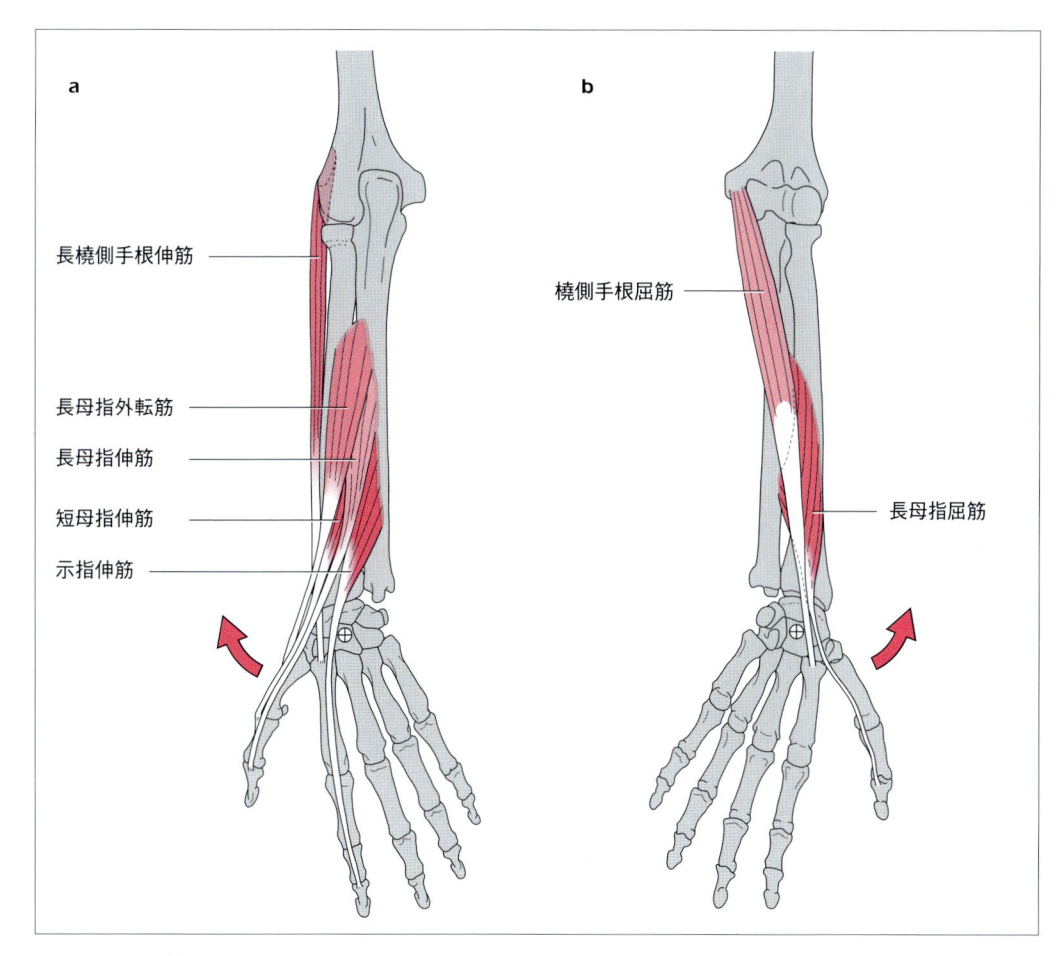

図 6.53　手の橈屈筋
a 背側から見た図
b 掌側から見た図

6.2.13　手関節の筋：尺屈筋

尺屈には、外転軸の尺側を走行する全筋が働く。尺屈を担う筋は次のとおり。
- 尺側手根伸筋（M. extensor carpi ulnaris）
- 尺側手根屈筋（M. flexor carpi ulnaris）
- 小指伸筋（M. extensor digiti minimi）

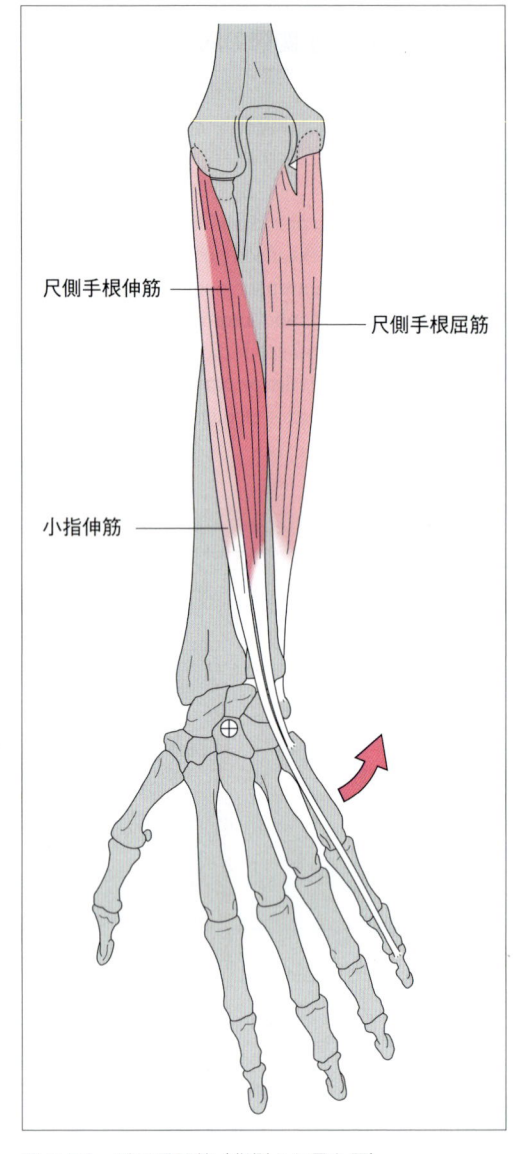

図 6.54　手の尺屈筋（背側から見た図）

6.2.14 手根中手関節

中手骨部の運動動態は、手根中手関節および中手間関節によって決まる。様々な形の握り方ができるためには、この2つの関節が十分に可動する必要がある。

手根中手関節
(Articulationes carpometacarpae)
- 関節面：遠位手根骨列および中手骨底
- 半関節（線維軟骨結合）で、様々に運動する
- 中手骨底は次のような特別な形状を持つ
  - 第2中手骨は二股に分かれた形状をし安定性に優れる。大菱形骨と関節する。
  - 第3中手骨は橈側背側に小さな茎状突起を有し、これが第2中手骨および有頭骨と接する。この関節は非常に安定しており、手の中心関節運動系に属する。
  - 第5中手関節の底はやや鞍状で、橈尺方向が凹、背掌方向が凸である。この関節には最大の運動域がある。
- 第4および第5手根中手関節では15-30°の屈曲および伸展運動が可能であるほか、わずかではあるが側方運動および回旋運動もできる
- 掌側および背側の手根中手靱帯によって安定し、全遠位手根骨と中手骨とを結合する

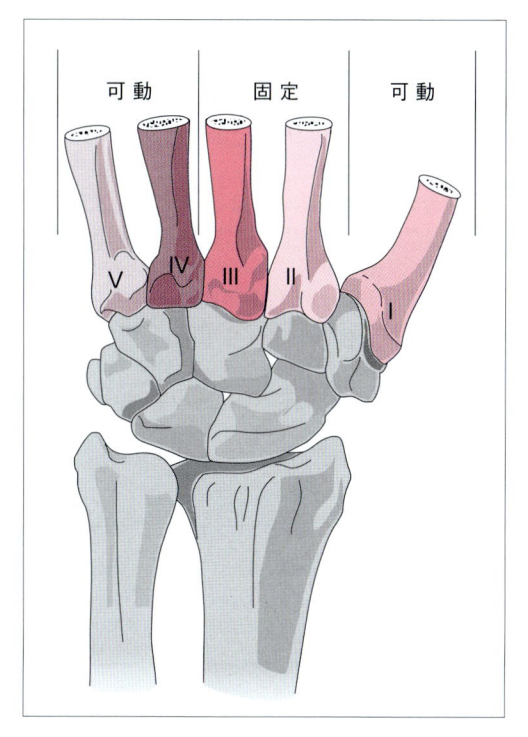

図 6.55 中手骨底の形状（背側から見た図）

第1手根中手関節

　手根骨は1つの弧上に並んでおり、安定した横向きの弓形をなしている。その中央には有頭骨がある。

　舟状骨および大菱形骨ははっきりと橈側掌側を向く。そのため母指の中手骨は他の手指と直線をなさず、約60°掌側を向く。

　他の手指と母指の手根中手関節の屈曲-伸展軸の走行を比較すると、このことがはっきりとわかる。

　様々な握り方が可能なのは、このように母指が偏位しているからである。

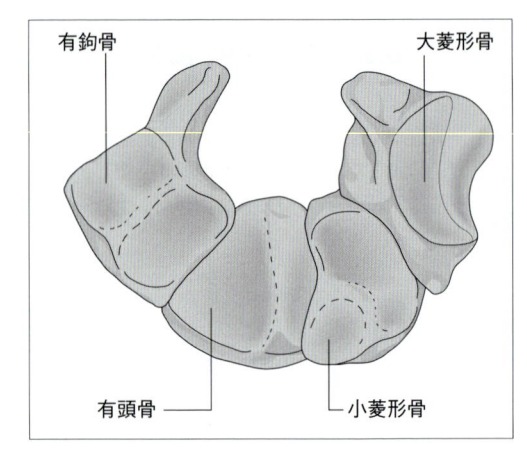

図 6.**56**　手根の弧状配列（遠位から手根骨遠位列を見た図）

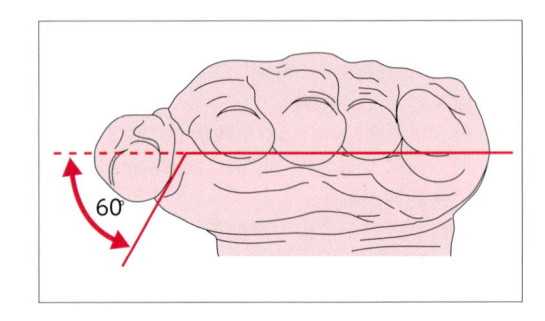

図 6.**57**　他の手指に対する母指の位置

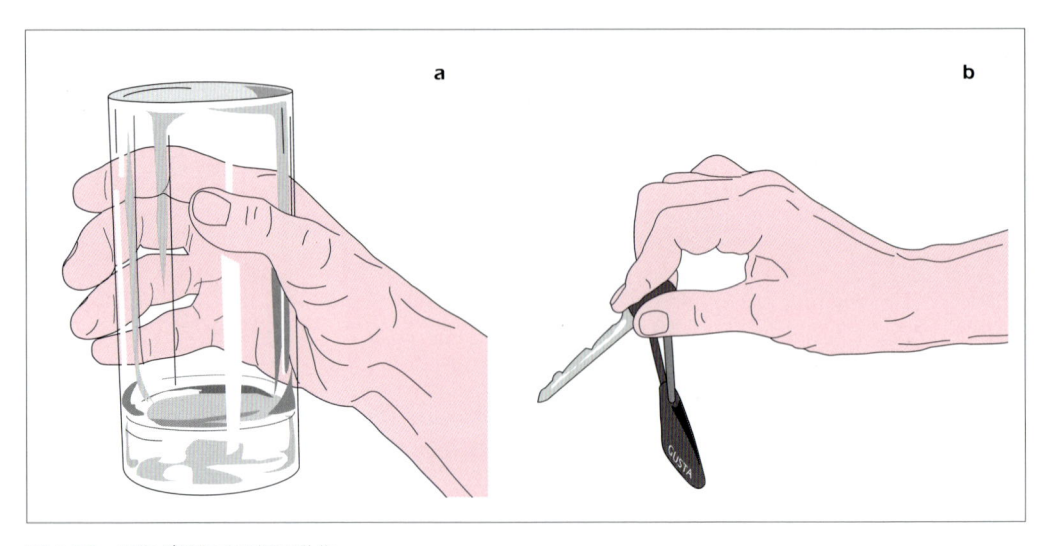

図 6.**58**　母指が関与する握り動作

6.2 手の機能解剖学

第1手根中手関節は鞍関節である。第1中手骨底は大菱形骨と関節し、対応する2つの関節面は凹凸位が90°偏位している。

中手骨の関節面は、屈曲および伸展運動、つまり背側掌側方向に凹で、内転および外転運動、つまり橈尺方向には凸である。

■ **実践のヒント** 内転および外転運動すると、第1中手骨底の滑動に触れることができる。内転時には、掌側に載せた触診指に中手骨底が押し付けられる。以上のことから、マニュアルセラピー凹凸の法則に従うと、この関節面は凸であるといえる。■

■ **病理学** 指根関節症には代替療法として関節固定術があるが、これは握り機能を大きく制限し、隣接関節への負担が増大することから、近年ではスワンソン人工関節など人工器材が使用されることが多い。■

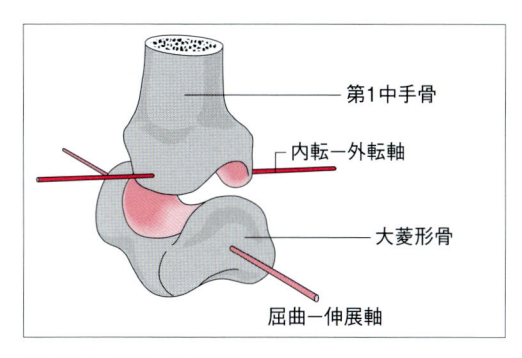

図 6.59 母指の鞍関節

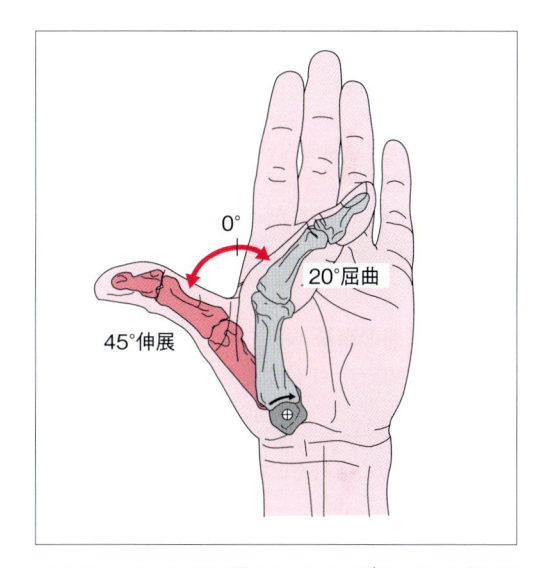

図 6.60 母指の鞍関節と屈曲および伸展運動（掌側から見た図）

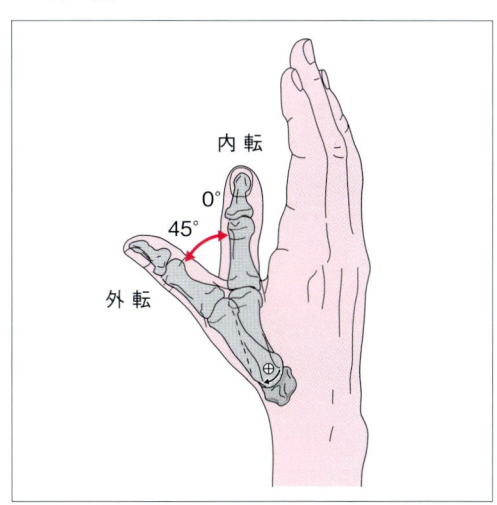

図 6.61 母指の鞍関節と外転および内転（橈側背側から見た図）

母指の鞍関節の運動

運動軸

屈曲および伸展の運動軸は、大菱形骨の遠位領域を通り橈側掌側から尺側背側を走行する線上にある。

外転および内転の運動軸は、第1中手骨を通り掌側尺側から背側橈側にいたる線上にある。

母指対立運動は複数の運動が関与するため、運動軸は特定できない。

可動域

屈曲 / 中間位 / 伸展：20°/0°/45°
外転 / 中間位 / 内転：45°/0°/0°

対立運動：母指が屈曲内転運動と同時に軸回旋して起こる。運動時には中手骨の底がほぼ 20-30° 大菱形骨の方を向く。したがって、この運動では関節面は整合しない。

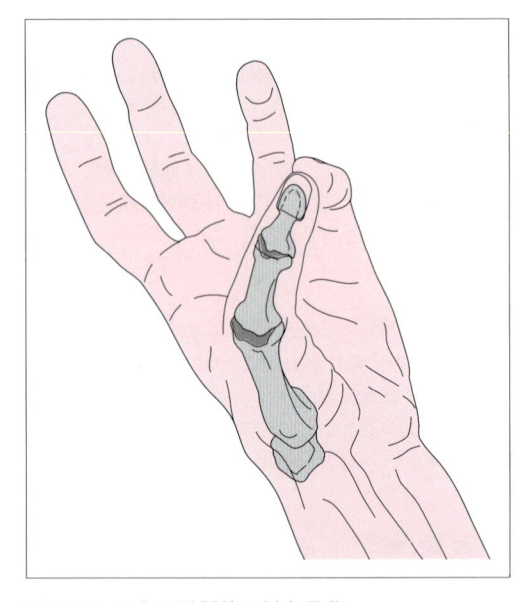

図 6.62　母指の鞍関節の対立運動

母指の鞍関節の靱帯

関節包は幅広で、十分な運動域がある。

靱帯が関節包を覆い、関節を安定させる。靱帯は、母指がどのような運動をしても靱帯の一部が緊張するよう配置されている。

母指関節周辺には靱帯が次のように走行する。
- 大菱形骨の掌側に起始し、第1中手骨底を通り中手骨尺側に停止する斜走する靱帯
- ここには他に大菱形骨から中手骨底まで真っ直ぐに伸びる靱帯がある
- 母指の背側には、中手骨底を周って斜走し、掌側に停止する靱帯がある

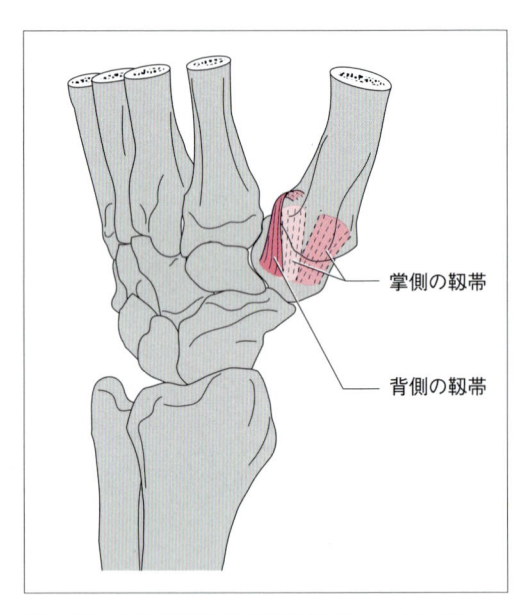

図 6.63　母指の鞍関節の靱帯（背側から見た図）

中手間関節
(Articulationes intermetacarpeae)

- この関節は半関節(線維軟骨結合)で、関節面は中手骨底と接する
- 背側および掌側中手靱帯、さらに骨間中手靱帯によって固定され、ほとんど動かない
- 遠位部では中手骨頭が長い深横中手靱帯によって掌側に結合している。中手間関節は遠位部の方が動きやすく、これは特に強く握る運動や指を広げる運動時にはっきりとわかる。
- 手根骨と同じく、中手骨部も横向きの弓形をしているのが触知される。その中心は第3中手骨頭にある。

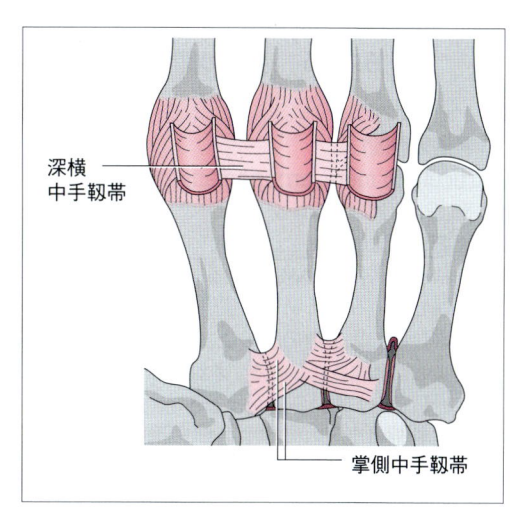

図 6.64 中手間関節(掌側から見た図)

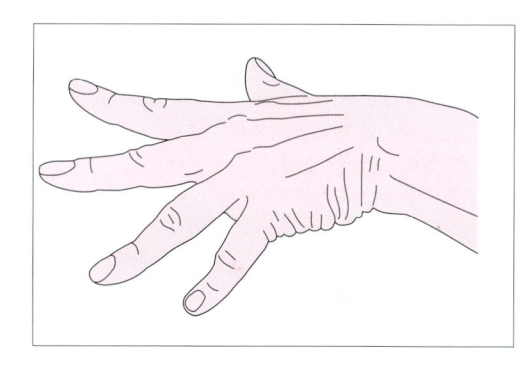

図 6.65 指を開いたときの中手骨関節の可動性

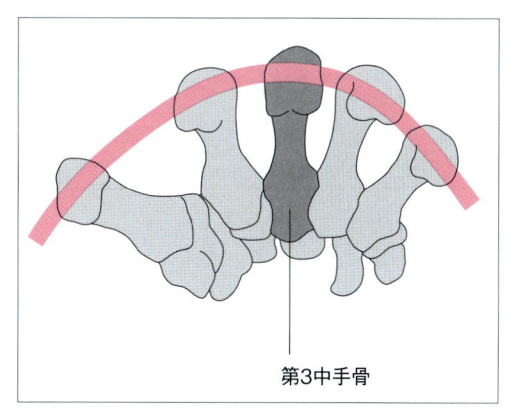

図 6.66 横向きの弓状に並ぶ中手骨頭部

6.2.15 手指の関節

中手指節関節
(Articulatio metacarpophalangea = MCP)
- MCP は球関節である
- 関節面は次のとおり
    - 凹面：基節骨の底。掌側は線維軟骨板で膨張している。関節包と癒合する。関節包はこの位置および指節骨の底との結合部で靱帯によって補強されている（掌側靱帯）。屈筋の腱鞘に結合しているのがはっきりとわかる。
    軟骨板は中間位で中手骨頭に接する。ただし屈曲が進むと中手骨頭は掌側に滑動する。
    - 凸面：中手骨頭
- 関節包は緩く、背側および掌側に陥凹がある。関節面の骨軟骨境界に停止する。

第2－第5MCP の側副靱帯
- 橈側および尺側の靱帯で、中手骨頭の近位、関節運動軸の背側で固定され、遠位では掌側に進んだ基節骨の底で停止
- 靱帯が走行するだけではなく、中手骨頭の掌側が厚いことから、屈曲時に靱帯が緊張し、伸展位のときは側方運動する。ただし屈曲位のときは側方運動はできない。
- 背腱膜の線維の一部が関節包に伸びる

運動軸
　屈曲－伸展軸は橈側尺側に向かう線上の中手骨頭にある。屈曲が進むと、背側から掌側に横向きに並ぶやや弓状となる。

　外転－内転軸は、背側から掌側に向かう線上の、同じく中手骨頭にある。

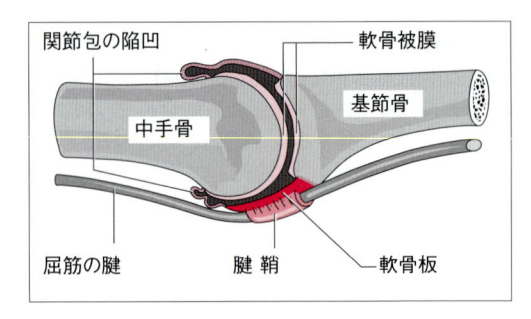

図 6.67　中手指節関節 (MCP)

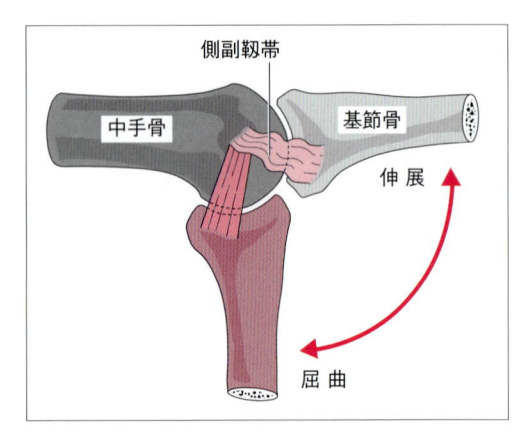

図 6.68　MCP の運動軸

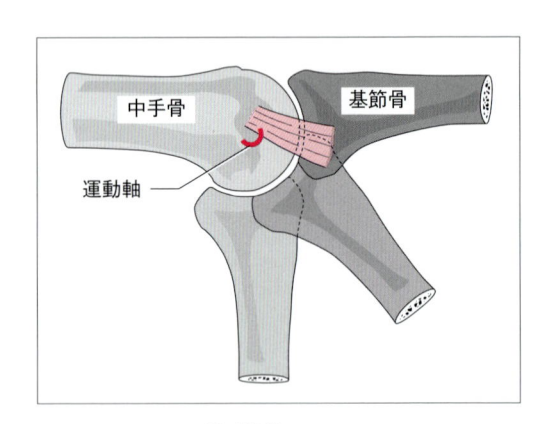

図 6.69　MCP の側副靱帯

第1MCPの側副靱帯

- 橈側および尺側の靱帯は2つの線維小束に分かれる。1つは別のMCPと同じ走行を示し、もう1つは掌側に伸びて線維軟骨板に達し、その後さらに伸びて種子骨にいたる。
- *種子骨*は母指球筋群内にあり、掌側で側副靱帯によって軟骨板に固定される。
  種子骨と基節骨の底との結合部は線維小束で、側副靱帯の停止まで伸びる。
- 多様な走行で側副靱帯は緊張状態にあり、伸展時および最大屈曲時に関節の側方を安定させる
- 手指を軽く屈曲させると全線維束が緊張して、物をつかむときなど側方運動や回旋運動が可能となる

病理学 いわゆる*スキーヤーズサム*は、転倒時にストックで急にからだを支えたときに起こる。中手骨の上を走行する鉤状突起によって母指のMCPが外転および伸展方向に牽引されて、尺側の靱帯が損傷する。その結果、痛みとともに指先で物をつかんだときの関節の安定性が失われる。特に関節の尺側が最大30°まで開いた状態となることがある。

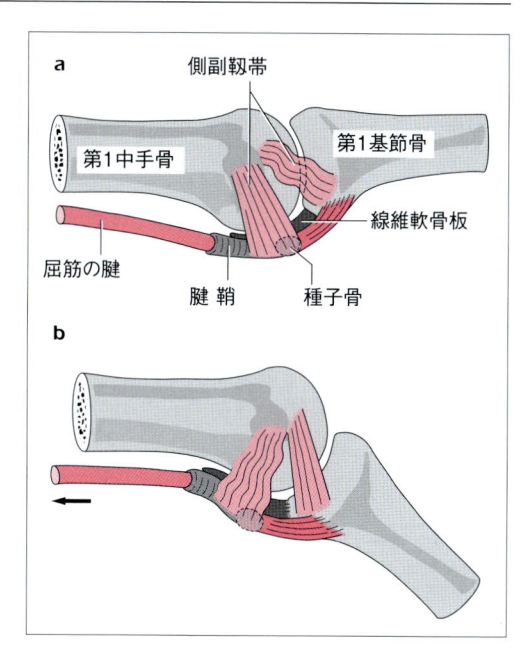

図6.70 第1MCPの側副靱帯
a 中間位
b 屈曲位

MCP の運動
屈曲 / 伸展
可動域
第 1- 第 5MCP：
屈曲 / 中間位 / 伸展（自動運動）：
　80-90° /0° /30-40°
屈曲 / 中間位 / 伸展（他動運動）：
　100° /0° /80-90°

第 1MCP：
屈曲 / 中間位 / 伸展（自動運動）：40° /0° /0°
屈曲 / 中間位 / 伸展（他動運動）：60° /0° /0°

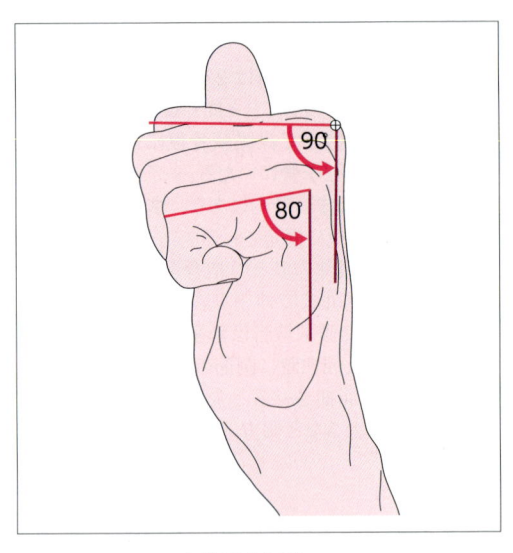

図 6.**71**　MCP の自動屈曲運動

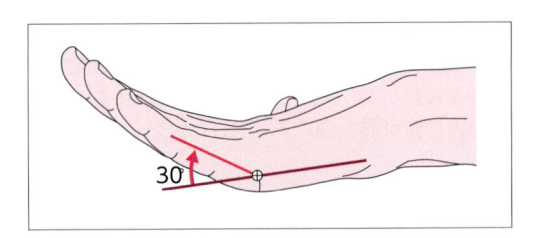

図 6.**72**　MCP の自動伸展運動

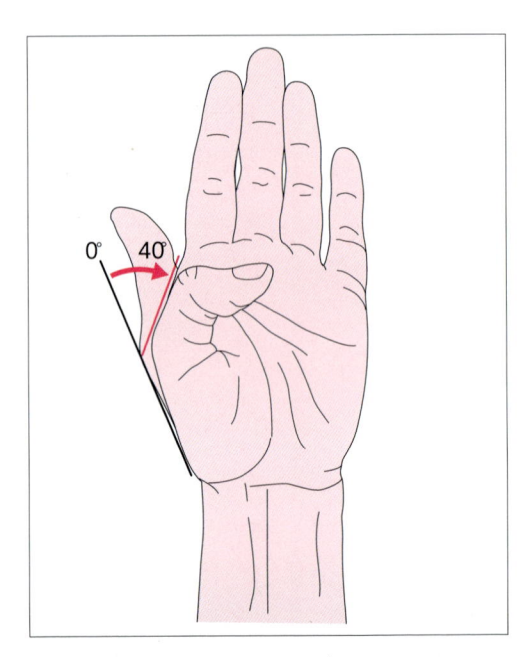

図 6.**73**　第 1MCP の屈曲および伸展

外転 / 内転

運動軸は中手骨頭のほぼ中央にある。手指の運動を示す右図では、第3指を基軸にしてある。第3指から離れる運動はすべて**外転**と称し、第3指に近づく運動をすべて**内転**と称する。平均して約20-30°の運動が可能で、側方可動域は第2指が最大で、次に第5指と他指が続く。ほかの4種の運動がすべて同時に起こる運動を共同運動と称する。

回旋

第2-第5MCPでは軸回旋は、他動運動のみ可能で、全方向にほぼ10-20°動く。母指の鞍関節は軸回旋が可能で、掌側の母指面が他指に触れる面積を広げようとすると、軸回旋が遠位方向に進む。それとともに母指のMCPがわずかに傾斜して、つまりここでいう外転することによって、合計約20°の運動が見られるようになる。

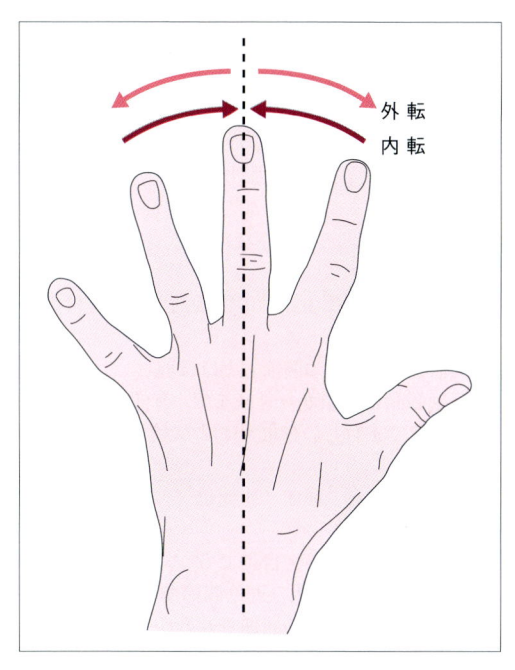

図 **6.74** 外転および内転を示すMCPの運動図

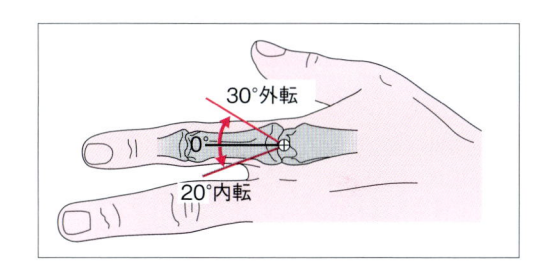

図 **6.75** 第2MCPの外転および内転

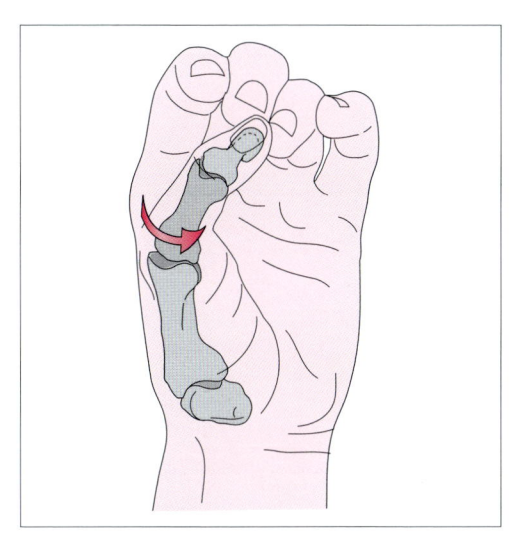

図 **6.76** 第1MCPの回旋

近位指節間関節（PIP）と遠位指節間関節（DIP）

- どちらも蝶番関節
- 関節面の特徴は次のとおり
  - 中節骨および末節骨のそれぞれの底は凹で、辺縁中央部が出っ張り、ここが対応する関節の溝と一致して、側方安定性が向上する。MCPと同じく、小さな線維軟骨板によって関節面が膨れている。
  - 基節骨および中節骨の頭は凸で、中央に溝が付いている
- 関節包は MCP の関節包とほぼ同じ
- 側副靱帯は骨頭から骨底まで、骨頭から線維軟骨板まで走行し、伸展時および最大屈曲時に緊張する
- 運動軸と運動：屈曲／中間位／伸展
  PIP：110°／0°／0°
  DIP：70-80°／0°／自動で5°、他動で30°
  各運動軸は、凸状の近位関節側にある
- MCP および PIP で屈曲させた手指を掌側から見ると、第5、第4および第3指の指先がほぼはっきりと橈側に傾斜し、指先は舟状骨に向いている。この形状は対立運動時に重要となる。

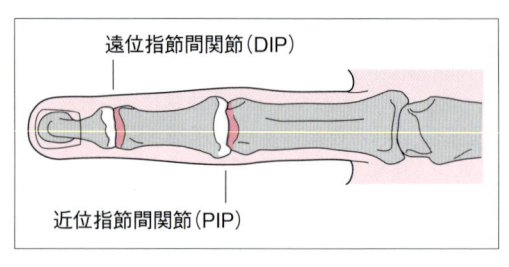

図 6.77 近位指節間関節と遠位指節間関節

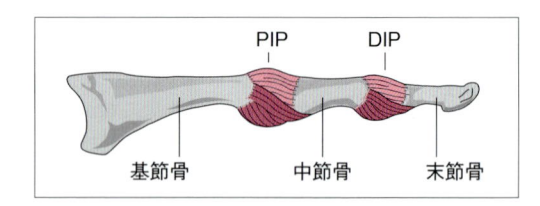

図 6.78 PIP および DIP の靱帯

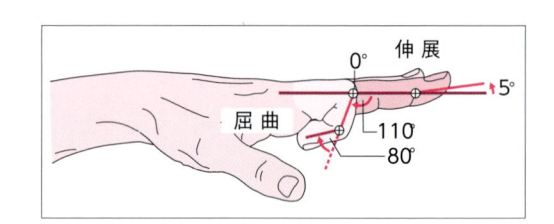

図 6.79 PIP および DIP の自動屈曲運動および自動伸展運動

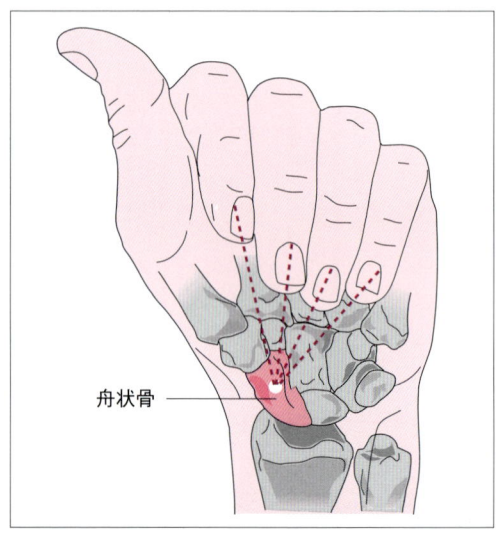

図 6.80 屈曲時に舟状骨方向を向く手指

第 1 指節間関節

- 関節包および靱帯は PIP および DIP とほぼ同じ
- 特徴：基節骨の末端部は多様で、内側顆がいくらか厚い。したがって内側側副靱帯はやや緊張状態にある。そのため、橈側関節部の運動の方が大きく、その結果、母指内面が掌側に向いて回旋が進み、物を良好に握ることができる。
- 可動域
  屈曲 / 中間位 / 伸展：自動で 80°/0°/5-10°
  他動で 100°/0°/30°

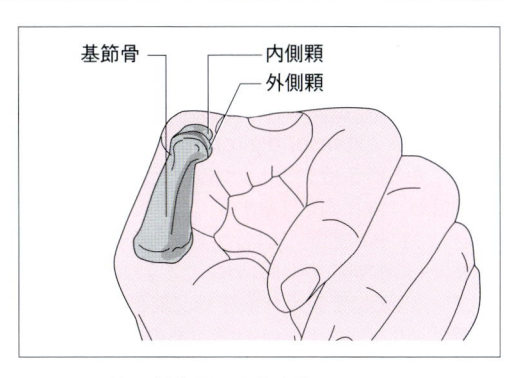

図 6.81　第 1 基節骨の遠位末端

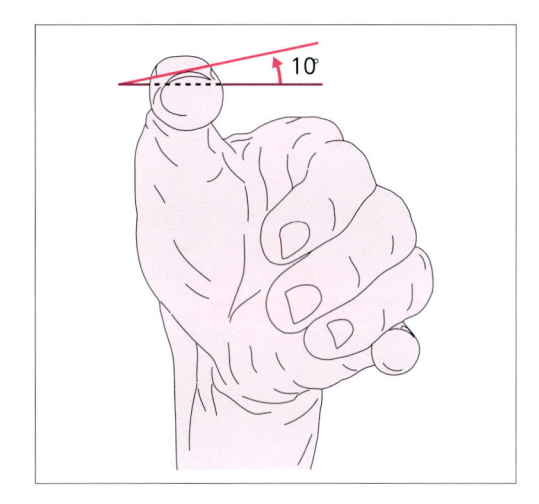

図 6.82　屈曲時の第 1 末節骨の傾斜

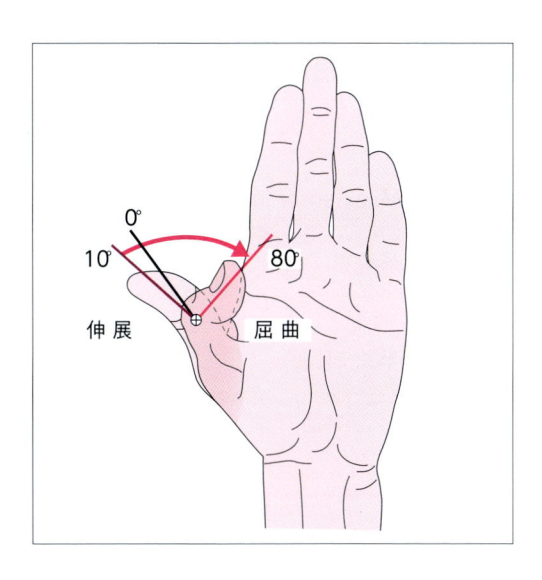

図 6.83　第 1 指節間関節の自動屈曲運動および自動伸展運動

6.2.16 手指の筋：伸筋

指伸筋（M. extensor digitorum）
- 第2から第5指まで計4つの腱を形成
- 腱は第4腱区画を貫通する
- 腱はMCPの近位で斜行する線維小束によって結合し（指伸筋の腱間結合）、こうして結合されているために手指の単独運動が制限される
- 腱は遠位で3つに分かれる。そのうち中央部を走行する線維束は中節骨の底に停止する。外側の2本の線維束はMCPの遠位を走行し、PIPの高さで線維を側副靱帯に伸ばし、末節骨の底で停止する。
- 背腱膜を形成し、これがMCPの関節包と結合する

機能
- 手指の全関節の伸展に働くが、関節包および基節骨に接する背腱膜と結合していることから、主としてMCPで作用する。指伸筋は背腱膜を近位に牽引し、その結果、虫様筋および骨間筋が手指を伸展する。指伸筋が緩んでいると、腱膜が遠位に転位して、内在筋がMCPを曲げる。
- 手の背屈
- 尺屈の補助

病理学 多発性関節炎では橈側の手根骨が虚脱して手が橈側に偏向し、その結果、MCP部の伸展筋の腱が尺側に向かって走行するようになり（*尺側偏位*）、手関節が弯曲する。対立運動が障害されて、物を握る際に母指が第2指の橈側を押すようになる。

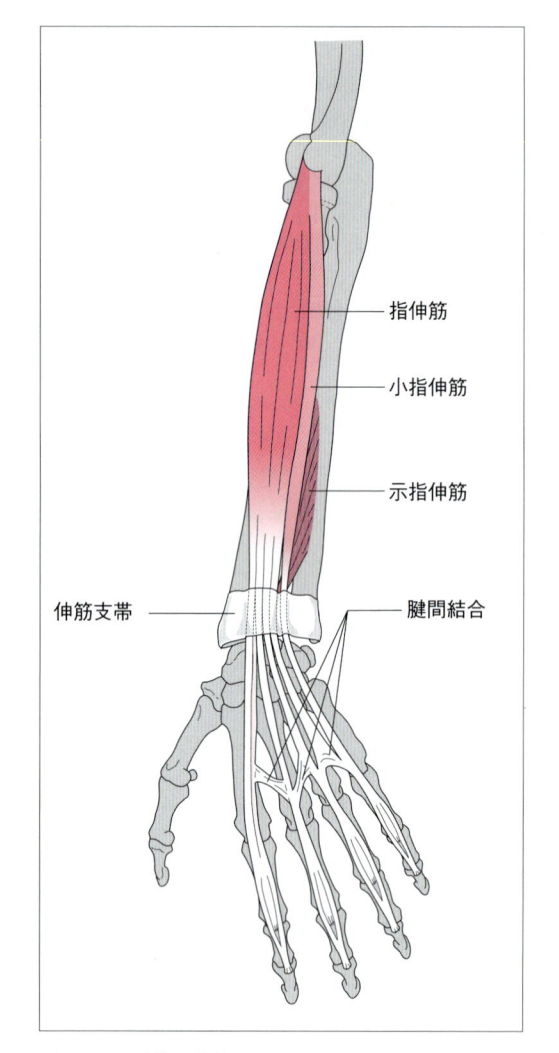

図 6.84 手指の伸筋

示指伸筋（M. extensor indicis）
- 指伸筋と同じく、第4腱区画を貫通する
- 第2指の背腱膜に停止

機能：
- 第2指を単独で伸展
- 手の背屈
- 橈屈をいくらか補助

小指伸筋（M. extensor digiti minimi）
- 指伸筋と癒合
- 第5腱区画を通り、遠位で2本に分かれて背腱膜に伸びる

機能
- 第5指の全関節を伸展
- 第5指の外転
- 手指の背屈および尺屈

虫様筋（M. lumbricales）
- 背腱膜に伸びる
- 深指屈筋腱の橈側縁に起始

機能：
- 手根中手関節の屈曲
- 橈側の背腱膜と結合しており、第2-第5指の近位および遠位指節間関節を伸展

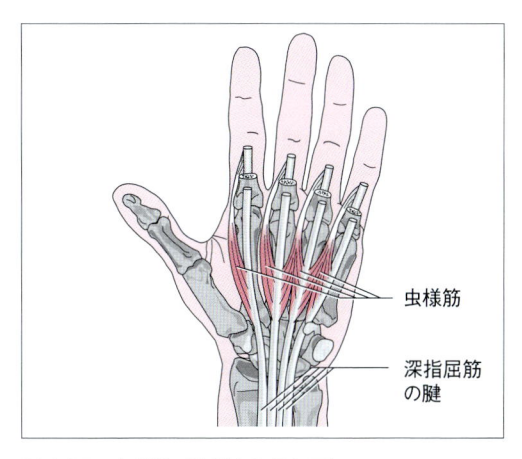

図 6.85　虫様筋（掌側から見た図）

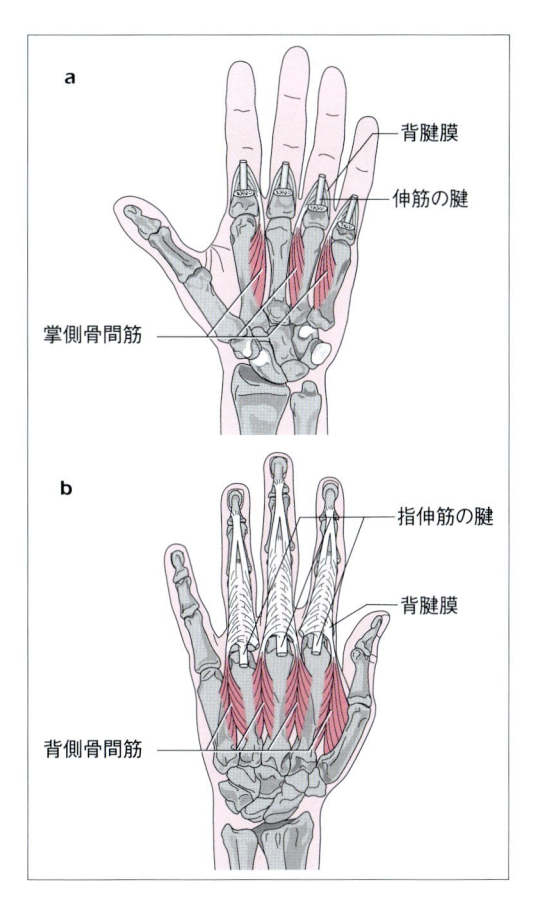

骨間筋（M. interossei）
- 3個の掌側骨間筋と4個の背側骨間筋に分かれる
- 起始部線維が骨間を牽引する背腱膜を形成
- PIPの関節包に付着し、付着しなかった線維は末節骨まで伸びる

機能：
- 掌側の骨間筋は内転、背側の骨関節は外転
- 掌側と尺側の骨間筋が協働してMCPの屈曲およびPIPとDIPの伸展に働く

図 6.86　骨間筋
a 掌側骨間筋（掌側から見た図）
b 背側骨間筋（背側から見た図）

指背腱膜

- 指背腱膜は3角形で、近位が広く遠位に行くほど狭くなる
- 中間帯は指伸筋の腱で形成され、外側帯は骨間筋で形成されている。また虫様筋の腱が掌側から骨間の腱まで広がる。この腱は背側に弓状に走行する線維と結合し、一種の頭巾を形成する。
- 骨間筋の腱は手根関節部を基点に掌側を走行するようになるため、この部分で曲折する。近位および遠位指節間関節の高さに達すると、関節軸の背側を走行してさらに伸びる。
- PIP関節包の掌側および屈筋腱鞘に結合して、側方の安定性が増している

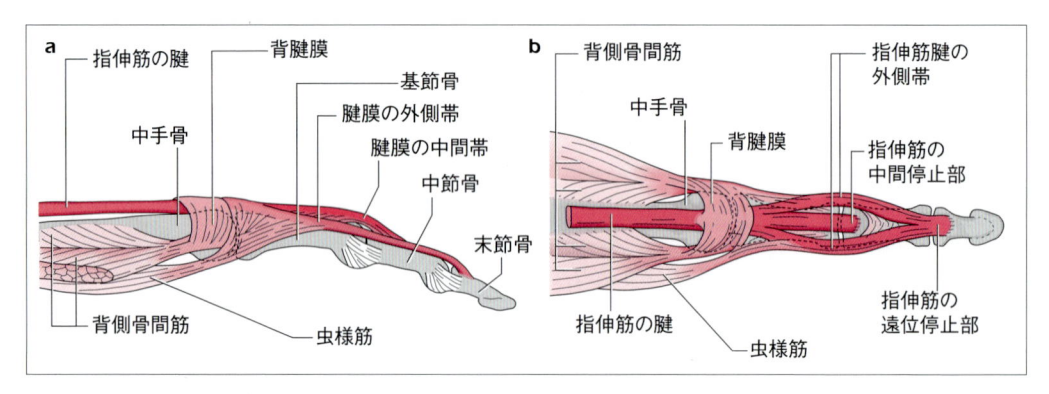

図 6.87 指背腱膜と筋停止部
a 橈側から見た図
b 背側から見た図

■ 病 理 学　**ボタン穴変形**は、近位指節間関節（PIP）が屈曲位となると同時に遠位指節間関節（DIP）が過伸展した状態のことをいい、PIPの高さにある背側腱膜の中間帯の障害によって起こる。関節は腱膜帯によって偏位し、外側帯が掌側に脱臼して指が屈曲したままとなる。

スワンネック変形は、屈筋と伸筋のバランスが損なわれて生じ、浅指屈筋が機能を消失して骨間筋の機能が過剰となった状態である。近位指節間関節は伸展位となり、遠位指節間関節は屈曲位となる。

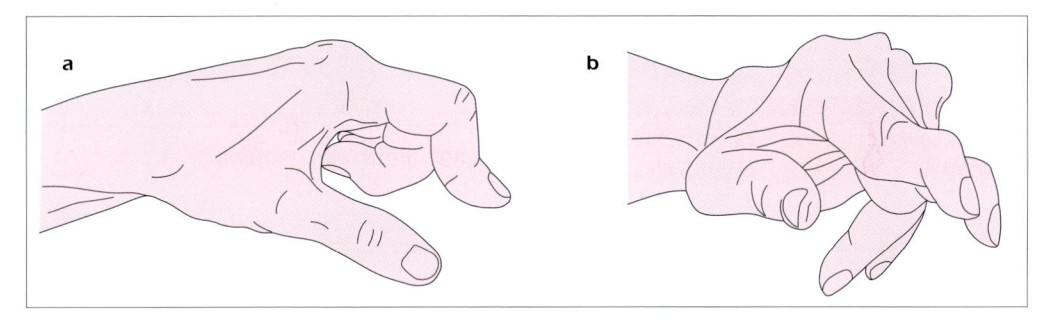

図 6.**88**
a　ボタン穴変形
b　スワンネック変形

背側の腱鞘
- 手背を走行する腱は腱鞘に包まれている
- 手関節の近位では、伸筋支帯でまとまっている
- 腱鞘は支帯の約0.5mm近位に始まり、遠位方向に走行して様々な位置にいたる。たとえば手伸筋の腱鞘は短く、支帯の遠位縁をほぼ1-2指幅分超える程度である。

病理学 臨床病理学的に典型的な腱鞘の変性に、**結節性関節リウマチ**（Rheumatismus nodosum）がある。これは腱傍組織が増殖する疾患で、腱傍組織が腱および靱帯と癒合して、腱の滑動能が損なわれ、その結果、腱線維が緩み、最終的に各腱線維が断裂したり、完全断裂にいたることもある。さらに腱が平滑面に完全に粘着することもあり、最終的にはこの筋の機能が失われる。早期の腱鞘切除または腱断裂の再建で治療する。■

背側の腱区画
- 伸筋支帯と橈骨および尺骨の遠位端とが癒合して形成されるため、固定部の骨表面に溝や辺縁が見える
- 6つの区画があり、それぞれの区画には複数の腱を包括する腱鞘がある。
- 次の筋の腱が区画を走行する
  - 第1腱区画：長母指外転筋、短母指伸筋
  - 第2腱区画：長橈側手根伸筋、短橈側手根伸筋
  - 第3腱区画：長母指伸筋
  - 第4腱区画：指伸筋、示指伸筋
  - 第5腱区画：小指伸筋
  - 第6腱区画：尺側手根伸筋

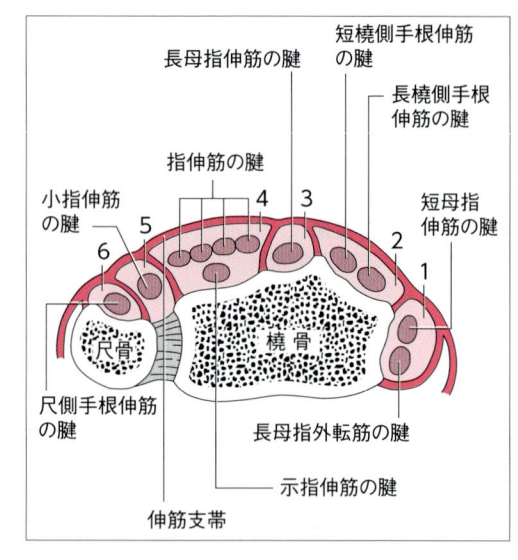

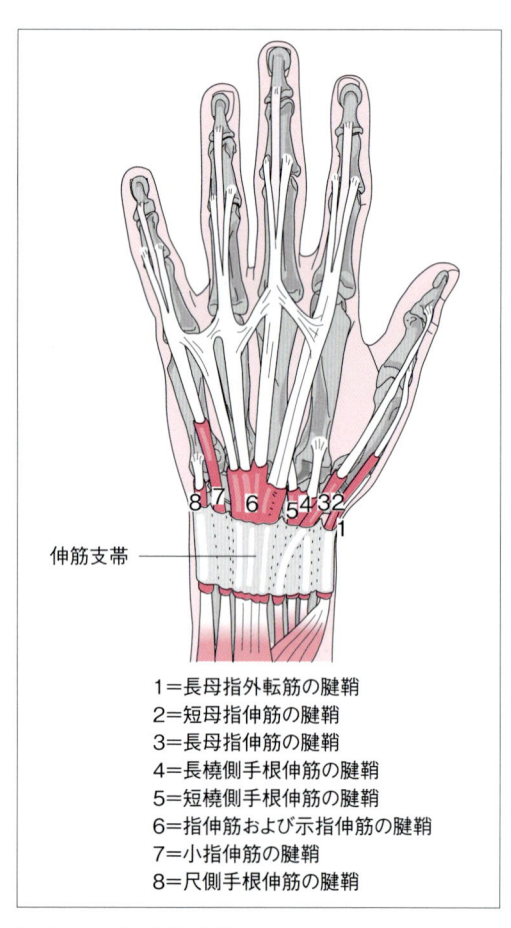

図 6.89 手の背側腱区画の横断面

1＝長母指外転筋の腱鞘
2＝短母指伸筋の腱鞘
3＝長母指伸筋の腱鞘
4＝長橈側手根伸筋の腱鞘
5＝短橈側手根伸筋の腱鞘
6＝指伸筋および示指伸筋の腱鞘
7＝小指伸筋の腱鞘
8＝尺側手根伸筋の腱鞘

図 6.90 手の背側腱鞘

6.2.17 手指の筋：屈筋

浅指屈筋（M. flexor digitorum superfcialis）
- 4本の腱が手根管を通る
- MCPの高さで各筋が二分し、そこでできた間隙（腱交叉）を深指屈筋の腱が通る
- PIPの高さで2本の枝が束ねられて中節骨の底に停止する

機 能
- MCPおよびPIPの屈曲
- 手の掌屈の補助
- 肘屈の補助

深指屈筋（M. fexordigitorumprofundus）
- 手の深層にあり、4本の腱が手根管を通る
- 基節骨の高さで、浅指屈筋が形成する溝を通る
- 末節骨の底に停止
- 虫様筋の起始となる

機 能
- 手指の全関節の屈曲
- 手を掌屈させ、尺屈を補助
- 肘屈の補助

図 6.**91**　浅指屈筋

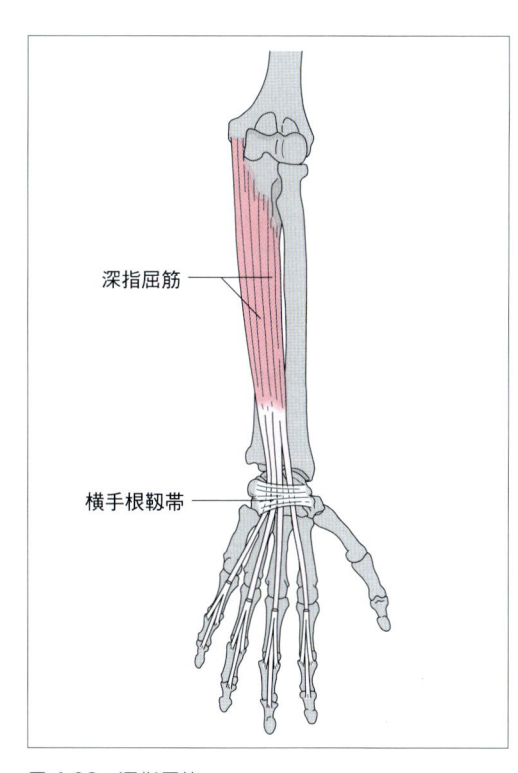

図 6.**92**　深指屈筋

屈筋の腱鞘
- 手屈筋の腱を包む
- 骨性構造とともに骨と線維で囲まれた管を形成する。腱はこの管を通り、関節部で掌側靱帯によって補強される。
- 内側層は伸筋腱の腱鞘で、腱の滑動時の摩擦を減少させて腱への栄養供給を補助する
- 近位の開始部は MCP のやや近位寄りで、母指と第 5 指の腱のみがほぼ完全に手根管まで腱鞘で包囲されている。遠位端は末節骨の底である。
- 環状の線維小束で補強されている。この線維束は*線維鞘の輪状部*（Pars anularis der Vagina fibrosa）、十字靱帯で結合している。輪状部は腱が指節骨に密着させる働きをする。
- 腱は手根管部でも腱鞘によって包まれており、近位では屈筋支帯を最大 3cm 越える。

病理学 バネ指は、腱が肥厚し、腱鞘との大きさのバランスが崩れて生じる障害である。リウマチ性結節ができると、輪状靱帯下の空間が不十分となる。すると肥厚した腱は、指が屈曲すると狭い管を無理に移動しなければならず、うまく滑動できなくなる。治療は腱鞘切除および輪状部の切開で行なう。

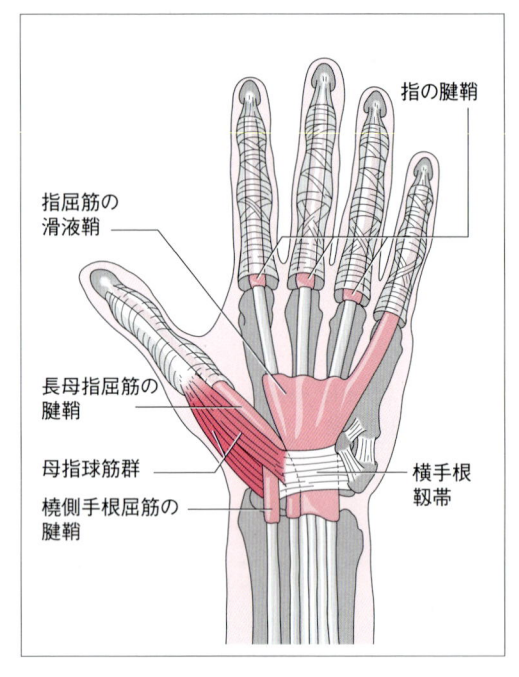

図 6.93　手の掌側腱鞘

手掌腱膜（Palmaraponeurose）
- 手掌部で扇状に広がった結合組織板で、2 層に分かれる。1 つは線維小束が横走する深層で、もう 1 つは線維小束が縦走する浅層である。横走する線維小束は小指球筋群および母指球筋群の筋膜まで伸びて、縦走する線維小束は遠位方向に伸びて深横中手靱帯にいたる。この 2 つの線維小束は近位輪状部と結合し、1 部は基節骨に停止する。
- 強靱な線維束は皮下組織と癒合しているため、手掌部の皮膚が滑ってずれることはほとんどない。こうした線維束も皮下脂肪組織を貫き、血管を皮膚まで誘導する働きをする。
- 長短の掌側筋は腱膜まで伸びる

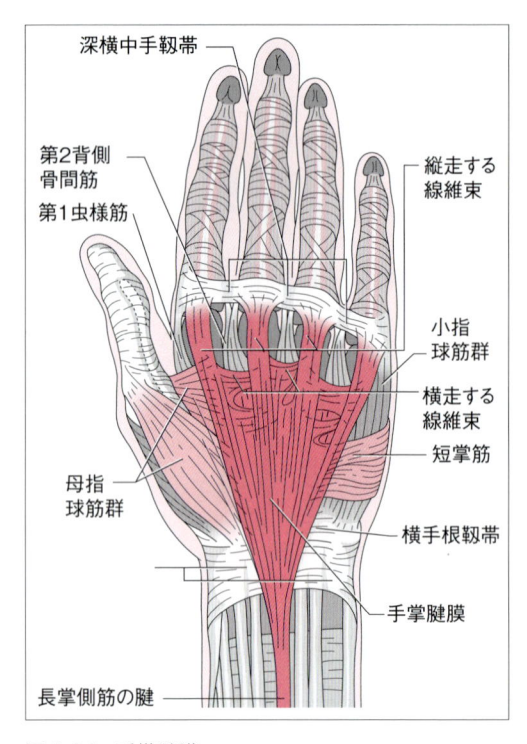

図 6.94　手掌腱膜

6.2.18 母指の筋

▶ 母指の筋のうち、4本の長い筋は前腕部を走行

長母指伸筋（M. extensor pollicis longus）：
末節骨底の背側に停止する筋。母指の全関節を伸展させる。

短母指伸筋（M. extensor pollicis brevis）：
近位指節骨底の背側に停止し、手根中手関節および中手指節関節に広がる

長母指外転筋（M. abductor pollicis longus）：
中手骨底の橈側掌側に停止し、外転および対立運動に関与する

長母指屈筋（M. flexor pollicis longus）：
掌側で末節骨底に停止して、全関節の屈曲運動に働く

▶ 5つの短い筋が母指球筋群に属する

短母指屈筋（M. flexor pollicis brevis）：
2つの骨頭を有する。1つは深頭で、尺側の種子骨および基節骨底の尺側に伸びる。もう1つは浅頭で、橈側の種子骨および基節骨底の橈側に伸びる。この形状によって手根中手関節および中手指節関節のみを屈曲させる。

短母指外転筋（M. abductor pollicis brevis）：
ほぼ表面層にある筋。橈側の種子骨および基節骨底の橈側に停止して、関節を外転させる機能を有する。

母指対立筋（M. opponens pollicis）：
第1中手骨の全橈側を起始とし、外転、屈曲および回旋という運動を組み合わせることで母指を第5指まで運動させる

母指内転筋（M. adductor pollicis）：
2つの頭を有し、尺側の種子骨および基節骨底の掌側に停止する

第1掌側骨間筋（M. interosseus palmaris I）：
指背腱膜まで広がり、走行は対立筋と類似

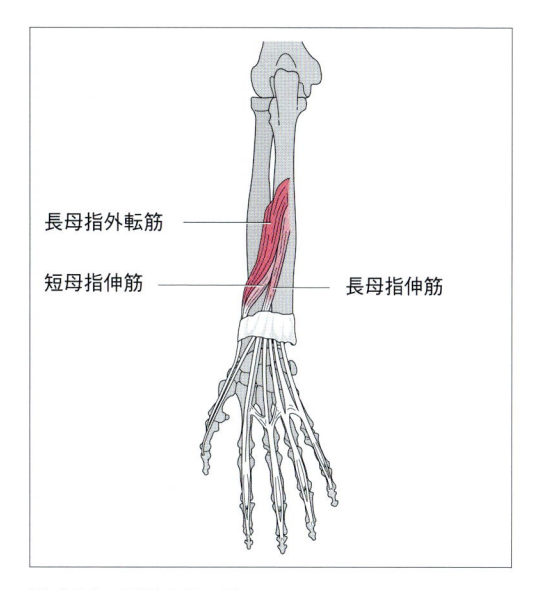

図 6.95 母指の長い筋

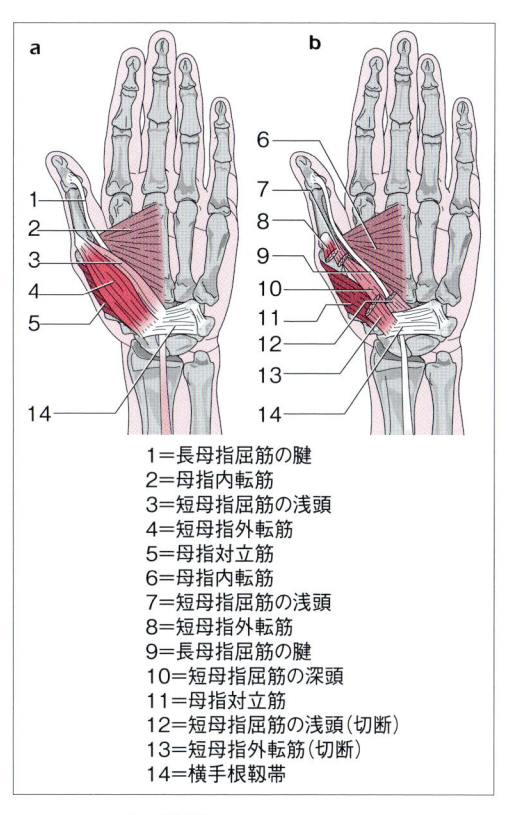

1＝長母指屈筋の腱
2＝母指内転筋
3＝短母指屈筋の浅頭
4＝短母指外転筋
5＝母指対立筋
6＝母指内転筋
7＝短母指屈筋の浅頭
8＝短母指外転筋
9＝長母指屈筋の腱
10＝短母指屈筋の深頭
11＝母指対立筋
12＝短母指屈筋の浅頭（切断）
13＝短母指外転筋（切断）
14＝横手根靱帯

図 6.96 母指球筋群
a 浅層
b 深層

6.2.19 第5指（小指）の筋

小指球は3つの筋で構成されている。掌側には尺側から橈側に向かって次の筋が並ぶ。

小指外転筋（M. abductor digiti minimi）

小指球の幅のほぼ半分を占める。MCPで外転、屈曲に働く。

短小指屈筋（M. flexor digiti minimi brevis）

外転筋の橈側にあり、中手指節関節を屈曲させる。

小指対立筋（M. opponens digiti minimi）

橈側縁を走行する筋で、小指を母指に近づける。

短掌筋（M. palmaris brevis）

手の運動にはあまり重要ではない。豆状骨遠位の皮膚に固定され、手掌腱膜の尺側縁に停止する。尺骨神経管を包囲して、小指側から手掌腱膜を緊張させ、皮膚にしわを寄せる。

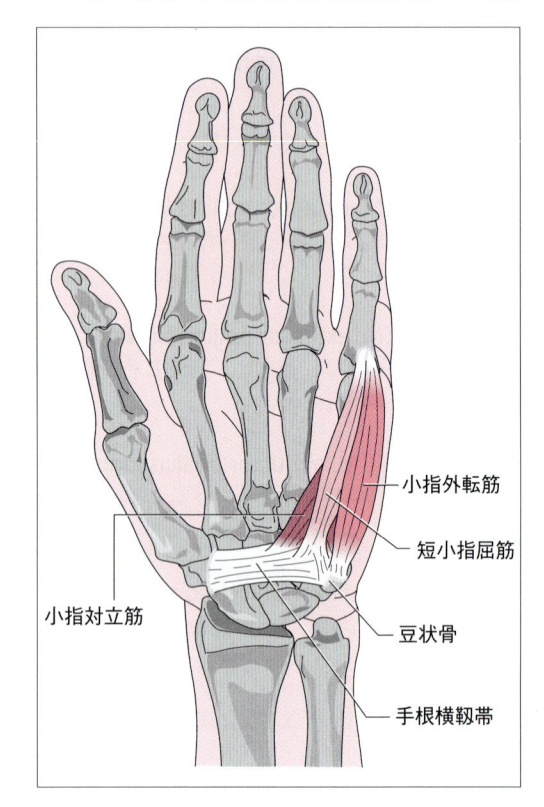

図 6.97　小指球筋群

6.3 手の神経の走行

正中神経（N. medianus）

正中神経は円回内筋の遠位で**前骨間神経**（N. interosseus anterior）を出し、これが長母指屈筋、深指屈筋（尺側の筋を除く）、方形回内筋および手関節を支配する。

手根管内では、長母指屈筋腱の尺側と管内を通るほかの腱の掌側を走行する。

ここから遠位部では短母指外転筋、短母指屈筋、母指対立筋の母指球筋枝とともに、感覚枝である**固有掌側指神経**（Nn. digitales palmares proprii）に分岐し、これらが母指、第2および第3指の皮膚、第4指の橈側を支配する。第1および第2総掌側指神経は対応する虫様筋を支配する。

掌枝（R. palmaris）は手関節の近位で分岐して、母指球部の皮膚を支配し、尺骨神経の掌枝と吻合する。

▶ 手根神経管の項の図6.43を参照

尺骨神経（N. ulnaris）

手関節の高さで**背側指神経**（Nn. digitales dorsales）に分岐して、近位指節間関節まで伸びる。第4と第5指の背側の皮膚および第3指の尺側の皮膚を支配する。

感覚枝である**尺骨神経の掌枝**（R. palmaris ulnaris）は、手関節の尺側掌側および小指球の近位部を支配する。

尺骨神経の主要部は、横手根靱帯と豆鉤靱帯の間の掌側を走行して、尺骨神経管を貫通する。尺骨神経管の遠位で次の2本の終枝に分岐する。

- **浅枝**：短掌筋に1本の運動枝を伸ばす。感覚枝である第4および第5総掌側指神経に分岐する。この感覚枝は固有掌側指神経として小指および第4指尺側を支配する。
- **深枝**：小指球筋、第3および第4虫様筋、全骨間筋、短母指屈筋の深頭を支配する。

正中神経および橈骨神経と吻合する。

▶ 尺骨神経管の項の図6.44を参照

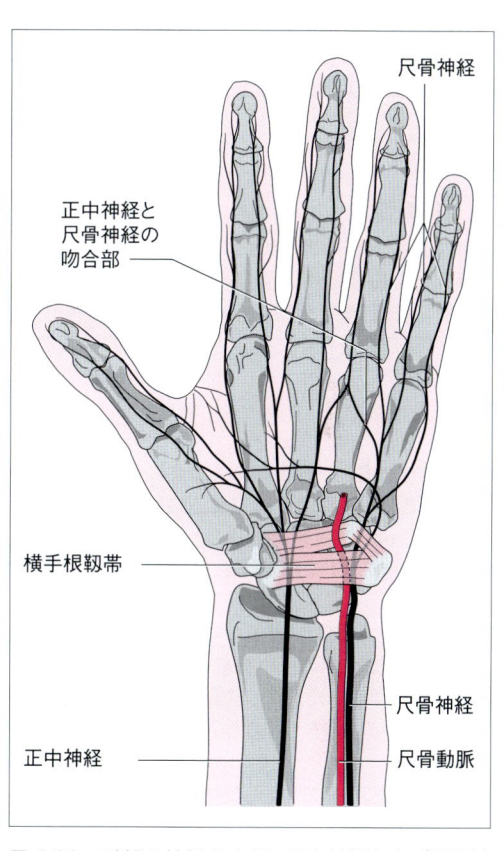

図 6.98　手部の神経の走行：正中神経および尺骨神経

橈骨神経（N. radialis）

感覚枝である**浅枝**が前腕の背側を遠位方向に走行する。その後、支帯の上方を走行し、解剖学的嗅ぎタバコ入れを横走して橈側にいたり、6つの指枝、**背側指神経**に分岐する。背側指神経は、背側の母指側では遠位指節骨までを支配し、背側の主要部では第2および第3指の基節骨部を支配する。尺骨神経と吻合している。

病理学 正中神経が過敏であると、特に手根管の内部が障害されやすい。

もっとも頻度の高い治療は手術である。神経を除圧するには、横手根靱帯を切離する。尺骨神経は、横手根靱帯を走行中に圧迫されるか、尺骨神経管内で圧迫される。

実践のヒント 障害のあるときに重要なのは鑑別診断である。原因を確定するには、頸椎を検査すればC 6/7の問題であることがわかり、胸郭出口部の誘発テストを実施すれば狭小化が原因であるとわかる。

神経のどの部分が損傷しているかを確認するには、たとえば肘部の正中神経圧迫時には円回内筋など、対応する筋に対して誘発テストを実施したり、手根管を手で圧迫してみるとよい。

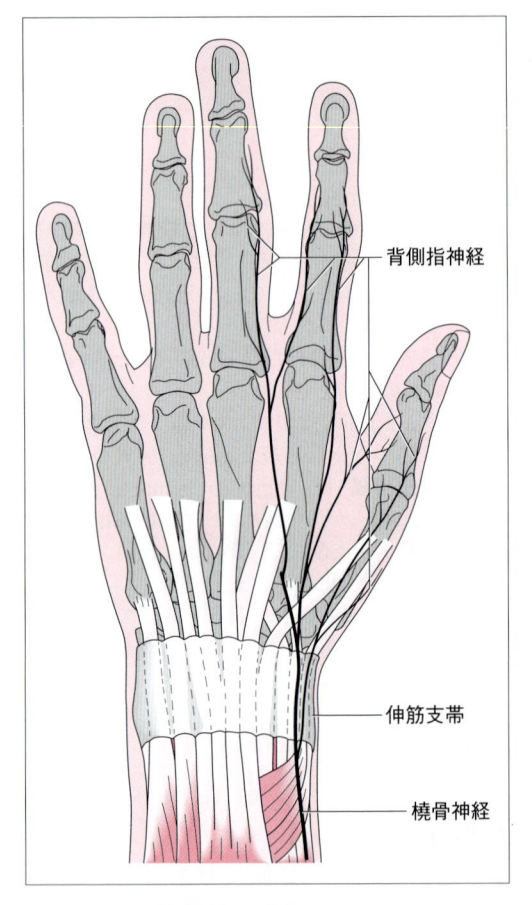

図 6.99 手の橈骨神経の走行

参考文献

American Society for Surgery of the hand: Die Hand. Springer, Berlin 1990

Berchtold, R. u. a.: Chirurgie. 3. Aufl. Urban & Schwarzenberg, München 1994

Brügger, A.: Die Erkrankungen des Bewegungsapparates und seines Nervensystems. 2. Aufl. Fischer, Stuttgart 1986

Caillet, R.: Hand Pain and Impairment. F. A. Davis Company, Philadelphia 1982

Caillet, R.: Neck and Arm Pain. F. A. Davis Company, Philadelphia 1991

Cochran, G.: Orthopädische Biomechanik. Band 51 aus Bücherei des Orthopäden. Enke Stuttart 1988

Cotta, H., W. Heipertz, A. Hüter-Becker: Krankengymnastik, Bd. 4. Funktionelle Anatomie, Thieme, Stuttgart 1990

Debrunner, A.: Orthopädie – Orthopädische Chirurgie. Huber, Bern 1995

Debrunner, H. U., W. R. Hepp: Orthopädisches Diagnostikum, 6. Aufl. Thieme, Stuttgart 1994

Dittel, R.: Schmerzphysiotherapie. Fischer, Stuttgart 1992

Donhauser-Gruber, U. u. a.: Rheumatologie. Pflaum, München 1996

Dvorak, J., V. Dvorak, W. Schneider, H. Spring, Th. Tritschler: Manuelle Medizin, Diagnostik. Thieme, Stuttgart 1991

Eder, M., H. Tilscher: Chirotherapie. Hippokrates, Stuttgart 1990

Feuerstake, G., J. Zell: Sportverletzungen. Fischer, Stuttgart 1990

Frisch, H.: Programmierte Untersuchung des Bewegungsapparates. Springer, Berlin 1995

Gutmann, G. u. a.: Funktionelle Pathologie und Klinik der Wirbelsäule, Bd. 1: Halswirbelsäule, Bd. 2: Brustwirbelsäule. Fischer, Stuttgart 1984

Gyot, J.: Atlas of Human Limb Joints. Springer, Berlin 1981

Hohmann, D. u. a.: Neuroorthopädie: Halswirbelsäulenerkrankungen mit Beteiligung des Nervensystems. Springer, Berlin 1983

Hoppenfeld, St.: Klinische Untersuchung der Wirbelsäule und der Extremitäten. 2. Aufl. Fischer, Stuttgart 1992

Horst, M.: Mechanische Beanspruchung der Wirbelkörperdeckplatte. Zeitschrift KG-Intern 1989

Jayson, M.: The Lumbar Spine and Back Pain. Churchill Livingstone, Edinburgh 1992

Kahle, W., H. Leonhardt, W. Platzer: Taschenatlas der Anatomie für Studium und Praxis. Bd. 1: Bewegungsapparat. Thieme, Stuttgart 1991

Kapandji, I. A.: Funktionelle Anatomie der Gelenke aus Bücherei des Orthopäden, Bd. 3: Rumpf und Wirbelsäule. 2. Aufl. Enke, Stuttgart 1992. Bd. 40: Obere Extremität. 2. Aufl. Enke, Stuttgart 1992

Klein-Vogelbach, S.: Funktionelle Bewegungslehre. 4. Aufl. Springer, Berlin 1993

Koch, W.: Die Partnerschaft von Krankengymnasten und Zahnärzten. Z. KG-Intern 2 (1994) 22

Krämer, J.: Bandscheibenbedingte Erkrankungen. Thieme, Stuttgart 1994

Lanz, J., W. Wachsmuth: Praktische Anatomie. Springer, Berlin 1972

Laser, T.: Lumbale Bandscheibenleiden. Springer, Berlin 1994

Lumley J.: Oberflächenanatomie. Fischer, Stuttgart 1993

Möller, T.: Röntgennormalbefunde, 2. Aufl. Thieme, Stuttgart 1996

Mummenthaler, M., H. Schliack: Läsionen peripherer Nerven, 6. Aufl. Thieme, Stuttgart 1993

Nakamura, R. u. a.: Wrist Disorders. Springer, Berlin

Neer, Ch.: Shoulder Reconstruction. W. B. Sounders Company, Philadelphia 1990

Netter, F.: Farbatlanten der Medizin, Bd. 7: Bewegungsapparat I. Thieme, Stuttgart 1992

Niethard, F. U., J. Pfeil: Orthopädie. Duale Reihe, 2. Aufl. Hippokrates, Stuttgart 1992

Nigst, H., E. Scharizer: Untersuchung der Hand. Hippokrates, Stuttgart 1991

Rauber, A., F. Kopsch: Anatomie des Menschen. Bd. 1: Bewegungsapparat. Thieme, Stuttgart 1987

Rockwood, Ch., F. Matsen: The Shoulder. Vol. 1 u. 2. W. B. Sounders, Philadelphia 1990

Rohen, J., Ch. Yokochi: Anatomie des Menschen. Photographischer Atlas. Schattauer, Stuttgart 1993

Rohen, J.: Funktionelle Anatomie. Schattauer, Stuttgart 1994

Sobotta-Becher: Atlas der Anatomie des Menschen, Bd. 1. 20. Aufl. Urban & Schwarzenberg, München 1993

Sherk, H.: The Cervical Spine. Lippincott-Raven Publishers, Philadelphia 1994

Taylor, J. R.: The development and adult structure of lumbar intervertebral discs. J. Manual Medicine 5 (1990) 43

Tittel, K.: Beschreibende und funktionelle Anatomie des Menschen. Fischer, Stuttgart 1994

Uhlmann, K.: Lehrbuch der Anatomie des Bewegungsapparates. Quelle & Meyer, Heidelberg 1989

White, A., M. Panjabi: Clinical Biomechanics of the Spine. Lippincott-Raven Publishers, Philadelphia 1990

Wieben, K., B. Falkenberg: Muskelfunktion. Thieme, Stuttgart 1997

Winkel, D. u.a.: Nichtoperative Orthopädie der Weichteile des Bewegungsapparates. Teil 1: Anatomie in vivo. Teil 2: Diagnostik. 2. Aufl. Fischer, Stuttgart 1994/5

Wolf, H. D.: Neurophysiologische Aspekte des Bewegungssystems. 3. Aufl. Springer, Berlin 1996

索 引

索引

DIP　　　遠位指節間関節を参照
MCP　　　中手指節関節を参照
PIP　　　近位指節間関節を参照

あ

圧迫症候群（頸腕部の）　132

い

インピジメント症候群（慢性）　102

う

右肩部（X線画像）　96
烏口肩峰靭帯　102,103
－の触診　91
烏口鎖骨靭帯　108
烏口上腕靭帯　101
烏口突起　103
－の触診　91
－の靭帯停止　102
烏口腕筋
－の触診　91
－の内旋　126
－の内転　122
運動部位　4
－の区分　4
－の神経支配　12

え

腋窩　95
腋窩陥凹　99
－のヒダ伸張　99
－の癒着　99
腋窩神経　100
－ C5-7　129
円回内筋　156
－の触診　138
－肘の　155
円背　108

お

横隔神経　88
－の走行　88
横隔膜　84
－の機能　85
－の吸息時の転位　85
－の触診　70
－腰部　84
横手根靭帯　178
－の触診　167
－手根靭帯　178
黄色靭帯　14
－胸椎の　73
横突起　5, 68
－ C1の　27
－胸椎の　72

－ 筋停止　68
－の触診　68
横突間靭帯　14
－胸椎の　73
オトガイ筋　43
オトガイ舌骨筋　41

か

回外 - 回内運動軸　152
回外筋　157
回外筋の線維性アーチ　158
回旋　126
－の可動域　126
回旋度ゼロ位（上腕）　120
解剖学的嗅ぎタバコ入れ　162
海綿構造　3
過外転症候群　66
下顎窩　35
下顎骨　35
下顎枝　35
下顎体　35
鉤爪手　131
下後鋸筋、呼息　86
下項線、触診　26
下唇下制筋　43
肩
－ 関節造影　96
－ 外転時の自動上方回旋　120
－ 体軸横断像　96
－の X 線画像　96
－の機能解剖学　96,97,98
－の触診　90
－の神経の走行　128,129,130
－の前後像　96
肩腱板　113
－と三角筋（機能的協調）　119
－の作用　119
肩の関節包　99
－ に栄養を供給する動脈　100
－の神経支配　100
－の靭帯　101
滑車切痕　143
－尺骨の　143
滑膜　8
下頭斜筋　64
下橈尺関節　142,148
－の関節包　148
－の尺骨側　148
－の橈骨側　148
下方回旋
－ 筋　126,127
－ 上腕の　120
－の可動域　126
幹神経節　87
環軸関節　47,51
－ 正中　47
－ 外側　47
－の屈曲　51
－の伸展　51

索引

関節
 − 遠位指節間関節　200
 − 下橈尺関節　142,148
 − 環軸関節　47,51
 − 関節突起間関節　7
 − 環椎後頭関節　47
 − 環椎後頭関節　51
 − 外側環軸関節　47
 − 顎関節　27,35,36,37
 − 胸鎖関節　90,97,109,110
 − 胸肋関節　69,79,81
 − 近位指節間関節　200
 − 肩鎖関節　90,97,108,110
 − 指節間関節　169
 − 手根中央関節　171,173
 − 手根中手関節　191
 − 上橈尺関節　142,145
 − 肩甲上腕関節　97,98,119
 − 正中環軸関節　47
 − 肘関節　142
 − 中手間関節　195
 − 中手指節関節　169,196,197,198,199
 − 中手関節　191,192,193
 − 椎間関節　28
 − 椎弓関節　4,7,8,9
 − 橈骨手根関節　171
 − 軟骨間関節　79
 − 肋横突関節　69,76
 − 肋椎関節　78,80,81
 − 肋骨頭関節　77
 − 腕尺関節　142,143
 − 腕橈関節　142,144
関節円板　36
関節上腕靭帯　101
関節突起　6,54
 − 下　72
 − 胸椎の　72
 − 上　72
関節突起間関節　7
関節包　8,36
　　 − 後側の　150
　　 − 前側の　150
 − 過伸張　11
 − 関節包靭帯
 − の栄養供給血管　9
環椎　46
 − ループ　55
環椎横靭帯　49
 − 上腕骨の　117
環椎後頭関節　47,51
 − の屈曲　51
 − の伸展　51
環椎十字靭帯　49
外後頭隆起　26
外側横突間筋　82
外側胸筋神経　129
外側鎖骨部　108
外側上顆　134
外側翼突筋　40
 − の触診　31

外転　120
蓋膜　48
外肋間筋（吸息）　85
顎関節　35,36,37
 − の運動　37,38
 − の外側転位／内側転位　38
 − の触診　27
 − の前突／後退　37
 − の咀嚼運動　38
顎頸椎　39
顎舌骨筋　41
 − の触診　31
顎二腹筋　41
 − 顎二腹筋後腹　31
 − 顎二腹筋前腹　31
 − の触診　31
顔面頭蓋　32
眼輪筋　43

き

基節骨の遠位末端　201
拮抗筋（肩甲骨）　107
祈祷師の手　131
弓状靭帯
 − 外側　84
 − 内側　84
吸水　19
吸息筋　84
胸横筋　86
胸郭
 − 出口症候群　132
 − の機能解剖学　76,77,78
 − の触診　68,69,70
胸棘間筋　82
胸棘筋　82
頬筋　43
胸骨甲状筋　41
胸骨舌骨筋　41
胸骨肋骨切痕　79
胸最長筋　82
胸鎖関節　97,109,110
 − 円板　109
 − の位置方向　109
 − の運動　110
 − 横断面　110
 − 前面　110
 − の関節面　109
 − の触診　90
 − の靭帯　109
胸鎖乳突筋　26,61
 − の側屈　61
 − の触診　30,95
胸腸肋筋　82
胸椎　72,73,74
 − 運動制限のある　83
 − 靭帯　73
 − 第12、特徴　73
 − のX線画像　71
 − のX線前後像　71

－ の正面照射図 71
－ の横突棘筋系 82
－ の回旋 75
－ の可動性 74
－ の側屈 75
－ 機能解剖学 71,72,73
－ の棘筋系 82
－ の筋群 82,83,84
－－ 外側 82
－－ 内側 82
－ の屈曲 74
－ の後弯角のX線画像 71
－ の呼吸時の運動傾向 75
－ 周囲の筋群（横突間筋系） 82
－ の触診 68,69,70
－ の伸展 74
－ の神経の走行 87,88,89
－ の仙棘筋系 82
－ 椎間円板 73
胸背神経 128
－ （C5-Th1） 131
－ （C6-C8） 尺骨神経 131
－ 手の 211
－ 内側上顆の 147
－ の触診 138
－ の損傷 131
－ の脱臼 138
－ 肘の 147
－ 肘部の 159
胸半棘筋 82
協力作用（三頭筋と広背筋） 124
胸肋関節 79,81
－ の触診 69
胸肋三角 84
棘下窩 95
棘下筋 92,93
－ の回旋 126
棘間靱帯 14
－ 胸椎の 73
棘神経 12
棘上窩 95
棘上筋 92,93
棘上筋腱
－ の血流 114
－ の血流不良 114
－ の断裂 115
棘上靱帯 14
－ 胸椎の 73
棘突起 5,54
－ 胸椎の 72
－ 筋停止 68
－ の触診 28,68
筋
－ 烏口腕筋 91,122,126
－ 円回内筋 138,155,156
－ オトガイ筋 43
－ オトガイ舌骨筋 41
－ 回外筋 157
－ 下後鋸筋 86
－ 下唇下制筋 43

－ 下頭斜筋 64
－ 外側横突間筋 82
－ 外側翼突筋 31,40
－ 外肋間筋 85
－ 顎舌骨筋 31,41
－ 顎二腹筋 31,41
－ 下方回旋筋 126,127
－ 眼輪筋 43
－ 吸息筋 84
－ 頬筋 43
－ 胸横筋 86
－ 胸棘筋 82
－ 胸棘間筋 82
－ 胸骨甲状筋 41
－ 胸骨舌骨筋 41
－ 胸最長筋 82
－ 胸鎖乳突筋 26,30,61,95
－ 胸腸肋筋 82
－ 胸半棘筋 82
－ 棘下筋 92,93,126
－ 棘上筋 92,93,114
－ 頸棘筋 62
－ 頸棘間筋 62
－ 頸後横突間筋 63
－ 頸最長筋 29,62
－ 頸前横突間筋 59
－ 頸短回旋筋 63
－ 頸長筋 30,59
－ 頸長回旋筋 63
－ 頸腸肋筋 29,62
－ 茎突舌骨筋 41
－ 頸半棘筋 63
－ 頸板状筋 29,62
－ 肩甲下筋 91,103,113,126
－ 肩甲挙筋 29,62,106,107
－ 肩甲舌骨筋 41
－ 咬筋 30,40
－ 口角下制筋 43
－ 口角挙筋 43
－ 後斜角筋 30,60
－ 甲状舌骨筋 41
－ 口底筋群 41
－ 後頭前頭筋 42,43
－ 後頭直筋 59
－ 広背筋 123,124,126
－ 口輪筋 43
－ 呼息筋 86
－ 骨間筋 204
－ 鎖骨下筋 95
－ 三角筋 111,116,119,124,126
－ 指伸筋 134,164,202
－ 示指伸筋 164,202
－ 斜角筋 85,95
－ 尺側手根伸筋 134,165,187
－ 皺眉筋 43
－ 笑筋 43
－ 小円筋 92,113,124
－ 小胸筋 91,106,132
－ 小頬骨筋 43
－ 小後頭直筋 26,64

索　引

- 小指外転筋　210
- 小指球筋　169,210
- 小指伸筋　134,165,203
- 小指対立筋　210
- 掌側骨間筋　209
- 伸筋　124
- 深指屈筋　168,207
- 上後鋸筋　85
- 上唇挙筋　43
- 上頭斜筋　26,64
- 上腕筋　155
- 上腕三頭筋　95,123,124,126,156
- 上腕二頭筋　91,95,117,118,126,154
- 脊柱起立筋　70
- 浅指屈筋　137,167,207
- 前鋸筋　95,106
- 前斜角筋　30,60
- 前頭直筋　59
- 僧帽筋　26,29,62,95,106,124
- 側頭筋　30,40
- 側頭頭頂筋　42
- 多裂筋　63,82
- 短回旋筋　82
- 短掌筋　210
- 短小指屈筋　210
- 短橈側手根伸筋　134,164,187
- 短母指外転筋　209
- 短母指屈筋　209
- 大円筋　123,124,126
- 大胸筋　95,122,126
- 大頬骨筋　43
- 大後頭直筋　26,64
- 中斜角筋　30,60
- 虫様筋　203
- 長回旋筋　82
- 長掌筋　137,168
- 長橈側手根伸筋　135,164,187
- 長母指外転筋　209
- 長母指屈筋　167,209
- 長母指伸筋　209
- 頭最長筋　26,29,62
- 橈側手根屈筋　137,155,167,168,188
- 頭長筋　59
- 頭半棘筋　26,29,63
- 頭板状筋　26,29,62
- 内側翼突筋　31,40
- 内転筋　122
- 内肋間筋　86
- 半腱様筋　114
- 鼻筋　43
- 鼻根筋　43
- 鼻翼挙筋　43
- 呼吸補助筋　86
- 方形回内筋　156
- 母指対立筋　209
- 母指内転筋　209
- 菱形筋　70,106,124
- 肋下筋　86
- 肋間筋　70
- 肋骨挙筋　85
- 腕橈骨筋　135,155
- 近位尺側側副動脈　147
- 筋群
  - 頸筋群　62
  - 後頭下筋群　64
  - 舌骨下筋群　41,42
  - 舌骨上筋群　41,42
  - 咀嚼筋群　40
  - 椎前筋群　59
  - 表情筋群　43
- 筋停止　68
- 筋皮神経　100,130
  - （C5-C7）　130
  - 肘の　147

く

口、開閉　37
屈曲　125
- の可動域　125
- の段階　125

け

頸棘間筋　62
頸棘筋　62
頸筋群　62
頸後横突間筋　63
頸最長筋　62
- の触診　29
頸前横突間筋　59
頸短回旋筋　63
頸長回旋筋　63
頸長筋　59
- の触診　30
- 頸腸肋筋　62
- の触診　29
頸椎　53
- 下位　53
-- の運動　57,58
-- の回旋　58
-- の側屈　58
-- の屈曲　57
-- の伸展　57
-- の前後像　44
-- の椎間結合靱帯群　54
- 上位　46,47
-- 後側の靱帯　48
-- 前側の靱帯　48
-- X線画像　44,45
-- の運動　51,52
-- の回旋 C0/C1　52
-- の側屈 C0/C1　52
-- の屈曲／伸展　51
-- の触診　26,27,28
-- の伸展（リクリネーション）C0/C1　51
-- の靱帯　48,49
-- の前後像　44
- の屈曲（傾斜）C0/C1　51
- の正面照射図　45

－の転位と咬合部への影響　39
茎突舌骨筋　41
頸動脈　29
　－の触診　29
頸半棘筋　63
頸板状筋　62
　－の触診　29
結節間溝　92,93
結節性関節リウマチ　206
腱、掌側の触診　167,168
牽引　20
肩関節窩　98
　－の傾斜角　98
肩甲下筋　103
　－の触診　91
　－の下方回旋　126
肩甲下筋腱下包　99
肩甲下神経　100,128
　－（C5-C6）　128
肩甲挙筋　62,106,107
　－の触診　29
肩甲骨
　－下角の触診　94
　－外側縁　95
肩甲胸郭
　－の滑動部　104
　－の滑動面　97,104
　－上角の触診　94
　－内側縁　94
　－の位置　104
　－の運動　105
　－の上方回旋　105
　－の外転および運動範囲　121
　－の筋群　106
　－の挙上／下制　105
　－の触診　94
　－の内転／外転　105
　－の肋骨面　95
肩甲上神経　100,128
　－（C4-C6）　128
　－の損傷　128
肩甲上腕関節　97,98
　－の合力の方向および大きさ　119
肩甲上腕リズム　121
　－の障害、外転回避運動　121
肩甲舌骨筋　41
肩甲帯　125
肩甲背神経 C3-C5　128
肩鎖関節　97,108
　－と胸鎖関節、相互作用　110
　－の運動　108
　－の関節腔　108
　－の関節包　108
　－の関節面　108
　－の触診　90
肩鎖靱帯　108
腱鞘炎　114
挙上　20
腱中心　84
肩峰　103

　－の触診　90
肩峰下滑液包　97,103
　－の触診　94
月状骨　163
月状骨軟化症　179

こ

口角下制筋　43
口角挙筋　43
後環軸後頭膜　48
咬筋　40
　－の触診　30
咬筋粗面　27
広頸筋　61
後斜角筋　60
　－の触診　30
後縦靱帯　15,48
　－胸椎の　73
甲状舌骨筋　41
鉤状突起　27,53,55
　－と骨棘形成　53
後上腕皮神経の損傷　130
項靱帯　48
　－の触診　28
後大脳動脈　55
交通枝　13
口底筋群　41
後頭下筋群（短筋）　64
後頭前頭筋　42,43
後頭直筋　59
広背筋
　－の伸展　124
　－の下方回旋　126
　－の内転　123
広背筋と三頭筋の協力作用　124
硬膜枝　12
口輪筋　43
呼吸補助筋　86
呼息筋　86
五十肩　126
コッドマンの逆説　120
骨
　－下顎骨　35
　－肩甲骨　94,104,105,106,121
　－月状骨　163
　－鎖骨　66,108,110,111,112,132
　－三角骨　163
　－指節骨　169
　－尺骨　143,146,153,159
　－舟状骨　162
　－手根骨　173,175,184,185
　－小菱形骨　163,173
　－上腕骨　98,121,129,142,144,146
　－仙骨　34
　－舌骨　28
　－側頭骨　35
　－大菱形骨　173
　－橈骨　144,146,153
　－豆状骨　166

－ 尾骨　2
－ 有鈎骨　163,173
－ 有頭骨　163,173
－ 肋骨　76,80,81,86
骨間筋、手指　204
骨間膜　150
固有掌側指神経　211
固有受容体　10
ゴルジ受容体　10
ゴルフ肘　137

さ
鎖骨　66,110,112
－ 狭窄部　132
－ 端の位置　111
－ の外転　112
－－ 運動段階　112
－－ 可動域　112
－ の最大可動域での運動　112
－ 肩甲帯挙上時の滑動　110
－ 肩甲帯後退時の滑動　110
－ 複合運動、外転と屈曲　111
－ を起始とする筋　111
鎖骨下筋　95
鎖骨間靱帯　109
三角筋　116
－ 下滑腋包　103
－ 肩甲棘部　116
－－ の回旋　126
－－ の伸展　124
－－ 鎖骨部　116
－－ の下方回旋　126
－ 粗面　94
－ と肩腱板、機能的協調　119
－ と肩甲帯　111
－ の筋力要素　116
－ の肩峰部　116
三角骨、触診　163
三頭筋長頭腱　123

し
指根関節症　193
示指伸筋　202
－ の触診　164
指伸筋（手指）　202
－ の触診　134,164
指節間関節　200
－ 遠位　200
－ 近位　200
－ 第1　201
－－ 自動屈曲と自動伸展　201
－ の触診　169
指節骨　169
歯尖靱帯　49
斜角筋、吸息　85
－ の触診　95
斜角筋隙　60
尺骨　143
－ 回外位　153

－ 回内位　153
－ 橈側領域の関節包停止　146
－ の損傷　159
尺骨神経管　182
－ の触診　166
尺骨茎状突起　165
尺骨手根関節円板　172
尺骨頭関節円板　148
尺骨頭症候群　172
尺骨動脈　166
尺側手根屈筋（肘）　155
－ 手関節の　188
－ の触診　137,168
尺側手根伸筋（手関節）　187
－ の触診　134,165
尺側反回動脈　147
斜索　150
尺骨神経炎　182
皺眉筋　43
手関節　171,172
－ 遠位　174
－－ の運動と運動軸　183
－ 近位　174
－－ 運動と運動軸　183
－ 屈筋　188
－ の筋　187,188,189
－ 血流　175
－ 尺屈　185
－－ 筋　190
－ 掌屈　183
－ 伸筋　187
－ 橈屈　185,186
－－ 筋　189
－ の背屈　183
手根管　167,182,183
－ 症候群　182
手根骨
－ 遠位列　173
－ 近位列　173
－ 尺屈時の運動　185
－ 橈屈時の運動　186
－ に血液を供給する血管　175
－ の運動　184,185
－ 背屈時の運動　184
手根中央関節　171,173
手根中手関節　191
－ 第1　192,193
手根の弧状配列　192
手指
－ の関節　196
－ の関節包　174
－ の筋　157,187,202,203,204,207
－ の屈筋　207
－－ 腱鞘　208
－ の伸筋　202
－ の神経支配　176
－ の背腱膜　204
－－ と筋停止部　204
－ の背側 - 掌側画像　170
手掌腱膜　208

－の触診　168
小円筋
－肩腱板としての　113
－の触診　92
－の伸展　124
小関節面の分散　57
小胸筋　106
－の狭窄部　132
－の触診　91
小頬骨筋　43
笑筋　43
小結節　91
小後頭直筋　26,64
掌枝　211
小指外転筋　210
小指球筋　169
－小指球筋群　210
－－の触診　169
－の触診　169
小指伸筋　203
－の触診　134, 165
小指対立筋　210
小指（第5指）の筋　210
掌側骨間筋　209
掌側橈骨手根靱帯　178
小菱形骨　173
－の触診　163
食道裂孔　84
侵害受容器　10
伸筋　124
神経
－腋窩神経　100,129
－横隔神経　88
－外側胸筋神経　129
－胸背神経　128
－棘神経　12
－筋皮神経　100,130,147
－肩甲下神経　100,128
－肩甲上神経　100,128
－肩甲背神経　128
－後上腕皮神経　130
－固有掌側指神経　211
－正中神経　131,140,147,159,168,211
－脊髄神経　55
－前骨間神経　211
－総掌側指神経　211
－長胸神経　129
－橈骨神経　130,147,158,212
－内側胸筋神経　129
－背側指神経　211,212
－肋間神経　87
神経頭蓋　32
深枝、肘部　158
深指屈筋　207
－の触診　168
伸展　124
－に関与する筋群　124
－の可動域　124
自動上方回旋　120
上後鋸筋（吸息）　85

上項線、触診　26
上小脳動脈　55
上唇挙筋　43
上頭斜筋　26,64
上橈尺関節　142,145
－の尺骨側　145
－の橈骨側　145
上方回旋　126
－筋　126,127
－の可動域　126
上腕
－関節包靱帯　147
－作動筋　125
－動脈　147
－－の触診　140
－の運動に関与する関節　97
－の可動域　97
上腕筋　155
上腕骨　142,144
－骨折、骨頭下　129
－後側　146
－前側　146
上腕骨滑車　142
－の位置　143
上腕骨外側縁　135
上腕骨外側上顆　134
上腕骨小頭　144
上腕骨頭　98
上腕骨内側縁　138
上腕骨内側上顆　136
－の筋の走行　137
－の腱病変　137
上腕三頭筋
－長頭
－－回旋　126
－－伸展　124
－の触診　95
－の内転　123
－肘の　156
上腕深動脈　147
上腕二頭筋　117
－の下方回旋　126
－の腱膜　154
－－の触診　139
－の触診　91,95
－の断裂　118
－の力の平行四辺形　154
－肘の　154
上腕二頭筋腱　154
－の触診　139
－の走行　117
－の断裂　139
－の長頭　119
－－の断裂　118
－の病変　118
上腕二頭筋長頭　117
－の内転　123
上腕の圧迫麻痺　130
靱帯
－烏口肩峰靱帯　91,102,103

－烏口鎖骨靭帯　108
－烏口上腕靭帯　101
－横手根靭帯　167,178
－黄色靭帯　14,73
－横突間靭帯　14,73
－関節上腕靭帯　101
－関節内肋骨頭靭帯　78
－環椎横靭帯　49
－環椎十字靭帯　49
－外側弓状靭帯　84
－外側手根側副靭帯　177
－外側側副靭帯　135,149,162
－外側肋横突靭帯　78
－棘間靭帯　14,73
－棘上靭帯　14,73
－肩鎖靭帯　108
－項靭帯　28,48
－後縦靭帯　15,48,73
－鎖骨間靭帯　109
－歯尖靭帯　49
－掌側橈骨手根靭帯　178
－上肋横突靭帯　78
－前縦靭帯　15,73
－豆鉤靭帯　178
－橈骨輪状靭帯　136
－内側弓状靭帯　84
－内側手根側副靭帯　177
－内側側副靭帯　138,149,165
－放射状胸肋靭帯　79
－放射状手根靭帯　178
－放射状肋骨頭靭帯　78
－翼状靭帯　49,50
－肋横突靭帯　78
－肋剣靭帯　79
－肋鎖靭帯　109

す
スキーヤーズサム　197
髄核　17
髄核突出（ヘルニア）　22
－部位と痛み　23
髄核膨隆　22
頭蓋
－の可動性　34
－の機能解剖学　32,33,34
－の触診　26,27,28
頭蓋頂　42
頭蓋の縫合　32
スワンネック変形　205

せ
正中環軸膜　48
正中神経　131
－（C5-Th1）　131
－手の　211
－内側上顆の　147
－の触診　140,168
－の障害　159

－肘部の　159
正中神経障害　159
脊髄神経　13,55
－の外側枝　13
－の内側枝　13
脊柱
－の形態　2,3,4
－の靭帯　14,15
－の成長過程　2
－の発生　2,3,4
－の理想的な弯曲　2
－を動かす筋群　125
脊柱管　4
脊柱管幅（X線画像）　71
脊柱起立筋　70
背枝　13
線維層　16
線維膜　8
線維輪　16
仙骨, 可動化　34
浅枝　211
－肘部の　158
浅指屈筋　207
－の触診　137,167
舟状骨　162
舌骨　28
舌骨下筋群　41
－と咀嚼筋群との協調　42
－の頸椎屈曲機能　42
－の閉顎機能　42
舌骨上筋群　41
－と咀嚼筋群との協調　42
－の閉顎機能および頸椎屈曲機能　42
前環椎後頭膜　48
前鋸筋　106
－の下部　106
－の触診　95
－の上部　106
－中部　106
前鋸筋下部の拮抗筋　107
前骨間神経　211
前枝　13
前斜角筋　60
－の触診　30
前縦靭帯　15
－胸椎の　73
前頭直筋　59

そ
総掌側指神経　211
僧帽筋　26,62,106
－下部　107,124
－上部　107,124
－中部　107,124
－の横行部　124
－の触診　29,95
－の上行部　124
側頭筋　40
－の触診　30

側頭骨（関節面）　35
側頭頭頂筋　42
側副靱帯
－外側　149
－－の触診　135,162
－外側手根　177
－内側　149
－－線維小束　149
－－の触診　138,165
－内側手根　177
咀嚼筋群　40

た
多発性関節炎、慢性　145
多裂筋　63,82
短回旋筋　82
短掌筋　210
短小指屈筋　210
短頭　117
短橈側手根伸筋（手関節）　187
－の触診　134,164
短母指外転筋　209
短母指屈筋　209
短母指伸筋　209
第1中手骨底　162
大円筋
－の回旋　126
－の伸展　124
－の下方回旋　126
－の内転　123
大角　28
大胸筋
－の触診　95
－の下方回旋　126
－の内転　122
大頬骨筋　43
大結節　92
大後頭直筋　26,64
第3のテコの原理　154
大動脈裂孔　84
大菱形骨　173
大菱形骨結節　162
脱水　19

ち
肘角　151
肘窩　139
中斜角筋　60
－の触診　30
中手間関節　195
中手関節　191,192,193
中手骨頭、横向きの弓状　195
中手骨関節、指を開いたときの可動性　195
中手骨底、形状　191
中手指関節　196
－の運動軸　196
－の回旋　199
－の外転　199

－の屈曲／伸展　198
－の触診　169
－の側副靱帯　196,197
－の内転　199
－の自動屈曲と自動伸展　198
中側副動脈　147
肘頭　139
－骨折　143
肘頭窩　142
－の触診　139
虫様筋、手指　203
長回旋筋　82
長胸神経（C5-7）　129
－の損傷　129
長掌筋　137,168
長橈側手根伸筋（手関節）　187
－の触診　135,164
長母指外転筋　209
長母指屈筋　209
－の触診　167
長母指伸筋　209
－の触診　164

つ
椎間円板　16,17,18,54
－腔　4
－退化の転帰　23
－にかかる圧力　19,20
－の運動軸　21
－運動時の変化　21
－の牽引　20
－の高さの変動　19
－の病的変性　22,23
－への栄養供給　18
椎間関節　28
椎間孔　4,6,54
－の大静脈　84
環椎上関節窩　47
椎弓　5
椎弓関節　4,7,8
－の栄養供給血管　9
－の関節面　7
椎弓根（X線画像）　71
椎孔　6
椎骨動脈　55
－に対する運動の影響　56
－の走行全体像　55
椎骨の構造　5
椎前筋群　59
－深層の　59
椎体　5,53,72

て
手
－のX線画像　170
－の関節運動系　179
－の関節包　174
－の機能　179

索引

－の機能解剖学　170,171,172
－の血液供給血管　175
－の腱区画　206
－の腱鞘　206
－の月状骨系　179,180
－－の背屈　179,180
－の三角骨系　181
－－の背屈　181
－尺側縁　165
－の舟状骨系　180
－の掌側の靱帯　178
－の触診　162,163,164
－の神経支配　176
－の神経の走行　211,212
－の靱帯　177,178,179
－の側副靱帯　177
－の橈骨尺骨像　170
－の橈屈および尺屈　185
－橈側縁　162
－の背側靱帯　177
－の背側-掌側画像　170
手掌腱膜　208
手掌部　166
テニス肘　134
デュピュイトラン拘縮　168

と

豆鉤靱帯　178
橈骨　144
－回外位　153
－回内位　153
－茎状突起　162
－粗面　140
－動脈　162
－の関節包停止　146
橈骨手根関節　171
－の近位関節面　171
撓骨小頭　136
－の最大屈曲時の位置　144
－の触診　136
橈骨神経　130
－(C5-Th1)　130
－手の　212
－内側上顆の　147
－障害　158
－肘の　147
－肘部の　158
橈骨頭関節窩　144
橈骨頭骨折　144
橈骨輪状靱帯　136
頭最長筋　26,62
－の触診　29
等尺性収縮　124
豆状骨　166
橈側手根屈筋(手関節)　188
－の触診　137,167
頭長筋　59
頭頂側頭縫合　32
頭半棘筋　26,63

－の触診　29
頭板状筋　26,62
－の触診　29
トリガーポイント　83

な

内側胸筋神経　129
内側肘頭窩溝　138
内側翼突筋　40
－の触診　31
内転　122
－筋　122
－背側からの　123
内肋間筋(呼息)　86
軟骨間関節　79
軟骨板　17
軟膜　33

に

乳様突起　26

の

脳硬膜　33
脳髄膜　33
脳脊髄液　34
脳底動脈　55

は

背筋、機能　82
背側の腱区画(手)　163,164
－－第5　165
－－第3　164
－－第4　164
－－第2　164
－－第6　165
－背側の腱鞘　206
背側指神経　211,212
バネ指　208

ひ

肘　134,135,136
－のX線画像　141
－の運動と運動軸　151,152,153
－の回外運動／回内運動　152
－の回外筋　157
－の回内筋群　156
－の可動域(方向、屈曲、伸展)　151
－の可動域　152
－の関節、栄養する動脈　142,147
－の関節包　146
－の関節面接触様式　152
－の機能解剖学　141,142,143
－の筋群　154,155,156
－－の触診　135
－の屈曲と伸展の運動軸(肘角)　151

－ の屈筋　154,155
－ の触診　134,135
－ の伸筋群　156
－ の靭帯　149,150
－ 前後X線画像　141
－ 側面X線画像　141
－ の後側靭帯　150
－－ の後側の神経支配　147
－ の前側の神経支配　147
－－ の前側の靭帯　150
－ 肘部の神経の走行　158
表情筋群　43
鼻筋　43
尾骨　2
鼻根筋　43
鼻翼挙筋　43

ほ

方形回内筋　156
放射状胸肋靭帯　79
母指　193
－ の鞍関節　193
－ の運動　194
－－ の運動軸　194
－ の筋　209
－ の屈曲と伸展　193
－ の靭帯　194
－ 母指の背側-掌側画像　170
－ の対立運動　194
母指球筋　169
－ の触診　169
母指対立筋　209
母指内転筋　209
ボタン穴変形　205

ま

末節骨、屈曲時の傾斜　201

み

右鎖骨下動脈　55
右椎骨動脈　55

や

矢状縫合　32

ゆ

有鉤骨　173
－－ の触診　163
有鉤骨鉤　166
有頭骨　173
－ の触診　163

よ

腰肋三角　84

翼状靭帯　49,50
－ の走行　50

ら

ラムダ縫合　32

り

菱形筋　106
－ の触診　70
－ の伸展　124

る

ルフィニ受容体　10

ろ

肋横突関節　69,76
肋横突靭帯　78
－ 外側　78
－ 上　78
肋剣靭帯　79
肋鎖靭帯　109
肋椎関節　80
－ 下位(運動軸)　81
－ 上位(運動軸)　80
－ の靭帯　78
肋下筋(呼息)　86
肋間筋　70
肋間神経　87
肋骨　76
－ 下降　80
－ 挙上　80
－ の運動　80
－－ 下位の　81
－－ 上位の　80
－ の運動制限　83
肋骨角の触診　69
肋骨挙筋　85
肋骨頭関節　77
肋骨頭靭帯
－ 関節内　78
－ 放射状　78

わ

腕尺関節　142,143
－ の牽引療法　143
腕神経叢　65,66
－ の圧迫症候群　66
－－ 鎖骨部の　66
－－ 小胸筋の　66
腕橈関節　142,144
－ の上腕骨側　144
－ の橈骨側　144
腕橈関節腔　136
－ の触診　135
－ 腕橈骨筋、肘、屈曲　155

著者：
ユッタ・ホッホシールド
(Jutta Hochschild)

理学療法士。フリードリヒスハイム整形外科大学病院付属理学療法士養成学校（ドイツ国内認定校）校長。
住所：Marienburgstr. 2, 60528 Frankfurt, M. ドイツ

監修者：
丸山 仁司
（まるやま　ひとし）

国際医療福祉大学副学長、保健医療学部長。理学療法士資格取得後、東京理科大学大学院工学研究科修了工学修士。理学療法科学学会会長。第10回アジア理学療法学会会長。監修書に『筋骨格系の触診マニュアル』『からだの構造と機能 II』『神経筋療法　トリガーポイントマニュアル』『療法士のための体表解剖学』（いずれもガイアブックス）など多数。

翻訳者：
バンヘギ 裕美子
（ばんへぎ　ゆみこ）

医薬翻訳者。1991年よりスイス在住。家族全員のアレルギー体質改善のために、アロマセラピーなど各種代替療法を実践し、造詣が深い。訳書に『漢方生薬実用事典』『アロマ療法大全』（いずれもガイアブックス）がある。

著者：
ユッタ・ホッホシールド
(Jutta Hochschild)

監修者：
丸山 仁司 (まるやま ひとし)

翻訳者：
バンヘギ 裕美子 (ばんへぎ ゆみこ)

Strukturen und Funktionen begreifen 1
からだの構造と機能 I

発　　　行	2011 年 6 月 10 日
第 2 刷	2017 年 10 月 1 日
発 行 者	吉田　初音
発 行 所	株式会社 ガイアブックス

〒107-0052 東京都港区赤坂 1-1-16　細川ビル
TEL.03 (3585) 2214　FAX.03 (3585) 1090
http://www.gaiajapan.co.jp

Copyright GAIABOOKS INC. JAPAN2017
ISBN978-4-88282-795-5 C3047

落丁本・乱丁本はお取り替えいたします。
本書を許可なく複製することは、かたくお断わりします。
Printed in China